2020 Japanese Journal of Psychotherapy

精神療法 増刊第7号

大野裕
「精神療法」編集部（編）

金剛出版

疾患・領域別
最新認知行動療法
活用術

疾患・領域別最新認知行動療法活用術 目次

Contents

領域別

● 175

増刊第7号

精神療法
2020 Japanese Journal of Psychotherapy

はじめに

大野　裕
（大野研究所）

　今回の増刊号では，各領域で活躍されている第一線の治療者にお願いして，領域別，疾患別に症例を交えながら認知行動療法の実際について詳しく紹介していただいた。本稿ではこうした企画を考えるに到った背景について述べたい。

　1960年代初頭に米国の精神科医アーロン・ベックによって提唱された認知療法・認知行動療法・認知行動療法（以下，認知行動療法と略）は1908年代後半から米国で広がりを見せるようになった。その頃，わが国の精神医療の分野でも認知行動療法が注目されるようになり，厚生労働科学研究で治療効果が実証されたこともあって，2010年に，習熟した医師が厚生労働省のマニュアルに準拠して行ううつ病の認知行動療法が診療報酬の対象となった。そして2016年には，一定の要件を満たした看護師が医師とチームを組んで行ううつ病の認知行動療法も診療報酬の対象となった。

　認知行動療法が診療報酬の対象になったことを受けて，2011年からは診療報酬下で行う認知行動療法のセラピストの育成を目的として，厚生労働省の支援による，スーパービジョンを中心に置いたうつ病の認知行動療法の研修事業が始まった。それまで精神医療のなかで精神療法のスーパービジョンがほとんど行われていなかったことを考えると，これは画期的な試みであった。その後，診療報酬の対象となる精神疾患は，パニック症，社交不安症，強迫症，過食症へと広がり，研修事業の対象疾患も広がってきている。

　このように医療場面での認知行動療法の活用が増えるとともに，医療場面以外でも，認知行動療法は活用されるようになった。それは，常識の精神療法と言われるように，認知行動療法の考え方が一般の人たちにとって，理解しやすく活用しやすいからである。

　以前より，アーロン・ベックは，認知行動療法は前意識レベルの認知を扱っている点に特長があると述べていた。薬物療法が作用する脳内の伝達物質も，精神分析療法が標的とする無意識も，行動療法が扱う刺激と反応の間のブラックボックスも，すべて患者が意識的に操作することができないものである。それに対して，前意識レベルの認知は患者自身が意識でき，操作することもできる。そのために，認知行動療法を受け終えた患者は自らが自らの治療者となり，さまざまなストレス状況を切り抜け，自分らしく生きていくことができるようになる。

　こうした特長があるからこそ，認知行動療法は医療場面以外の職域や地域，教育領域，司法領域など，さまざまな領域で活用可能なのである。たとえば，職域では復職支援や一次予防のために認知行動療法が用いられているし，教育現場でもいじめや不登校，さらにはジュニアアスリートの精神的サポートのために使われるなど，活用の場は増える一方である。

　しかし，それがまた認知行動療法を実践する際の弱点にもなる可能性がある。たとえば，認知行動療法は考え方やそのクセを変える方法だ

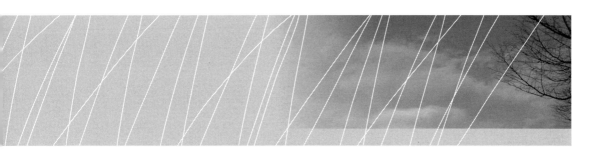

とばかりに，悲観的な考えを楽観的に切りかえようとする治療者が少なからず存在する。しかし，それでは患者の気持ちが楽にならないばかりか，自分の考え方が悪いと自分を責めることになり，結局は患者を傷つけることになる。

　そうした認知行動療法をめぐる誤解については，筆者が，2019年に開催された第10回日本認知療法・認知行動療法学会で『認知療法・認知行動療法の誤解を解く』と題した教育講演で論じた。その際の動画は，学会のホームページ内の会員用ページにアップされているので参考にしていただきたい。

　さらに，今回の増刊号では，さらに一歩進んで各領域で活躍されている第一線の治療者にお願いして，認知行動療法の実際について詳しく紹介していただくことにした。また，インターネット支援型認知行動療法など経験が少なくても効果的な取り組みができる新しいアプローチや，今後重要になってくる遠隔診療や訪問診療での活用法などの新しい取り組みについても紹介した。これらの論文には，医療内外の現場で認知行動療法を活用するヒントが数多く含まれており，きっと読者の役に立つと信じている。

　さて，本増刊号の作成が進んでいたとき，コロナウイルス感染症が広がり，それに伴うストレス関連症状が増えてきたと報道された。しかも，不安やうつなどの個人のストレス反応だけでなく，家族不和やドメスティックバイオレンスなど，人間関係にもストレス反応が広がり，

その対策の必要性が指摘されていた。

　そうしたストレス反応は，精神疾患の治療を受けている人はもちろん，精神疾患を持っていると診断されていない人も同じように体験していて，認知行動療法が役に立つことはたしかである。不安やうつなどの精神症状に対して薬物療法が効果的であることはもちろんであるが，今回のように外的な要因のために精神的苦痛を和らげるためには，心理社会的アプローチが不可欠だからである。

　こうしたことから，認知行動療法の国際組織であるAcademy of Cognitive Therapyのメーリングリストでも，Beck Institute for Cognitive Behavior Therapyをはじめとして多くの認知行動療法の組織や専門家が多くの情報を発信している（その一部は，日本認知療法・認知行動療法学会のホームページで紹介する予定である）。

　今回のコロナウイルス感染症は実態が見えないばかりか，治療法も確立しておらず，多くの人が現実的な不安を感じることになった。しかも，さまざまなメディアが不安をあおるような形で情報を氾濫させ，不安をますます強めることになった。

　加えて，感染を防ぐために人と人が距離を置くソーシャル・ディスタンシングを守ろうとすると，日常生活での人間関係が減少して孤立感を覚えやすくなる。それだけでなく，外出自粛で家族や職場の同僚，学校の友人との距離が変化し，さまざまな気持ちのすれ違いや葛藤も起きやすくなる。そうしたことを懸念して，アメ

リカ医学会の雑誌 JAMA に，物理的，身体的距離には social distancing ではなく physical distancing という用語を使うように提案する論文が掲載されていた。その後，世界保健機関 WHO でも，同じ提言をしているのを目にした。これは，物理的に距離を置きながらも，人間関係の心理的な距離はあけずに，信頼し合える親密な関係を大切にすべきだということを明確化する提案で，じつに的を射た指摘だと思った。

感染症のリスクがあるだけでなく，人間関係にも好ましくない変化が生まれる可能性がある状況では，うつや不安などの精神症状を持つ人の病状は増悪しやすくなる。そのような場合には，従来の薬物療法に加えて，認知行動療法を活用することが治療的に必要になる。一方，精神症状を持たない人もまた不安を感じて，それまでのように自分らしく生活することができなくなる。そのために，精神的な苦痛を感じやすくなり，勉強や仕事にも影響が出てくるが，そのようなストレス状況を和らげるためには，認知行動療法を基礎にしたアプローチが役に立つ。

さらに，コロナウイルス感染症の広がりを抑制するために必要な行動変容を手助けするためにも，思い込みから意識的に距離を置いて，自分の考えがどの程度現実的かどうかを判断していかなければならない。そのためには，現実に目を向けながら精度の高い情報だけを選択的に取り入れていくことが必要である。それと同時に，行動を変えていく理由を理解することも大切で，それによって私たちは主体的に適応的な行動を取ることができる。

とくに，コロナウイルス感染症のように本態が見えないときには，否認や回避といった反応が起こりやすくなる。否認は，現実の危険から目をそらして不安を感じないようにしようとする心理状態で，その結果として自分だけは大丈夫と考えて危険な行動をとりやすい。夜の町や若者の集まりなど三密と呼ばれる「密閉・密集・密接」

の場所に出かける人がいたのは，そのためだ。

筆者は，マスクもまた回避行動になるリスクを感じた。マスクをつけているから安心だと考えて，いつもの行動を続ける人が出る可能性があるからだ。マスクの感染予防効果は高くないし，それが役に立つのは表面を触らず二度がけしないなど，きちんと使ってのことだ。一方で，不安のために行動が萎縮する回避行動もまた問題だ。人との接点が減ってイライラしやすくなるし，疑心暗鬼にもなってくる。ストレスがたまって，人間関係に悪影響が出てくることもあるだろう。距離をとって散歩するなど，上手な気分転換も不可欠である。

さらに今後は，経済不況が起きてきて，生活苦のために自ら命を絶つことを考える人が増える可能性もある。そうした人を守るためにも，認知行動療法が果たす役割は大きい。ちなみに，うつ病の認知行動療法が診療報酬の対象になったのは，自殺の急増への対策という目的もあった。自殺の背景にうつ病などの精神疾患が存在していることは明らかであったが，薬物療法だけでそうした精神疾患を治療することはできないと考えられて，治療効果が科学的に裏づけられている認知行動療法が積極的に導入されることになったのだ。

もちろん，コロナウイルス感染症の広がりが及ぼす影響はそうしたネガティブなものばかりではないだろう。感染症の広がりが抑えられれば，職場でのテレワークや教育場面での IT の活用など，これまで重要だと言われながらも広がりが欠けていた新しい取り組みの流れが定着してくる可能性が高い。だが，そうした状況はまたこれまでとは違ったストレスを生み出すはずで，そこでも，認知行動療法が果たす役割はますます大きくなると考えられる。

こうした社会的変動のなかで今後，本増刊号を活用して，認知行動療法を実践していただける臨床家が増えることを願っている。

▼
▼
▼

疾患別

うつ病治療における認知行動療法の活用

▶ 認知行動療法の新しいあり方と臨床上の工夫

Toshiaki kikuchi

菊地　俊暁*

I　はじめに：認知行動療法の発展

　現在，認知行動療法（Cognitive Behavioral Therapy；CBT）はさまざまな場面で活用されており，精神療法という枠組みに留まらない，幅広く応用される思考体系の一つと言っても過言ではないだろう。その背景にあるのは，CBT において基軸となる認知モデルの柔軟性であり，汎用性であると考えられる。その結果として，図 1 のように CBT は複数の方向性をもって発展してきた。

　まず対象疾患の拡大である。うつ病をはじめとして，不安症や強迫症，統合失調症，双極性障害，摂食障害など多くの精神疾患における認知モデルや介入方法が確立し，有効性・有用性に関する報告が徐々に増加した。さらに精神疾患にとどまらず，糖尿病や高血圧などの慢性疾患，さらには健常者・未病者を対象とした日常生活習慣や雇用者等のストレスマネジメントにも活用されるようになった。対象となる疾患や患者群の拡大は，医療全体の可能性を広げ，医学的治療の新たな可能性を人々に気づかせたという点で多大な貢献があったと言えるだろう。

　疾患の拡大と並行して，技法上の発展も目覚ましいものがあった。認知再構成の手法がより洗練され，行動活性化などの行動的技法，症例の概念化，スキーマへのアプローチなどにおいて臨床的な知見が蓄積し，体系的な手法が確立していった。加えて，認知行動分析システム療法（Cognitive Behavioral Analysis System of Psychotherapy；CBASP），マインドフルネス，アクセプタンス&コミットメントセラピー（Acceptance and Commitment Therapy；ACT），セルフ・コンパッションなどの新たな技法やアプローチの方法が，それぞれに CBT との差別化が図られて形式的な違いは見られるものの，CBT の文脈で語られている。わが国においてはいまだ研究ベースであることが少なくないものの，その概念は広く知られるようになり，日々の臨床に影響を与えている。

　さらに CBT の社会実装という観点では，その介入方法や頻度に幅を持たせることで，多くの利用者に届くように修正された治療が開発されてきた。例えば，簡易型認知行動療法介入と呼ばれるような簡便な手法はその一つである。また，個人を対象とした面接だけでなく，集団認知行動療法としてグループで実施し，多人数が参加できる形式への展開や，書籍などを用いたセルフヘルプという自己学習型への応用が行われており，加えて新規のテクノロジーを利用した新しい治療形態も増えてきている。

　これらの CBT 全般にわたる発展の影響を受

＊慶應義塾大学医学部精神・神経科学教室
　〒160-8582　新宿区信濃町 35

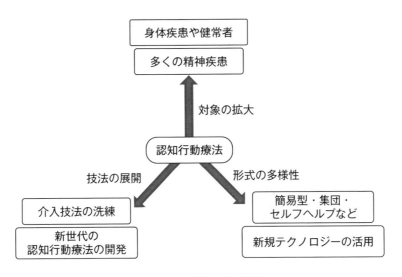

図1　認知行動療法の発展

けて，うつ病の CBT においても，標準的な手法の枠を超えた新たな知見が増えつつある。本稿では，技法の展開や新規テクノロジーの活用，疾患の枠組み，という三つのキーワードを基に考えてみたい。

II　技法の展開

　うつ病治療に限ったことではないが，1990年代後半から「第三世代」と呼ばれる多様な CBT の技法が提唱されるようになった。何を持って「第三」と呼ぶかは難しいところであり，そもそも第一と第二をどのように定義するかといった問題はあるものの，従来の CBT で重視してきた思考内容，すなわち認知の歪みやパターン（スキーマ）だけでなく，その認知がもたらす影響など，認知の機能に焦点をあてているところは新奇性が高く，第三世代 CBT で注目すべき部分である（ただし，アーロン・ベックは認知について，当初から「不適切な情報処理」であることを問題として取り上げており，決して内容のみに着目していたわけではないことを付記しておきたい）。

　例えば，マインドフルネス認知行動療法では，今この瞬間の現実に目を向けて，あるがままに漂わせることを技法として用いており，認知の内容に関して検討を行うことはしない。すなわち，認知の内容ではなく向き合い方や観察の仕方を変化させているということになる。また，アクセプタンス＆コミットメントセラピーでは，同様に6つのコアプロセスを経て認知の機能面での変化を生じさせている。例えば，プロセスのうちの一つである脱フュージョンでは，思考を現実と重ね合わせてしまう認知の形式を変化させることになり，またアクセプタンスではマインドフルネスと同じように現実に至った過程や状況を理解して受け入れる作業であり，文脈の理解と言い換えることができる。Churchillらは，うつ病患者に対して実施された，第三世代と呼ばれる複数の治療（ACT やマインドフルネスなど）を通常治療と比較した臨床試験についてメタ解析を行い，系統的レビューで効果について言及している（Churchill et al., 2013）。研究の質の問題はあるが，通常治療と比較して有効性が高いことが報告されているように，認知の内容の修正だけでなく，認知の働きや機能といったものへの着目や変化の促進がうつ病の改善につながっていると言えるだろう。

　慢性うつ病に対し有効性が報告されている

CBASP は，うつ病における個人と環境（対人
社会）の相互作用という側面を重視し，そして
因果的な思考が欠如しているということを前提
とした治療である。中核的な技法として，①状
況分析，②対人弁別訓練，の二つが用いられ，
思考プロセスを変化させていく。状況分析では，
患者が結果として引き起こしている環境に注意
を向け，自身の行動と相互作用があることへの
気づきを促していく。さらに対人弁別訓練では
重要な他者との間で経験した，苦痛を伴う過去
の体験を基に，重要他者の行動と治療者の行動
とを比較し，弁別させる訓練を行うことで変化
への道筋をつけていく。いずれも思考内容を直
接的に扱うことよりも，認知の機能について俯
瞰する色合いが濃いと言える。

　実際の臨床試験においても，Negt らはうつ
病患者に対する CBASP のメタ解析を行い，抗
うつ薬と同等の効果があり，通常治療と比較し
た効果サイズは中等度以上であると報告してい
る（Negt et al., 2016）。また CBASP におい
ては，Furukawa らが個人ベースでの治療効果
を薬物療法ならびにその併用とで検討をしてお
り，ベースラインのうつや不安の重症度，年齢，
薬剤の使用歴や過去の生育歴などから治療反応
の予測が可能な Web サイトを報告している
（https://kokoro.med.kyoto-u.ac.jp/CBASP/
prediction/）（Furukawa et al., 2018）。

　また思考反芻焦点型 CBT は，うつの誘発因
子ではなく持続因子としての否定的な思考の反
芻をどのように断ち切るかに注目しており，す
なわち文脈における認知の機能の変化を促して
いく治療である。中でも反芻思考に没頭する引
き金（trigger）の同定などいくつかの機能分
析を行う。このように，認知の内容そのものを
重視するわけではないという点で上述した治療
と共通する部分があり，「第三世代」に分類す
ることができる。有効性については，今後もさ
らに検討すべきであるが，Watkins らが薬剤抵
抗性で症状が残存するうつ病患者に対して思考
反芻焦点型 CBT を実施したところ，症状の軽

減と寛解が通常治療よりも認められたことを報
告している（Watkins et al., 2011）。

　では，これら新規の技法が従来の CBT と対
立するのかというと必ずしもそうではなく，ま
た実際の臨床現場では融合して取り入れている
ことが少なくない。例えば，慢性のうつ病患者
であれば，初期段階として自分自身の状態を把
握してもらうためのセルフモニタリングを行う
ことは一般的である。その際，思考内容や行動
に焦点があたることは確かであるが，同時に思
考や行動，出来事などの要因との関連を理解し，
どのような場面で否定的な自動思考に陥りやす
いか，またどのような場面がきっかけとなるか，
といった状況との連続性についても強調される。
認知の再構成をする場合にも，否定的な思考が
出現しやすい状況を設定し，その瞬間にどのよ
うに気づき，そして修正に取り組んでいけるか
を検討していく。それはすなわち認知の修正を
行うプロセスを通して，文脈への理解や認知が
生じる機能や影響を検討し，メタ認知の能力を
増強させていることになるだろう。

　さらに「古典的な」CBT におけるスキーマ
の認識とは，自分の思考パターンを客観的に捉
え，共通する中核的信念を同定していくわけで
あり，当然それらがもたらす否定的な結果との
関連について意識しないわけにはいかない。こ
のように，実際の臨床場面では明示的か非明示
的かの違いはあるにせよ，治療者の介入には認
知の文脈や機能について触れていることが普通
である。そして同時に，第三世代の臨床的な効
果が次々に報告されている以上，その観点を持
たずに治療することはできない。

　臨床におけるうつ病の CBT は，新たな技法
やその概念をどのように取り入れて反映させて
いくかを検討していくことで，個別の患者に合
わせたテーラーメイドの幅がさらに広がる。そ
してそれは同時に実施するわれわれ治療者の柔
軟性を高めていく必要がある，とも言い換える
ことができるだろう。

Ⅲ　新規テクノロジーの活用

　精神療法というと，どうしても部屋でソファに座り，テーブルを挟んで斜めに位置する，という固定観念があるのは否めない。しかしCBTは，集団での実施や企業等の研修など，診察室を出たさまざまな場所で用いられるようになってきた。さらには自己学習として，書籍を用いた方法や，ウェブサイトを利用することも増えている。コンピュータ支援型，あるいはインターネット型認知行動療法は，患者が自ら学習し理解を深め，スキルを研鑽していくことが可能となるように工夫されている。本邦では「こころのスキルアップ・トレーニング（ここトレ）」（http://www.cbtjp.net/）が代表的なサイトであり，動画を見ながら認知行動療法に関する知識を増すことや，CBTのツールを日常で活用することができる。また最近ではCOVID-19の影響もあり，オンラインでの診療が活発化していることから，オンライン認知行動療法についても検討が始まっている。病院などの医療機関に行かずとも，自宅で実施可能なことが徐々に増えているのである。

　Wrightらは，コンピュータ支援型認知行動療法とモバイルアプリのうつ病に対する効果を検証した系統的レビューを報告している（Wright et al., 2019）。それによれば，対象条件と比較してコンピュータ支援型の効果サイズは中等度であり（$g = .502$），治療者のサポートがない場合と比べて，サポートのある方が効果は有意に高いことが示されている（$g = .239$, vs $g = .673$）。コンピューター支援型，あるいはアプリでの治療は，治療の費用を削減したり，よりCBTへのアクセスを高めるためには重要な形態であろう。臨床の医師にとってCBTの実施時間を捻出することは困難を要する作業であり，訓練を受けた質の高い治療者を確保することもまた難しい。さらに医療機関への交通面でのアクセスが十分でない人や，仕事中で通院が不可能な方にも提供できる点で非常に有用である。加えて，上述したここトレでもそうだが，動画などマルチメディアで学習でき，またホームワークのリマインダ機能やデータ記録機能も含めて利便性の点で優れている。

　ただしコンピュータは，本当の意味での共感はまだ難しい。さらに臨機応変な対応をとることもまだ不可能である。そのため，Wrightらの解析でも明らかなように，プログラムやアプリをただ患者に勧めて利用してもらうだけではなく，治療者が実施のサポートをしていくハイブリッド方式が望ましいだろう。本邦でも，Nakaoらがその有効性を40名のうつ病患者を対象とした無作為化比較検討試験にて検証しており，待機群と比較してハイブリッド型（ブレンド型）の方が12週のHAMD改善が有意に高く（−3.0 vs −8.9 points），また効果が持続していると報告している（Nakao et al., 2018）。

　実際の臨床現場においては，ここトレなどのサイトやアプリを活用して治療を進めていくことも徐々に多くなっている。例えば，職場での対人関係に悩んでいる方がいた場合，まずこちらが考えを整理し，自分でも同様の作業をしてみることを提案する。同意が得られた場合，サイトを紹介し認知再構成の部分を閲覧して学習してきてもらう。次の外来では質問を受け，同時に対人関係でつらかった新たな場面について語ってもらう。その場面を入力することをホームワークとし，自宅で認知再構成を途中まで仕上げてきてもらう。さらに次の外来では，実際のサイトを開いて内容を一緒に検討し，適応的な思考まで記録していく。そしてホームワークとして，同様の思考が出てくることがあればそれを記録し，認知再構成を自分なりに完成させてもらう。このような手順で，サイトを治療ツールとして用いた共同作業を行うことで，患者が孤独に作業に取り組むことを避けられる。これは，サイトが書籍であっても同様であり，ハイブリッド型に近いと言えるだろう。

　インターネット支援型認知行動療法の場合には，回数をどのように設定するのか，インター

ネットの扱いが不慣れな人はどうするのか，プログラムの質をどのように担保するのか，さらに内容の個人情報に関するセキュリティはどうか，といった問題は今後も一つずつ解決していく必要がある。しかし，支援型は電子メールでのサポートよりも効果サイズが大きいという結果もあり，この先，より広く用いられていくための工夫は必要だろう。そういった中では，ウェアラブルデバイスや SNS の活用，より自動応答の要素が強くなった「こころコンディショナー」というチャットボットを活用したサイト（https://carechat-demo.kiku-hana.jp/?=stress-management）なども興味深い。

　さらに，臨床だけでなく研究面においては，機械学習などの手法を用いた解析も期待される。Ewbank ら（2019）は，インターネットで実施された CBT のテキストメッセージを活用し，機械学習によるビッグデータ解析の結果を報告している。約 90,000 時間分のセッションから，治療者が行った言語的な介入が 24 のカテゴリに分類され，治療的称賛〈オッズ比（OR）＝1.21〉，将来の計画（OR = 1.12），変化の認識（OR = 1.11）が臨床的な抑うつや不安の改善と相関していることが示された。より実践の中で治療効果を高めていくためにもこのような解析は今後も期待されるところである。

Ⅳ　うつ病という疾患概念を越えて

　Ⅰ でも述べたように，CBT はさまざまな疾患に応用されるようになった。個々の疾患における認知・行動モデルを想定し，例えば，うつ病であれば否定的な自動思考や不活化された行動パターンが疾患の中核的な構成要素であり，また不安症であれば破局視や回避行動，身体感覚などがモデルに組み込まれている。ただ，他と比較してもうつ病という疾患の症状や誘因の多様性を無視することはできない。日本うつ病学会から提唱されている治療ガイドライン（https://www.secretariat.ne.jp/jsmd/iinkai/katsudou/data/160731.pdf）にも記載されてい

るとおり，うつ病の背景にある原因や誘因は多彩である。環境などからくる心理的ストレスや病前から有している性格傾向，さらには一次的もしくは二次的に生じうる脳内の変化，さらにそれによって生じる認知などの機能変化，などが主な原因・誘因と想定されている。さらに心理的ストレスといっても複雑であり，反復する失敗体験から生じる自己肯定感の低下や，死別や社会的役割の変化による喪失，対人コミュニケーション上の葛藤など，枚挙にいとまがなく，また通常は一つの要因に帰結するほうが難しい。多因子による疾患であるからこそ，その治療も幅広く，CBT のような精神療法だけでなく，抗うつ薬をはじめとした薬物療法や，電気けいれん療法や経頭蓋磁気刺激療法などの脳刺激治療，さらには光刺激療法や運動などが治療選択肢として存在する。

　さらに近年ではうつ病の治療目標そのものが変遷してきている。図 2 にまとめたが，さまざまな議論はあるものの，共通して言えることは，社会機能や生活機能，認知機能など，症状の回復（symptomatic recovery）だけでなく機能の回復（functional recovery）まで求められるようになってきたことである。これらの背景にあるのは，従来目標としてきた治療によるうつ病症状の改善では不十分であり，症状がおおむね消失したとしても日常生活での機能が不十分であるという症例が少なくないからである。

　機能の回復という点においては，CBT は症状だけでなく機能改善につながるという報告も増加している。認知機能の回復については，うつ病患者 226 名を対象に行ったランダム化比較検討試験において，抗うつ薬単独よりも CBT を併用することで，全般的な認知機能や処理速度，遂行機能など複数の神経心理学的検査における認知機能の改善が得られており，CBT 併用の優位性が認められている（He et al., 2019）。さらに，仕事や家庭，対人コミュニケーションなどの全般的な機能障害においても，76 名のうつ病患者を対象とした無作為化比較検討試験

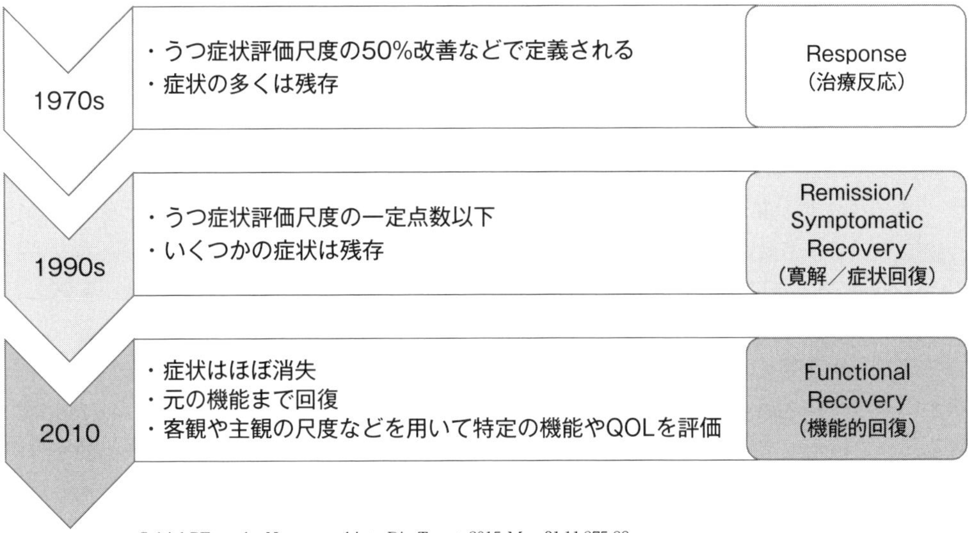

1970s	・うつ症状評価尺度の50％改善などで定義される ・症状の多くは残存	Response （治療反応）
1990s	・うつ症状評価尺度の一定点数以下 ・いくつかの症状は残存	Remission/ Symptomatic Recovery （寛解／症状回復）
2010	・症状はほぼ消失 ・元の機能まで回復 ・客観や主観の尺度などを用いて特定の機能やQOLを評価	Functional Recovery （機能的回復）

Saltiel PF et al., Neuropsychiatr Dis Treat. 2015 Mar 31;11:875-88
McClintock SM et al J Clin Psychopharmacol. 2011 Apr;31(2):180-6
Fava M et al., J Clin Psychiatry. 2006 Nov;67(11):1754-9.
Greer TL et al., CNS Drugs. 2010 Apr;24(4):267-84. などから筆者がまとめて作成した

図2　うつ病における治療目標の変遷

によって，CBT ないし行動活性化によって日常生活機能の改善が見られると報告されている（Hemanny et al., 2019）。CBT によって認知や行動をターゲットとした作業過程を経ることで行動の変化を促進し，仕事や社会生活，家庭生活における機能改善につながるということが理論だけでなく立証されていると言えるだろう。さらに，CBT が短期・長期のいずれの QOL の改善にも寄与することがメタ解析を用いた系統的レビューによって示されている（Hofmann et al., 2017）。CBT が当事者の体験を基にした行動変容や認知の修正を図る治療であるという性質を持っていることから，日常の主観的な体験を改善させているということが示唆される結果であると言える。

　機能回復の背景には，①行動活性化技法や認知再構成などの手法によって，自分自身の行動や気分の状態をモニタリングする作業，②不安や回避を伴う行動や認知について変化を生じさせ，他者との関係性の改善や周囲の支援体制についての安心感や信頼を取り戻す作業，③結果

として，自分の気分をコントロールできるのは自分自身の行動や認知であることを認識し，セルフコントロール感覚を獲得・再獲得することが，自己肯定感の回復につながっていることも理由の一つかもしれない。

　最近では，アーロン・ベックらはこの機能回復に着目した「リカバリー志向型認知行動療法（Recovery-Oriented CBT）」というものを提唱し，その実践と有効性の検証を行っている（Grant et al., 2017）。統合失調症など重度の精神障害を対象に開発されたものであり，aspiration という「人が心から願うこと」を重視し，症状ではなくエンパワメントやリカバリー，レジリエンスに着目した治療法である。段階としては，①本人の強みや肯定的な側面を理解，共有する，②周囲や援助者との関係性を構築し，日常生活をどのように取り戻すかという目的設定をする，③人生で大切にすることは何か，何をしたいと思って生きてきたのか，昔はどうなりたいと思っていたのか，など aspiration を共同的に探索する，④共有された aspiration を現実

的に達成するために，どのような認知的・行動的修正が可能かを検証する，というプロセスを経る。この Recovery-Oriented CBT は，統合失調症だけでなくうつ病にも応用が検討されており，2019 年にアーロン・ベックの娘であるジュディス・ベックが第 19 回日本認知療法・認知行動療法学会に寄せたビデオ講演中でも，Recovery-Oriented CBT を紹介し，うつ病の患者にも実践していることが報告された。

ここで注目すべきは，aspiration という疾患や症状という枠組みを超えた，人生の価値を手助けするための治療であるということではないだろうか。これまでは症状をベースにした各疾患における認知モデルが作成されてきたが，この Recovery-Oriented CBT は疾患モデルではなく個人の体験や主観を重視しており，応用技法というよりもむしろ CBT の根幹に位置すると考えるべきかもしれない。疾患概念にとらわれず，個人の価値観をベースにして，より充足した，質の高い生活を送っていくための援助が CBT によって可能となっていくのか，今後注目をしていきたい。

V これからの「うつ病の認知行動療法」に求められることとは

わが国で CBT が置かれている現状は，お世辞にも理想的であるとは言えない。実施が可能な職種の拡大や，医療提供者側のコスト／ベネフィットの改善，治療の均てん化，治療者の養成など，課題は山積している。特に医師が構造化された個人セッションを医療現場で展開することは，診療報酬上の問題が大きくのしかかり，収益の面から医療機関側として積極的に推進はできないだろう。そのため他の職種と連携して実施していく方向や，より自己学習の側面が強くなった医療者サポート型を模索していく必要がある。その際には，前述した新規技術を活用し，より効率的な治療を構築していくことが求められる。また，「実施可能性や簡便性」と「治療の質の確保」というのは並立するのが困難な条件であるため，ハイブリッド型のコンピュータ支援型認知行動療法のように，それぞれの利点を最大限に生かした方略を模索し，より効果的な手法を確立していくことが必要となる。

また，個別性が高いうつ病の CBT において，個人に対してどのような治療セットが最適であるかをアセスメントする方法も考案していかなくてはならない。その場合には，英国で行われている IAPT（Improving Access to Psychological Therapies；心理的治療へのアクセス改善プロジェクト）のような Stepped Care Model を参考に，広く用いられる簡易型の介入と，より個別化された定型的な介入とが併存することも考えられる。さらにはリカバリー志向型認知行動療法のように，個人の強みや希望，価値観などを最大限に考慮し，さらに第三世代の概念を取り入れ，症状や特性に合わせた複数の技法を組み合わせるテーラーメイドの CBT が，臨床ではさらに求められていくだろう。臨床試験から得られた知見と，われわれ臨床家が蓄積してきた経験，そして患者の価値観や希望を融合させ，まさに Evidence-Based Medicine を体現した治療を促進していくのが今後の CBT の課せられた役割と言えるかもしれない。

文 献

Churchill R, Moore TH, Furukawa TA, Caldwell DM, Davies P, Jones H, Shinohara K, Imai H, Lewis G & Hunot V（2013）'Third Wave' cognitive and behavioural therapies versus treatment as usual for depression. Cochrane Database of Systematic Reviews, Oct 18(10)；CD008705.

Ewbank MP, Cummins R, Tablan V, Bateup S, Catarino A, Martin AJ & Blackwell AD（2019）Quantifying the association between psychotherapy content and clinical outcomes using deep learning. JAMA Psychiatry, 77(1)；35-43.

Furukawa TA, Efthimiou O, Weitz ES, Cipriani A, Keller MB, Kocsis JH, Klein DN, Michalak J, Salanti G, Cuijpers P & Schramm E（2018）

Cognitive-behavioral analysis system of psycho-therapy, drug, or their combination for persistent depressive disorder : Personalizing the treatment choice using individual participant data network metaregression. Psychotherapy and Psychosomatics, 87(3) ; 140-153.

He HL, Zhang M, Gu CZ, Xue RR, Liu HX, Gao CF & Duan HF (2019) Effect of cognitive behavioral therapy on improving the cognitive function in major and minor depression. The Journal of Nervous and Mental Disease, 207(4) ; 232-238.

Hemanny C, Carvalho C, Maia N, Reis D, Botelho AC, Bonavides D, Seixas C & de Oliveira IR (2019) Efficacy of trial-based cognitive therapy, Behavioral activation and treatment as usual in the treatment of major depressive disorder : preliminary findings from a randomized clinical trial. CNS Spectrums, Nov 26 ; 1-10.

Grant PM, Bredemeier K & Beck AT (2017) Six-month follow-up of recovery-oriented cognitive therapy for low-functioning individuals with schizophrenia. Psychiatric Services, 68(10) ; 997-1002.

Hofmann SG, Curtiss J, Carpenter JK & Kind S (2017) Effect of treatments for depression on quality of life : A meta-analysis. Cognitive Behaviour Therapy, 46(4) ; 265-286.

Nakao S, Nakagawa A, Oguchi Y, Mitsuda D, Kato N, Nakagawa Y, Tamura N, Kudo Y, Abe T, Hiyama M, Iwashita S, Ono Y & Mimura M (2018) Web-based cognitive behavioral therapy blended with face-to-face sessions for major depression : Randomized controlled trial. Journal of Medical Internet Research, 20(9) ; e10743.

Negt P, Brakemeier EL, Michalak J, Winter L, Bleich S & Kahl KG (2016) The treatment of chronic depression with cognitive behavioral analysis system of psychotherapy: a systematic review and meta-analysis of randomized-controlled clinical trials. Version 2. Brain and Behavior, 6(8) ; e00486.

Watkins ER, Mullan E, Wingrove J, Rimes K, Steiner H, Bathurst N, Eastman R & Scott J (2011) Rumination-focused cognitive-behavioural therapy for residual depression : Phase II randomised controlled trial. The British Journal of Psychiatry, 199(4) ; 317-322.

Wright JH, Owen JJ, Richards D, Eells TD, Richardson T & Brown GK et al. (2019) Computer-assisted cognitive-behavior therapy for de-pression : A systematic review and meta-analysis. Journal of Clinical Psychiatry, 80(2) ; 18r12188. doi: 10.4088/JCP.18r12188 .

うつ病の認知行動療法とブレンド認知行動療法を活用した遠隔精神医療

Yohei Sasaki
Atsuo Nakagawa

佐々木　洋平[*1]，中川　敦夫[*1, *2]

はじめに

　精神疾患に関する国際疫学調査（World Mental Health）によれば，わが国のうつ病の有病率は一般人口のおよそ17人に1人が経験する代表的な精神疾患である（Ishikawa et al., 2018）。うつ病治療において認知行動療法（Cognitive Behavioral Therapy；CBT）は，薬物療法と並んで重要な位置を占める。うつ病に対するCBTは，プラセボに勝る効果があり（Furukawa et al., 2017），薬物療法に比肩する効果を持ち（Cuijpers et al., 2013），薬物療法との併用によって治療効果が増強させることが認められている（Ijaz et al., 2018）。わが国においても，治療抵抗性のうつ病に対して薬物療法と併用してCBTを実施した場合，16週間後において薬物療法単独と比べてうつ病症状は改善し，その効果はCBT終結の1年後も持続することがランダム化比較試験によって確認されている（Nakagawa et al., 2017）。米国や英国などのうつ病治療ガイドラインや日本うつ病学会の治療ガイドラインにおいてCBTは推奨治療の一つとなっていることから，わが国の日常診療にさらに普及していくことは重要である。

＊1 慶應義塾大学医学部精神・神経科学教室
　〒160-8582 東京都新宿区信濃町35
＊2 慶應義塾大学病院臨床研究推進センター
　〒160-8582 東京都新宿区信濃町35

　CBTをはじめとした精神療法の普及は国際的なテーマとなっている。厚生労働省の全国レセプト情報のオープンデータベースに基づく研究によれば，うつ病に対する認知療法・認知行動療法が保健収載された2010年度から2015年度までの6年間の間にCBTは延べ6万人に提供されたと推定されるが，初年度以降年間の実施件数は増加していない（Hayashi et al., 2020）。また，2017年度以降の同データベースの未加工データには認知療法・認知行動療法の年間の算定回数が全くない県や算定回数が数十件のみという県もあり，現在もなお保険診療下でCBTが実施されない，もしくは1年間に数名の患者に留まっている地域があることが示唆されている。こうした普及が促進されない主要な要因は，継続的なスーパービジョンなどのCBTの専門的なトレーニングを受けた治療者の不足，毎週1回約50分のセッションを16回実施するという医療機関の人的・時間的な負担，診療報酬上の制限の三つが挙げられている（堀越，2015）。

　CBTの普及は重要であるが，治療者の熟練度によって患者の回復率が異なる可能性や（Gyani et al., 2013），治療技法の習熟度の低さと副反応リスクとの関連が示唆されていることに留意すべきである。CBTはいかに臨床試験のエビデンスがあり，実施マニュアルが整備さ

れていたとしても，初学者にとっては，症例の概念化を通じて，個々の患者が抱える問題の中心をなす認知や行動に働きかけて問題解決を行うことが，困難な場合が少なくない。良質な治療を広く普及するためには，時間・人的負担を軽減しながらも安全性と有効性が担保された質の高い治療を提供されていくことが望まれる。

こうした治療者の不足と偏在の問題には，ビデオ会議システムなどの遠隔通信技術を利用して地理的障壁を越えたCBTの実施が各国で可能となっており，わが国でも実施可能性を検証するいくつかの研究が行われている。また，定型的な実施形式ではなく，webサイトなどを活用することで治療を効率化し，面接時間や面接回数を短縮する簡易型の実施形式の一種であるブレンドCBTは治療者の質や時間的負担の問題にもアプローチできる。

本稿では，うつ病に対するCBTの基礎とわが国におけるエビデンスを概観する。次に，CBT普及への貢献が期待される情報通信技術を活用したCBTについて述べる。そこでは，ビデオ会議システムを活用して遠隔地にいるうつ病患者と治療者をリアルタイムでつなぐ遠隔CBTを紹介し，遠隔精神医療におけるうつ病に対するCBTの研究を概括する。次に，筆者らが取り組んだ二医療施設間で行ううつ病患者に対する遠隔CBTの研究を紹介する。最後に，筆者らが取り組んでいる遠隔地間で行うCBTに特有の課題の解消に役立つことが期待されるビデオ会議システムによる遠隔インターネット支援型（ブレンド）CBT 併用する最新の試みを報告する。

I うつ病の認知行動療法

CBTは，認知は情動と行動とに影響を与え，行動は認知と情動に影響を与えるという認知行動モデルに基づき，認知や行動の変容を通じて問題解決を図る構造化された短期精神療法である。理論的には，認知療法的アプローチが前提とする認知理論と行動療法的アプローチが前提とする行動理論の二つの基盤があり，これらの理論が臨床と実証を重ねて統合・発展されてきた。認知理論に基づく技法では，うつ病の症状は「否定的認知の三徴」と呼ばれる自己・世界・将来の三領域における非現実的な否定的思考スタイルと関連するという理解のもとに，ある状況で自動的に生じる認知やイメージである自動思考から個人の根底にある情報処理の雛形であるスキーマまでの構造が仮定され，これらの妥当性や有用性の検討を行う。代表的な認知的技法は認知再構成である。行動理論に基づく技法では，機能分析を通じて，ある行動ののちに随伴して生じる結果がどのようにその行動を増やす働き（強化）をしているか，減らす働き（弱化）をしているかを理解し，症状の改善や問題解決に役立つ行動を増やすことになる。行動的技法には例えば，行動活性化や問題解決技法がある。

定型的なうつ病のCBTは，週1回50分，合計16〜20回で構成される。全体的な流れは，大きく三つに区分けできる。【①症例の概念化と心理教育】患者が抱える問題を整理し，患者の症状や問題の誘因や維持因，生活歴などを考慮した全人的な理解のための症例の概念化を行い，患者とともに治療目標を設定し，うつ病やCBTの心理教育を行う。【②認知行動療法の各技法の実践】自動思考や行動をセッションの内外で検証し，適応的な思考や行動の学習と体験を繰り返し，問題解決を促進する。【③再発予防】これまでに実践してきた治療を振り返り，再発予防策の検討を行い，CBTを終結する。

II うつ病に対する認知的技法と行動的技法

CBTでは，セッションで取り組む具体的な問題を「アジェンダ」と呼ぶ（大野・田中，2017）。セッションでは，初めに，概念化に基づき解決できれば患者が楽になる問題を選ぶアジェンダ設定を行う。対話を通じて問題解決を妨げている要因が，認知なのか？ 行動なのか？を一つ明らかにし，患者と共有をした上で，認

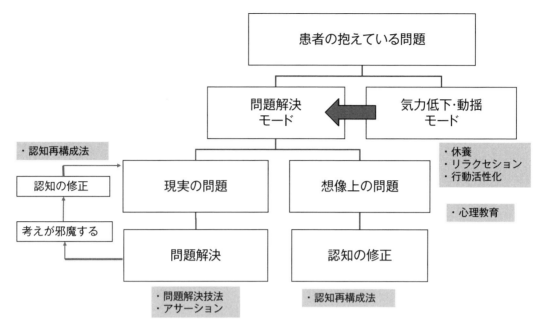

図1　問題への認知行動療法的アプローチ

知または行動の修正に役立ち得る技法を一つ選択することになる。

　認知的技法と行動的技法の選択には，図1に示したような問題の理解が役立つ。うつ病の治療の初期には，患者は気分の低下や動揺が顕著な状態にあり，活動性が低下し，ますます気分が落ち込むという悪循環に陥りやすい。そのため外（行動）から内（気分）を改善させる行動活性化技法が役立つことが多い。具体的には，活動記録表を用いて，行動と気分の関係を記録して喜びや達成感を得られる活動を明らかにし，その行動を増やしたり，気分の低下や問題の維持につながる回避行動を，改善につながる代替行動に置き換えていく。行動活性化は単独でもうつ病の治療に有効であることがメタ解析によって示されている（Ekers et al., 2014）。

　患者が問題解決に取り組める状態にあれば，その問題が現実的な問題か想像上の問題かを吟味する。患者は，先述の「否定的認知の三徴」のように，特定の状況を過度に否定的に捉えた自動思考が浮かび，気分が低下し，問題解決に

つながらず悪循環が維持されている場合がある。そうした場合は，認知再構成が役立つ。認知再構成によって自動思考を検証する際には，次のステップがある。①患者の気持ちが動揺した特定の状況における自動思考とその時の感情とその強さを同定する。②自動思考を再検討する。「何を根拠としてそう考えたのか？」，「そう考えたのと逆の事実はないだろうか？」とソクラテス式問答を通じて患者とその状況を振り返る。患者が考えたことに十分な根拠があり，患者自身が判断を正しいと感じている場合には，その結果を検討する。「それが本当であれば，最悪の場合に何が起こるか」，「他の行動を取れば，何か困ったことが起きるのか」などについて客観的に振り返る。③適応的な考えを探す。これまでの検討を振り返り，自動思考の代わりとなる視野の広い問題解決につながる適応的思考を見つける。④感情の変化を確認する。認知再構成を通じて，気持ちが楽になったかを確認する。認知再構成を行う際には，患者の否定的な認知や感情が妥当な場合があることを考慮する必要

がある。そうした際には，認知の修正ではなく，現実の問題に対応できるように行動に働きかける支援を行う。

　問題解決技法は，認知の変容だけでは解決しない現実問題がある場合に用いる行動療法的技法である。手順には，5つのステップがある。①**問題の明確化**：具体的な目標を決め，取り組みたい一つの問題を定める。②**ブレインストーミング**：できるだけ多くの解決策を案出する「数の法則」と解決策の良し悪しの判断を後回しにする「判断遅延の法則」のもとに，アイデアを出す。③**解決行動決定**：案出した解決策の長所と短所を考え，解決可能性と実行可能性を10点満点で数値化し，実行する解決策を決める。④**実行**：選んだ解決策を行うために実行を妨げる要因への対応を含めた計画を立てる。⑤**最終評価**：実行した結果を評価する。この時，問題が完全に解決できたかできなかったかという白黒思考で判断するのではなく，何がどこまで解決ができたのかを考えてもらう。解決できていない時には，改めて問題を明確化し，再度問題解決に取り組むようにする。

　さらに，セッションで話し合われたことを活かすためにセッションの終わりにホームワーク（近年はアクションプランとも呼ぶ）を設定し，セッション外でも技法の体験と学習を繰り返すことが重要である。

Ⅲ　協働的経験主義

　CBTは患者の問題解決に向けて治療者と患者がチームとして取り組む治療である。共同的経験主義と呼ばれる治療関係は，患者が困難な現実にも目を向けて問題解決する術を発見できるよう，治療者は，共感や受容的な態度をもとに，ソクラテス的質問法や誘導による発見と呼ばれる質問を繰り返すコミュニケーションをとる。目前の問題への取り組みがうまくいかずに失敗した場合にも，その経験を話し合い，患者が新たな発見や対処を考え出すことができるように支援する関係である。

Ⅳ　わが国におけるうつ病の認知行動療法のエビデンス

　うつ病に対するCBTのエビデンスはわが国においても徐々に構築が進みランダム化比較試験を挙げると4つの研究がある。(1) Watanabe ら (2011) は，不眠症状が認められるDSM-IVで大うつ病性障害患者37名を対象としたランダム化比較試験を行った。通常治療のみを行う場合と，通常治療に加えて短期睡眠認知行動療法を実施した場合の治療効果を比較検討し，短期睡眠認知行動療法を並行して行った患者において，不眠症状だけでなくハミルトンうつ病評価尺度 (GRID-HAMD-17) のうつ症状の改善に有効である可能性が示唆された (Watanabe et al., 2011)。(2) Nakagawa ら (2017) は，DSM-IVで大うつ病性障害の診断基準を満たし，1種類以上の抗うつ薬を8週間以上治療用量で服薬してもなお，GRID-HAMD-17で16点以上（中等度以上）を認める治療抵抗性うつ病の患者80名に対して無作為化対照試験を行った。16週間後において併用療法群は薬物療法単独群よりも明らかな得点減少が認められ，その効果はCBT終結の1年後も維持され，寛解率 (GRID-HAMD-17 ≦ 7点) は16週経過後，1年経過後ともに併用療法群の方が約2倍高かった ($RR=2.13$; 95% CI, 1.04 to 4.35, p=.03 ; $RR=1.71$; 96% CI, 1.13 to 2.57, p=.01)。(3) Mantani ら (2017) は，DSM-5で大うつ病性障害の診断基準を満たし，1種類以上の抗うつ薬による薬物療法を4週間以上施行したが，ベックうつ病評価尺度 (BDI-II) において軽度以上 (≦ 10点) であった治療抵抗性うつ病患者117名を，エスシタロプラムもしくはセルトラリンによる薬物治療に変更後，薬物療法による通常療法群と薬物療法とスマートフォンによる認知行動療法のアプリ併用群とに無作為に割り付けられる多施設共同ランダム化化試験を行った。併用療法群は終了時である9週目時点で通常療法群よりも抑うつ症状 (PHQ-9) の得点が

減少していた。介入終了から 8 週間後時点では PHQ-9 の得点で両群に有意差は認められなかった（Mantani et al., 2017）。(4) Nakao ら（2018）は，認知行動療法を対面式とインターネットを用いたネットによる認知行動療法プログラムを併用するブレンド認知行動療法プログラムを開発し，その有効性を確かめた。この研究については，次項で詳しく紹介する。

Ⅴ　ブレンド認知行動療法

CBT 普及への貢献が期待されているのが，インターネット上の web サイトのプログラムなどを用いた認知行動療法（internet-delivered Cognitive Behavioral Therapy ; iCBT）である。iCBT は患者が一人で行うガイドなし iCBT と，専門家のメールや電話，面接などの支援を受けながら行うガイドつき iCBT に分類できる。

iCBT は専門家の関わりが薄くなる中で，患者が治療を完遂できるような支援をどう提供するかが大切である。一般に CBT の中断率は 26%で，特に対象疾患としては大うつ病性障害が最も高く，実施形態から見ると iCBT のようなコンピュータをベースとした場合の中断率が高い（Fernandez et al., 2015）。成人の大うつ病性障害に対する CBT の実施形式の有効性と患者の受容性を調査した最新のネットワーク・メタ分析は，ガイドつきセルフヘルプ CBT は対面での個人・集団 CBT や電話で行う CBT と同等の効果があるが，患者の受容性は個人・集団 CBT よりも低いことを明らかにした（Cuijpers et al., 2019）。カナダのオンタリオ州が実施した軽症から中等症の大うつ病性障害または不安症への iCBT に関する品質評価では，ガイドつき iCBT の有効性は経済的にも認められる可能性が高いが，限界として患者と治療者間の相互的なやりとりの制限が実施の妨げになること，個々の利用者にコンピューター・リテラシーが求められること，プログラムの硬直性などを指摘している（Health Quality Ontario, 2019）。ガイドつき iCBT でも対面治療に iCBT

プログラムを組み合わせ，治療者との面接の中で web サイトなどを活用するブレンド CBT が，従来の方法と同等の効果と質を維持しながら時間的コストを削減できると注目されている（van der Vaart et al., 2014 ; Wentzel et al., 2016）。

筆者らは，インターネットの認知行動療法活用サイト「こころのスキルアップ・トレーニング」（https://www.cbtjp.net/）のコンテンツと対面面接を組み合わせたブレンド認知行動療法を開発した。このプログラムは，厚生労働省のマニュアルに準じているが，初回セッションは 45 分，2 回目以降のセッションは 1 回 30 分に短縮化されている（図 2）。セッション時間の短縮化以外の長所には，患者にとってはサイトの支援を受けることでセッション間のホームワークを行いやすく，治療者にとっては行動活性化，認知再構成，問題解決といった技法の実施をプログラムが担うことで，症例の概念化や治療関係の構築やアジェンダ設定に集中できることがある。サイトにはうつ病や CBT に関する心理教育用の短い動画なども豊富に用意され，実施補助ツールとして患者用セッションノートが整備されていることも治療の効率化と質の確保に役立つと考える。

Nakao ら（2018）は，ランダム化比較試験によって 6 週間以上の抗うつ剤を服薬しても中等症以上（GRID-HAMD-17 ≧ 14 点）である大うつ病性障害の患者 40 名を上述のブレンド CBT 実施する介入群と待機群とに割り付け，介入群が有意に抑うつ症状が低減したこと，その効果が治療終了後 3 カ月時点まで持続することを確認した（Nakao et al., 2018）。寛解率は，治療終了時点となる 12 週時点で待機群よりも 8 倍多かった（RR=8.00 ; 95% CI ; 1.10 to 58.19）。この研究について加えて特筆すべきは，介入期間中に参加者全員がブレンド CBT を完遂したことである。これはブレンド CBT の長所として想定される治療時間を短縮しながらも効果的で，なおかつ患者の受容性が高いという仮説を裏付ける結果と言えよう。

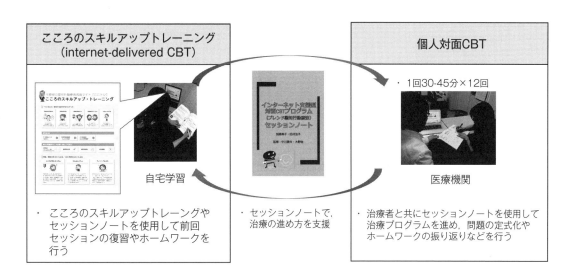

こころのスキルアップトレーニング
(internet-delivered CBT)

自宅学習

個人対面CBT

・1回30-45分×12回

医療機関

・ こころのスキルアップトレーニングや
　セッションノートを使用して前回
　セッションの復習やホームワークを
　行う

・ セッションノートで,
　治療の進め方を支援

・ 治療者と共にセッションノートを使用して
　治療プログラムを進め, 問題の定式化や
　ホームワークの振り返りなどを行う

図2　ブレンド認知行動療法

Ⅵ　遠隔で行う認知行動療法の有効性と安全性

遠隔医療は, 遠隔地間で医療を提供すること
を目的として情報通信技術を使用することであ
る。精神科領域での遠隔医療は遠隔精神医療
telepsychiatry と呼ばれる。例えば, 米国では,
米国精神医学学会（American Psychiatric As-
sociation）や米国心理学会（American Psy-
chological Association）といった主要学会によ
るガイドラインが作成され, すでにプライベー
ト・プラクティス, 病院, 学校, 矯正施設, 養
護施設などさまざまな環境で導入されている
（American Psychiatric Association, 2017）。わ
が国において, 遠隔医療は, 2015 年に厚生労
働省医政局長の「情報通信機器を用いた診療
（いわゆる「遠隔診療」）について」以降に自費
診療や産業保険分野で導入が始まり, 2018 年
に「オンライン診療（遠隔診療）」の保険適用
が開始された。また同年に 2016 年から 2018 年
にかけて行われた遠隔精神科医療のエビデンス
構築のための臨床研究の成果の一部として,
「精神科領域における遠隔（オンライン）診療
の実施の手引書」（遠隔精神科医療手引書策定

タスクフォース, 2018）が作成されるなど, 遠
隔精神医療が医療の一形態として浸透するよう
な取り組みが進みつつある。

遠隔医療の実施方式には, 専門家が在籍する
拠点医療機関（ハブ）と患者が比較的アクセス
しやすい地元の医療機関（スポーク）などを結
ぶハブ・アンド・スポーク方式と, 医療機関と
患者の家を直接結ぶ在宅医療方式の二種類が存
在する。精神医療を遠隔地間で行うことに対す
る懸念には, 対面治療に劣らない効果や治療関
係を担保できるか, 自殺企図などの緊急事態が
発生した際に患者の安全を迅速に確保できるの
かという重要な課題がある。遠隔精神医療の有
効性に関しては, 2015 年に行われたコクラン・
レビューにより遠隔精神医療は, 心血管疾患,
糖尿病, 呼吸器疾患に次ぐ数の臨床試験が報告
され, 遠隔精神医療においては, ビデオ会議シ
ステムによって提供される治療と従来の対面式
の治療との間の効果は変わらないとする報告も
ある（Flodgren et al., 2015）。うつ病患者とそ
のほかの精神疾患患者の抑うつ症状に対するビ
デオ会議システムを介した遠隔精神療法に関す
る 1991 年 1 月から 2017 年 12 月までの英語文
献を対象とした系統的レビューでは, 13 件の

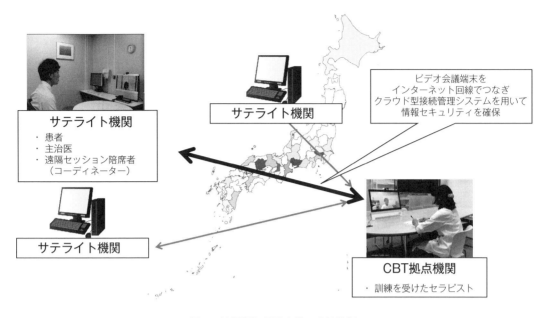

ビデオ会議端末を
インターネット回線でつなぎ
クラウド型接続管理システムを用いて
情報セキュリティを確保

サテライト機関
・患者
・主治医
・遠隔セッション陪席者
　（コーディネーター）

サテライト機関

サテライト機関

CBT拠点機関
・訓練を受けたセラピスト

図 3　遠隔認知行動療法の実施体制

ランダム化比較試験を含んだ 33 件の臨床試験が選択され，21 件において抑うつ症状の改善を示したことが報告された（Berryhill et al., 2018）。遠隔 CBT の高品質な臨床試験には，Egede らが米国で行った大うつ病性障害の 58 歳以上の退役軍人 241 名を対象に，在宅で行う遠隔行動活性化療法と対面行動活性化療法を実施したオープン・ラベルの非劣勢ランダム化比較試験がある（Egede et al., 2015）。この研究では遠隔治療の効果が対面と治療に劣らず，脱落率に差がないことがわかった。さらに二次解析では，治療の質や患者満足度，コストにおいても遠隔治療と対面治療との間に差がないことが示された（Egede et al., 2016 ; Egede et al., 2017）。

安全性の確保には，事前のリスクアセスメントと安全計画の作成などが求められる。例えば，ハブ・アンド・スポーク方式では患者側施設に陪席者を設定することが挙げられ，在宅医療方式では，患者の自殺リスクが高まった場合に備えて，患者家族や患者の地元の医療機関との連絡および連携体制の構築，治療中に通信が切断した場合に電話等の連絡手段を確保などの安全

計画の作成が挙げられる（Gros et al., 2011 ; Luxton et al., 2012 ; Luxton et al., 2014）。米国では，心的外傷後ストレス障害と大うつ病性障害が併存した退役軍人の切迫した自殺念慮に対して地元の救急隊員と連携し緊急入院を行ったケース報告がある（Gros et al., 2011）。

これらの知見からは，わが国でも安全な実施体制を整備し，治療の質の確保に努めれば，遠隔にて対面治療と同等の有効性と患者満足度を有した CBT が提供可能であることが示唆されている。

Ⅶ　わが国でのうつ病に対する 遠隔認知行動療法の実施可能性

エビデンスに基づいた治療を実現するためには，臨床現場の現状を踏まえた研究とノウハウの蓄積が必要である。筆者らのチームは，うつ病に対する遠隔認知行動療法の実施可能性を検討し，その結果を第 9 回の世界行動療法認知療法会議にて報告した（Sasaki et al., 2019）。

この研究では，熟練した治療者が在籍する施設を拠点機関とし，患者のかかりつけの医療機

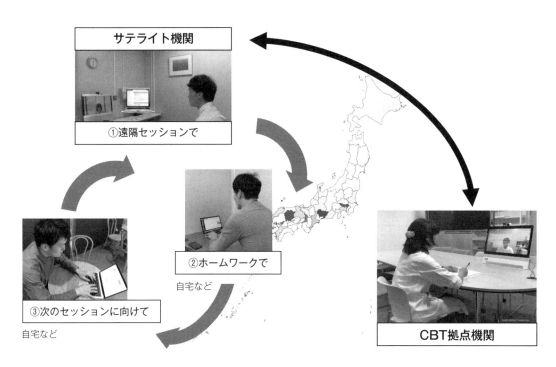

図4　遠隔ブレンド認知行動療法の実施体制

関と高精細かつ信号遅延時間の短いビデオ会議システムを介するハブ・アンド・スポーク方式を採用した（図3）。その理由は，日本では遠隔CBTの安全な実施体制の探索段階であるため，トラブルが発生した際に陪席者によって迅速な対応ができる方式であることに加えて，治療者を養成する機会として遠隔地での陪席が有意義であると考えたためである。対象は精神科外来に通院するうつ病患者で，中等症以上の症状（GRID-HAMD-17 ≧ 14点）を有する患者3名とし，CBTは厚生労働省によるうつ病に対する認知療法・認知行動療法治療者用マニュアルに準拠した。結果として，3名全員にGRID-HAMDで評価したうつ症状に改善が見られ，ビデオ会議システムを利用した遠隔CBTの実施可能性が確認された。

　一方で，遠隔で行う際の課題も明らかとなった。それは，治療者と患者間の治療ツールの共有方法であり，高精細な映像であってもセッション中に書かれたメモがモニター越しでは読み取れないことや，その場で手渡せないためにセッションやホームワークの円滑な実施を妨げる要因となることであった。ツール共有の問題は，聴覚刺激の保持が不得意な患者などにとっては特に重要な点であり，対応が必要である。その他にも治療者がモニターに映った患者の顔を見ていると患者にとっては治療者と目線が合わないように見えるなど，遠隔ならではのコミュニケーションの工夫が必要となる点がわかった。また，セッション中に通信が途切れるトラブルが何度か発生し，陪席者の対応によって迅速な復旧が可能となることがあった。この実施可能性を探索する研究からは患者から遠隔セッションに関するフィードバックを聴取しながら，適切な実施方法に関するノウハウを蓄積する重要性が明らかとなった。

　このようなことから，筆者らのチームは治療ツールの共有の課題に対処するために，webサイトなどを面接内外で活用するブレンド認知行動療法を遠隔で行うことに意義があると考えた。

Ⅷ　遠隔ブレンド認知行動療法の可能性

遠隔 CBT の課題であった治療ツールの共有の問題は，上記のブレンド CBT と同様に「こころのスキルアップトレーニング」をビデオ会議システム上にてリアルタイムで共有することで克服できる可能性がある。現在筆者らは，2 医療施設間をビデオ会議システムで結ぶ中等症以上のうつ病患者に対する遠隔ブレンド CBT の実施可能性の検証を目的とした研究を行っている。引き続きハブ・アンド・スポーク方式を採用し，ビデオ会議システムのモニターに患者が利用するタブレット端末の画面を同期させている（図 4）。これまでに，患者からは良好な反応が得られている。筆者を含めた治療者はビデオ会議システムのモニターに，患者が web サイトに入力する内容がほとんど遅延なく映し出されることにより，遠隔におけるツール共有の課題に十分に対応できていると感じている。また，研究を通じて患者から得たフィードバックをもとに，初回セッションでは患者に対して①治療者は自身が利用している部屋全体の様子を患者に見せ，その他にスタッフがいないなどプライバシーの確保の案内を行う，②遠隔での実施は初めのうちは戸惑いを感じる場合があることを伝える，など遠隔での実施に対する患者の不安や抵抗感の低減が期待される配慮を行うようにしている。この研究では，患者・治療者双方からのフィードバックを得て対面治療との共通点と相違点をまとめ，CBT を遠隔で行うための実施体制構築に貢献する知見を集積していく予定である。

Ⅸ　まとめ

うつ病に対する CBT は，保険点数化がなされ，厚生労働省研修事業によるスーパービジョンの実施や，複数のランダム化比較試験による効果の実証が進むなど，わが国においても実施体制が整えられてきた。また，薬物療法単独の治療では十分に回復しない治療抵抗性うつ病の治療において，対面，ブレンド，スマートフォンなどの形式に関わらず CBT を上乗せすることで改善が生じることが期待できることが示唆されている。しかしながら，一定の力量を備えた治療者の人数の不足や診療報酬上の制限などにより，医療場面における十分な普及は果たされていない。本稿では，うつ病に対する CBT のさらなる普及を目的とした試みとして，ビデオ会議システムを利用した遠隔 CBT と遠隔ブレンド CBT を紹介した。遠隔医療技術やインターネットなどを活用した CBT は諸外国においてはすでにさまざまな臨床研究を通じてエビデンスの構築が行われ，学会により実施ガイドラインなどが策定されている。わが国の医療場面への導入は黎明期にある。遠隔 CBT が日常の診療場面で実施されるには緊急時の対応策を立案することや，医療者や患者の双方に情報通信機器を使った治療に対するリテラシーが求められる。さらに，対象疾患や病状を含めてどのような患者を遠隔 CBT の対象とするのが妥当かを検証していく必要がある。CBT の社会実装が課題となる中，うつ病に対する遠隔ブレンド CBT に関するエビデンスの蓄積が重ねられ，治療の質が確保された CBT の普及に遠隔医療技術が活用できるようになることが期待される。

文　　献

Berryhill MB, Culmer N, Williams N, Halli-Tierney A, Betancourt A, Roberts H & King, M.（2018）Videoconferencing psychotherapy and depression：A systematic review. Telemedicine and e-Health. doi:10.1089/tmj.2018.0058

Cuijpers P, Noma H, Karyotaki E, Cipriani A & Furukawa TA（2019）Effectiveness and acceptability of cognitive behavior therapy delivery formats in adults with depression：A network meta-analysis. JAMA Psychiatry, 76(7)：700-707.

Cuijpers P, Sijbrandij M, Koole SL, Andersson G, Beekman AT & Reynolds Ⅲ CF（2013）The efficacy of psychotherapy and pharmacotherapy in treating depressive and anxiety disorders：A meta-analysis of direct comparisons. World Psychiatry, 12(2)；137-148.

Egede LE, Acierno R, Knapp RG, Lejuez C, Hernandez-Tejada M, Payne EH Frueh BC（2015）Psychotherapy for depression in older veterans via telemedicine：A randomised, open-label, non-inferiority trial. Lancet Psychiatry, 2(8)；693-701. doi:10.1016/S2215-0366(15)00122-4

Egede LE, Acierno R, Knapp RG, Walker RJ, Payne EH & Frueh BC（2016）Psychotherapy for depression in older veterans via telemedicine：Effect on quality of life, satisfaction, treatment credibility, and service delivery perception. Journal of Clinical Psychiatry, 77(12)；1704-1711. doi:10.4088/JCP.16m10951

Egede LE, Gebregziabher M, Walker RJ, Payne EH, Acierno R & Frueh BC（2017）Trajectory of cost overtime after psychotherapy for depression in older Veterans via telemedicine. Journal of Affective Disorders, 207；157-162. doi:10.1016/j.jad.2016.09.044

Ekers D, Webster L, Van Straten A, Cuijpers P, Richards D & Gilbody S（2014）Behavioural activation for depression；An update of meta-analysis of effectiveness and sub group analysis. PLoS One, 9(6).

遠隔精神科医療手引書策定タスクフォース編（2018）精神科領域における遠隔（オンライン）診療のための手引書.

Fernandez E, Salem D, Swift JK & Ramtahal N（2015）Meta-analysis of dropout from cognitive behavioral therapy：Magnitude, timing, and moderators. Journal of consulting and clinical psychology, 83(6)；1108.

Flodgren G, Rachas A, Farmer AJ, Inzitari M & Shepperd S（2015）Interactive telemedicine：Effects on professional practice and health care outcomes. Cochrane database of systematic reviews, 9.

Furukawa TA, Weitz ES, Tanaka S, Hollon SD, Hofmann SG, Andersson G & Hegerl U（2017）Initial severity of depression and efficacy of cognitive behavioural therapy：Individual-participant data meta-analysis of pill-placebo-controlled trials. The British Journal of Psychiatry, 210(3)；190-196.

Gros DF, Veronee K, Strachan M, Ruggiero KJ & Acierno R（2011）Managing suicidality in home-based telehealth. Journal of Telemedicine and Telecare, 17(6)；332-335. doi:10.1258/jtt.2011.101207

Gyani A, Shafran R, Layard R & Clark DM（2013）Enhancing recovery rates：Lessons from year one of IAPT. Behaviour Research and Therapy, 51(9)；597-606. doi:10.1016/j.brat.2013.06.004

Hayashi Y, Yoshinaga N, Sasaki Y, Tanoue H, Yoshimura K, Kadowaki Y & Ishida Y（2020）How was cognitive behavioural therapy for mood disorder implemented in Japan? A retrospective observational study using the nationwide claims database from FY2010 to FY2015. BMJ Open, 10(5). e033365.

Health Quality Ontario（2019）Internet-delivered cognitive behavioural therapy for major depression and anxiety disorders：A health technology assessment. Ontario health technology assessment series, 19(6)；1.

堀越勝（2015）認知療法・認知行動療法のニーズおよび施行状況に関する調査. 平成25-27年度厚生労働科学研究費補助金障害者対策総合研究事業：認知行動療法等の精神療法の科学的エビデンスに基づいた標準治療の開発と普及に関する研究 平成26年度　総括・分担研究報告書（研究代表者：大野裕）；11-26.

Ijaz S, Davies P, Williams CJ, Kessler D, Lewis G & Wiles N（2018）Psychological therapies for treatment-resistant depression in adults. Cochrane Database of Systematic Reviews, 5. CD010558. doi:10.1002/14651858.CD010558.pub2

Ishikawa H, Tachimori H, Takeshima T, Umeda M, Miyamoto K, Shimoda,H & Kawakami N (2018) Prevalence, treatment, and the correlates of common mental disorders in the mid 2010' s in Japan：The results of the world mental health Japan 2nd survey. Journal of affective disorders, 241；554-562.

Luxton DD, O'Brien K, McCann RA & Mishkind MC（2012）Home-based telemental healthcare safety planning：what you need to know. Telemedicine and e-Health, 18(8)；629-633. doi:10.1089/tmj.2012.0004

Luxton DD, O'Brien K, Pruitt LD, Johnson K & Kramer G（2014）Suicide risk management during clinical telepractice. The International Journal of Psychiatry in Medicine, 48(1)；19-31. doi:10.2190/PM.48.1.c

Mantani A, Kato T, Furukawa TA, Horikoshi M, Imai H, Hiroe T & Zhou Q (2017) Smartphone cognitive behavioral therapy as an adjunct to pharmacotherapy for refractory depression：Randomized controlled trial. Journal of medical Internet research, 19(11)；e373.

Nakagawa A, Mitsuda D, Sado M, Abe T, Fujisawa D, Kikuchi T & Ono Y（2017）Effectiveness of supplementary cognitive-behavioral therapy for pharmacotherapy-resistant depression：A randomized controlled trial. Journal of Clinical Psychiatry, 78(8)；1126-1135. doi:10.4088/JCP.15m10511

Nakao S, Nakagawa A, Oguchi Y, Mitsuda D, Kato N, Nakagawa Y & Mimura M（2018）Web-based cognitive behavioral therapy blended with face-to-face sessions for major depression：Randomized controlled trial. Journal of Medical Internet Research, 20(9). e10743. doi:10.2196/ 10743

大野裕・田中克俊（2017）保健、医療、福祉、教育にいかす簡易型認知行動療法実践マニュアル．ストレスマネジメントネットワーク．

van der Vaart R, Witting M, Riper H, Kooistra L, Bohlmeijer ET & van Gemert-Pijnen LJ（2014）Blending online therapy into regular face-to-face therapy for depression：content, ratio and preconditions according to patients and therapists using a Delphi study. BMC Psychiatry, 14；355. doi:10.1186/s12888-014-0355-z

Watanabe N, Furukawa TA, Shimodera S, Morokuma I, Katsuki F, Fujita H & Perlis ML (2011) Brief behavioral therapy for refractory insomnia in residual depression: an assessor-blind, randomized controlled trial. The Journal of clinical psychiatry, 72(12)；1651-1658.

Wentzel J, van der Vaart R, Bohlmeijer ET & van Gemert-Pijnen JE（2016）Mixing online and face-to-face therapy：How to benefit from blended care in mental health care. JMIR Mental Health, 3(1)；e9. doi:10.2196/mental.4534.

双極性障害における認知行動療法の活用

Nobuki Kitagawa

北川　信樹*

I　双極性障害臨床の問題と CBT の背景

　双極性障害は生物学的要因が強く想定されている疾患であり，あくまで薬物療法こそが治療の主体であると，ごく最近まで認識されてきた。しかし，周知の通り，最新の薬物療法によっても本疾患の臨床的，社会的転帰の改善は十分ではない。服薬アドヒアランスの低さもさることながら，たとえ服薬していてもなお再発率が高く，明らかな気分症状がない間欠期においても社会生活機能が低く，自殺完遂率が高いなど数多くの課題が明らかにされている。

　また，疾患そのものがもたらす社会的・対人関係的な転帰にもたらす影響も計りしれない。多くの患者は以前のエピソードによる発達上の遅れや人生上の挫折，家族関係の破綻などのため，職業，学業，経済，対人関係のすべてにわたり社会的障害を抱えている。さらに，疾患に対するスティグマが診断や治療の受け容れに困難をきたしやすく，否認や怒り，アンビバレンスなどの問題も起こりやすい。再発や気分変動に対する恐れを常に抱き，自尊心や健全な自己感覚が失われやすいことも指摘されている。さらに，妊娠や遺伝に関してもさまざまな問題が生じてくるであろう。したがって，本疾患の治療は急性期の対応や生物学的病因論に終始するのでなく，長期的・包括的視点に立脚した心理社会療法の必要性は明白である。

　近年では，疾患の病因論としてストレス−脆弱性モデルが注目を集めている。社会的・個人的ライフイベントが躁・うつエピソードのきっかけとなることが知られ，認知的側面における脆弱性とリスクも強調されるようになってきた。

　これまで双極性障害の再発予防に有効であることが示された心理療法として，心理教育（集団）（Colom et al., 2003），家族焦点化療法（FFT）（Miklowitz et al., 2003），認知行動療法（CBT）（Lam et al., 2003），対人関係−社会リズム療法（IPSRT）（Frank et al., 2005）が挙げられている（Miklowitz et al., 2007）。このうち，CBT はこの十数年で最も多くの無作為化比較試験が行われてきた心理療法である。再発予防効果に関する結論は必ずしも定まっていないが，症状の緩和や心理社会機能，アドヒアランスの向上などに小〜中程度の効果量があると考えられる（北川，2016）。

II　双極性障害に対する CBT の理論と概要

　いくつかのよく練られたアプローチが存在するが，諸家により細部に若干のバリエーションがみられる。まず，Basco と Rush（1996）が，双極性障害に特化した包括的な CBT のマニュ

＊北大通こころのクリニック
　〒001-0010　北海道札幌市北区北10条西4丁目

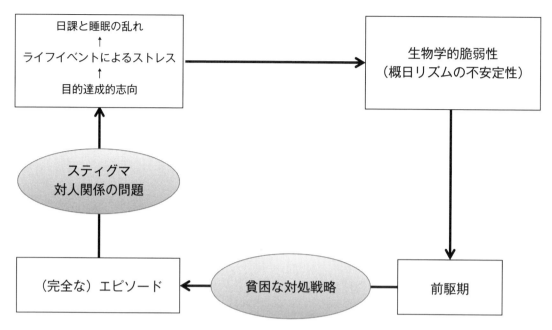

図 1　双極性障害の CBT のためのストレス－脆弱性モデル〈Lam et al.（2012）を若干修正〉

アルを初期に作成している。彼らは，特に服薬アドヒアランスを高め，エピソードの引き金となる心理社会的因子を本人が同定できるように本治療を補助的に行う必要性を説いた。前駆症状から完全エピソードへの移行に際し，気分，思考，行動が相互関係によって悪循環に陥ることを前提としており，それらを防ぐための包括的で実践的なアプローチとなっている。治療上は気分のモニタリングやストレス因子の特定，再発の早期徴候を同定するスキルの習得，および問題解決スキルやコーピングを育むことを目標にしている。

　その後，Lam ら（2003）が前駆症状（早期警告症状）の特定とコーピング戦略の育成を治療の重要な要素としたストレス－脆弱性モデルを提唱した。疾病に生物学的因子と社会心理学的因子の二つの関与を想定し，内在する生物学的脆弱性に高いストレスが加わり，概日リズムや日課が乱れることで，新たなエピソードが再燃すると仮定している。そして，エピソードの前駆段階での患者の対処戦略が，完全なエピソ

ードへの進展の重要な要因と捉え，前駆症状を同定し対処するスキルの獲得の重要性をより強調している（図 1）。

　また Newman ら（2002）は，エピソード形成の中核的要因として認知的要因を重視している。彼らは生物学的脆弱性に加え，主に認知的要因（患者の信念や情報処理など）がエピソードの継続に寄与するとした。したがって，治療では脆弱性を高めている長期に存続する中核信念を修正することを目的としている。また，加えてここでは躁状態での衝動的行動を遅らせるための多彩な行動介入法を用いている。

　このようにアプローチの理論と方法は微妙に多様ではあるが，おおむね共通した治療要素が含まれている。それらを要約すると，①服薬アドヒアランスを高める。②自尊感情や自己イメージを高める。③不適応的あるいはリスクの高い行動を減らす。④個人の日常的機能や気分の状態を不安定にさせる心理社会的要因に気づき修正する。⑤心理社会的ストレスや対人関係上の問題を特定し，対処することを支援する。⑥

うつ病や躁病の症状と，認知行動的問題に対処する方略を学ぶ。⑦再発に至る症状を早期に認識することを学び，効果的な対処法を確立する。⑧非機能的な自動思考と根底にある不適応的な信念を特定し，修正する。⑨ホームワークを通じて自己管理能力を高める，などが考えられる。

　たとえば，Lam らによる CBT では通常 3 段階，約 20 回のセッションで成り立っており，第 1 期（双極性障害の心理教育，病歴の作成，ライフイベントの聴取，目標設定）を 5 セッション程度，第 2 期（認知的アプローチや自身に特有な警告サインの理解，対策）を 10 セッション程度，第 3 期（導入された技法のレビューと定着，潜在的問題への対応）を 5 セッション程度といった構成で行われる（ラム他，2012）。わが国の実地臨床では，このように構造化したセッションを特に医師の診察で行っていける環境にないが，上の標準的な手順を踏まえた上で現実的に行っていく方法について記していく。医師の診察の場合，1 回の面接時間は短いが，長い期間を掛けて面接を繰り返す特徴があるため，ある程度標準的な技法を診察に取り込むことは可能であろう。

　現在のところ，双極性Ⅰ型およびⅡ型障害（DSM-5）のどちらが適応かという議論は，まだ乏しく双方が対象となり得る。対象となる患者の横断面的な状態像は，躁でもうつでもない病相間欠期から軽〜中等度まで（BDI でおおむね 30 点以下）である。また，疾患による認知機能障害が高度ではない状態であることも必要であろう。

　日常臨床に取り入れる際の手順と留意点については後述するが，アプローチの大切な基本として，①常に協働的経験主義に基づいて行われること，②あくまで薬物療法の補助として行われること，③再発予防に役立つ多彩なスキルの獲得を目指すこと，④患者がある程度洞察し協力できる症状レベルで行うこと，は押さえておきたい。

Ⅲ　双極性障害に対する CBT アプローチの実際

1．第 1 期
1）治療前評価

　患者の背景や生活史，病歴を作成する初回面接はどの疾患でも等しく重要であり，心理的介入を行う導入部にもあたる。CBT アプローチを意識しつつ，初期の面接で扱う領域は，だいたい以下の通りに分けられる。(1) 疾患の発症に関連したストレスとその後の経過，(2) 疾患と服薬アドヒアランスに対する患者の認知，(3) 自己意識や非機能的信念などの脆弱性，(4) 気分変動や前駆症状に対する患者のこれまでの対処法，(5) 患者の現在の気分状態，(6) 絶望感と自殺傾向，(7) 社会的機能，(8) 患者が受けている，または利用できる公的・非公的な社会的支援・資源。

　これらを視覚的に要約するため，「ライフチャート」を用いることが役に立つ。ライフチャートとは，自身が経験したエピソード経過を図に表わすもので，病相の変化とその前後の心理社会的ストレス，学業や職業的機能の変化，再発の可能性が高い時期，薬物療法との関係などを，根拠をもって理解するために必須である（図 2）。

　紙の上に水平線を引き，横軸を時間経過として，自分の気分の経過を曲線で書き加える。水平線を通常気分とし，それより上は躁または軽躁，下方向はうつとする。その図に，誘因として作用した可能性のある因子（重大な離別，転職，受験，旅行，薬剤の変更など）があったかどうか，どのような結果になったのか（入院，失業，浪人など）を図に書き入れていく。これらは，病歴を語ってもらいながら一緒に作成したり，後日さらに詳しく本人に作成してきてもらい，基礎的な資料とすることが多い。特に薬物療法をあまり受け容れない患者にとっても，ライフチャートを介したやり取りは重要となる。

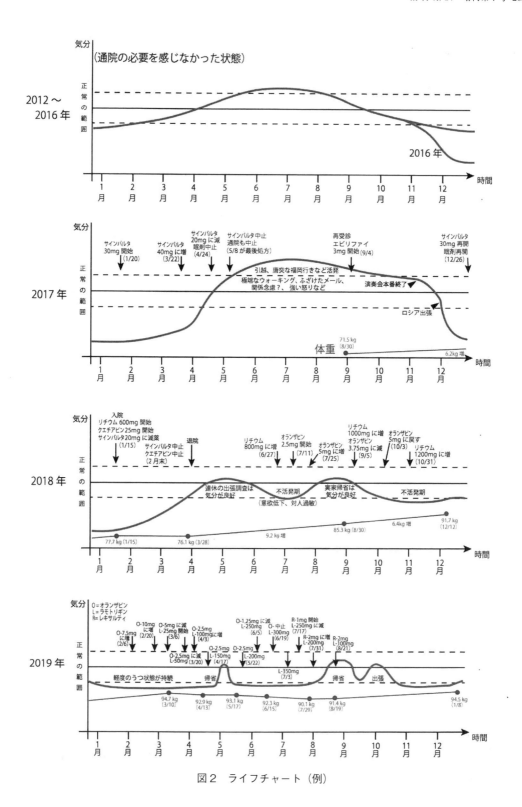

図 2　ライフチャート（例）

2）モデルの導入

　そのようなやり取りを行いながら，総合的な視点で双極性障害のCBTの基本となるストレス−脆弱性モデルを紹介し，患者の問題と照らし合わせていく。どのようなストレスや環境がエピソードの引き金になるのか，それらによってどのように認知的行動的変化がもたらされ，相互に関連するのかを丁寧に探り，患者の理解や認知，経験と照らし合わせながら，共有していく。時に教育用のパンフレットなどを補助的に用いて一般的な知見や薬物療法の重要性を啓蒙するのも良いが，この際には薬物療法も心理療法も押しつけにならないよう，十分患者の反応に注意しつつ，双方に可能な妥協点を探ることが重要である。なぜなら，双極性障害患者の疾患に対する理解は以下に述べるようにさまざまなためである。

　ある患者では自身の問題を「心理的なもの」「カウンセリングが必要なだけ」など，生物学的疾患の側面を否認することがある。病識が希薄だったり疾患がもたらす問題に自覚的でないことが背景に関連していることもあるし，疾患そのものに対する偏見やスティグマを持っていることもある。このように，心理学的モデルを重視している患者の場合，当然CBTアプローチには導入しやすいが，CBTへの過剰な期待と薬物療法の軽視には注意する必要がある。そうした患者の場合，性急な医学モデルの押しつけに拒否感を持つことが少なくない。その場合には，患者の人生上達成したいと考えていること，それにはどのようなことが必要で，何がネックになるか，これから何ができるかという視点で話し合う必要があり，医学的モデルとのバランスに配慮する必要がある。場合によっては，本人の価値目標を実現する上で扱っても良いと思える問題を何かしら見つけ，ひとまずの出発点とすることもあり得るだろう。

　一方，このような事例とは逆に，「医学モデル」に過度に依存する患者も存在する。この場合には，双極性障害は「病気」なのだから唯一考えられる治療は医学的治療であり，心理学的因子やライフスタイルはなんら影響がないと考えてしまいがちである。このような場合には，心理的ストレスやライフスタイルそのものも疾患の経過に影響し得ることを，例を挙げて説明する必要がある。薬物療法の効果と限界をよく説明しつつ，あくまでCBTが押しつけにならないよう注意しなければならない。

3）目標設定

　目標設定は問題を焦点化するCBTにおいて常に大切な部分である。治療の進捗につれ新たな気づきが得られ，初期に定めた目標が変化してくることもあるし，追加の目標が設定されることもある。たとえば初期に，仕事を続けるために規則正しい無理のない日課を続ける目標を立てたとしても，治療が進展するうちにがむしゃらに仕事を最優先する認知的な修正が目標になることもあり得るということである。治療目標の設定については，必ずしも常に患者の目指す最初の考えが採用されるということではなく，双方向的で建設的な治療者と患者の対話によって決定していく必要がある。

　目標領域は大別して以下の5つほどに分けられる。まず，患者が最も取り組みやすいのは「症状の軽減」だが，すべての症状をCBTだけで改善するのは困難である。ここでは特に自身でできる取り組みとして，前駆症状の認識や気持ちの高ぶりの管理，健康的な日課の構築などが主となるだろう。第二に医学的側面の問題として，アドヒアランスを保つための工夫も目標としてあげられる。服薬アドヒアランスの維持は治療の根幹でもある。第三に機能的側面があげられる。「今はできないけれどできるようになりたいこと」で，家族や学業，仕事，対人関係など多くの領域が考えられる。比較的問題となりやすいのは，人間関係や家庭を犠牲にして仕事にのめり込みすぎることであったりする。直接躁状態を予防するのを目標とすることを良く思わないような患者にとっては，長期的な機能面における利益と不利益を話題にすることで，

スムーズに目標が持てることもある。第四は認知的・行動的側面の目標である。気分をコントロールするために，どのような心の持ち方や行動の仕方が妥当なのかという中心的な課題となる。最初からその面に気づいている患者もいれば，治療が進んで事例定式化を行っていく中で気づきが得られることもあるだろう。第五は支援サービスの問題である。内面的なことだけではなく，適切な社会的支援，対人的支援を得るための見通しや計画，スキルを持つことも大切な目標として扱うべきである。この場合にも，支援を押しつけるのではなく，自主性を最大限に発揮させるために問題解決的技法などを用いて取り組むことが大切である。

　先に述べたように，目標設定のプロセスは動的なものである。現時点での短期的目標と長期的目標を分けつつ，段階的に達成していくことを目指すのが，CBT の基本である。もちろん，患者の示す目標が非現実的だったり，達成不能なものもある。軽躁での過剰代償や無力感，絶望などのうつ状態を引き起こすリスクを低下させるため，初期にはできるだけ適切に達成可能な目標設定をすることが重要である。

2．第 2 期
1）気分モニタリング

　気分モニタリングの手法は，CBT でよく使われるが，双極性障害では特に大事なアイテムとなる。気分状態と日々の活動，睡眠覚醒リズムなどが盛り込まれた形式のものを取り入れることで，面接時にそれぞれの関係がどうなっているのかを患者と共有するのに役立つ。気分モニタリングの技法を駆使することで，正常と異常の気分の幅の違いを知ってもらうことにも繋がり，毎日の生活構造や日課を協働作業的に変化させる基礎資料となる。

　筆者の場合は，これまでの経緯や心理教育を踏まえた上で，セルフモニタリングすることの意味と重要性をよく説明し，治療初期から導入することが多い。用紙はその人が特に重点を置

くところが良く分かり，本人がモチベーションを持って長く続けられそうなものを工夫して利用する。たとえば，睡眠覚醒リズムの乱れが，エピソードの引き金になったり，前駆症状を捉える目安となりやすい人では睡眠覚醒リズム表（図 3），行動活性化や適度な休息など適度な行動日課の構築が必要な時には行動記録表，対人的刺激などの適度なコントロールを必要とする人は社会リズム表など，患者の問題と好みに合わせて選択して用いる。治療経過中にあらためて問題が明らかとなれば，食事や服薬，仕事と休息のバランスなどが一目で分かるようサインや色分けなどのルールを作って加えることもある。面接時に必ずこれを持参してもらい，記入内容を媒介に面接を進めるのが基本となる。

2）行動的技法

　こうした日常のセルフモニタリングを基にした面接は，行動的技法と相性が良い。患者の認知は状態像により変化するため，治療の焦点は思考よりも，直面する問題や状況に関連する行動に焦点を当てる方が有効なことが多いと言える。

　その要点は，現在の活動・睡眠をモニターする中で，患者の本来の価値観（気分の状態によらない）に比して，活動が多すぎたり少なすぎないかを協働作業で査定することにある。そのため，睡眠習慣の遵守やリラクゼーションの導入，活動に優先順位を付けること，刺激（物質・性・金銭等）の統制などを話題としていくことが多い。

　気分変動が生じて状態像が変化している時には，躁とうつそれぞれに特有な行動変化が生じやすく，何らかの介入が必要となる。たとえば躁転傾向があれば，睡眠不足や過度の飲酒，恒常的な過剰労働など前駆期を煽る行動を制限する，うつ転傾向に対してはこれまでできなかった娯楽や社交的活動を拡げていく行動活性化など行動的介入を施すのが基本である。

　ただし，ここで大切なのは治療者が権威的に状態の変化を断定したり，正しい行動を指示的

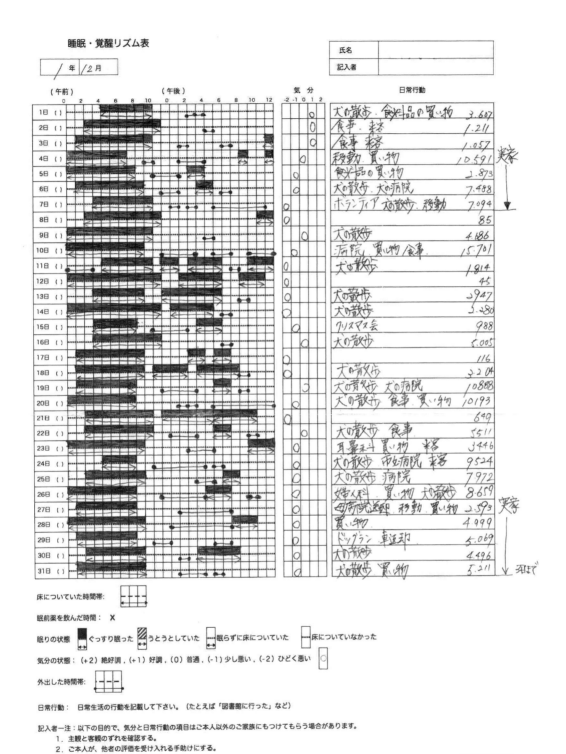

睡眠・覚醒リズム表

/ 年 /2月

氏名	
記入者	

床についていた時間帯：

眠前薬を飲んだ時間： X

眠りの状態： ■ぐっすり眠った ▨うとうとしていた □眠らずに床についていた ┆┆床についていなかった

気分の状態： (+2)絶好調，(+1)好調，(0)普通，(-1)少し悪い，(-2)ひどく悪い

外出した時間帯：

日常行動： 日常生活の行動を記載して下さい。（たとえば「図書館に行った」など）

記入者－注：以下の目的で、気分と日常行動の項目はご本人以外のご家族にもつけてもらう場合があります。
　　1．主観と客観のずれを確認する。
　　2．ご本人が、他者の評価を受け入れる手助けにする。

(02/04/2012version)

図3　睡眠覚醒リズムの利用

に示唆したりしないことである。モニタリング資料を基に状態像変化が疑われれば，まずソクラテス式質問によって，現在の状態がいつもと違う状態であることに気づいてもらう。そして，

現在の状態の利点，不利益な点を出してもらい，過去の例などと照らしあわせながら取るべき行動について吟味していく。この際には問題解決技法を援用し，利益と不利益を勘案するようなことが役に立つ。たとえば軽躁状態であれば，患者は自分の考えたアイディアを正当化するためにあれこれ反論するかもしれないが，このような検討をしながら，立案した計画を引き延ばしてみるなど双方が折り合える着地点を探すことが有用である。

3) 認知的技法

双極性障害では，躁か軽躁またはうつのエピソード下で，その状態像を反映した認知的特徴が現れる。うつ状態では自己評価が低下し，「もうできない」「能力がない」といった否定的認知に支配されるが，逆の躁または軽躁では自尊心が高まり，自身の能力を過大視し，過度に楽観的となり否定的側面は過小評価するようになる。したがって双極性障害においては，単極性うつ病のようにそれぞれのエピソードによる思考の歪みについて，その是非を検討し修正を試みるよりも，自らの状態と治療の必要性に気づき，問題行動を引き起こす可能性のある認知を扱うのが狙いとなる。特に躁転が進行した段階での認知の修正はほぼ困難と言って良い。したがって，認知再構成を本格的に行うよりも，問題となる認知の特徴を症状の一部として同定し対象化（リフレーミング）することが重要である。このことは，認知面での変化を後に述べる気分変動の早期徴候として捉えることも可能とする側面もある。たとえば，「同居する家族に対して反発心が増してくる時は上がりかけの徴候」「他の人と比較して自分を卑下する時は下がっている徴候」など，患者ごとにその特徴が現れやすいため，それらを早くから捉えられるような援助が必要であろう。

一方で，双極性障害患者に見られやすい中核的信念の特徴には留意する必要がある。日々のエピソードを聞きながら情報収集する中で，背景に共通する中核的信念が浮かび上がってくることがある。双極性障害に共通して見られやすいのは高い目的志向性である。高い達成目標の例として，「人は常にうまくやらなければいけない」とか「問題は素早く解決すべきだ」「一生懸命頑張ればどんなことでも人に勝ることができる」などがあり，自己価値を自身の成果に置く傾向がみられやすい。このような傾向は「常に完璧で，最善を尽くさなければいけない」「ベストを尽くさなければ人は私を見下す」「最高の仕事をしないと自分は二流だ」などの完全主義的な努力をもたらす。また，うつ状態からの回復期には，「皆に追いつかねば」「失った時間を埋め合わそう」などと躍起になることもある。これらは躁転やうつ転双方に繋がる行動様式の背景となりやすく，病相の不安定化を招きやすい。したがって，治療過程では，このような中核的信念を浮き彫りにしてメタ認知的に意識してもらうようにしなければならない。ただし，こうした信念は，患者にとっては価値信念となっているだけに容易に修正を期待するのは難しいことも多い。ここでも，闇雲に認知再構成を試みるより，「この信念を持つことの利益と不利益は？」「この固定観念が人生の目標達成を妨げていないか？」「誰にでもミスを犯さないことを期待するのは現実的か？」「ルールを活かすには何を変えたら良いと思うか？」などと，ソクラテス式質問を重ね，「○○さえできたら失敗と考えない」など，本人が受け入れ可能な新たなルールを段階的に作っていくことが必要である。

認知的技法は急性期の躁状態には適用困難だが，うつ状態または軽躁の初期には有用である。特に患者が軽躁状態にある時は，あたかも長いトンネルから抜け出して開眼したかのように振る舞う。長くうつに苦しんできた患者にとって，無理もないことであるが，最も介入が必要とな

躁状態前駆症状		躁状態前駆症状対策
前期	夜眠るのが遅くなる 怒りっぽくイライラしやすい 良く笑う 急に歌いたくなる	活動量を5～6割にセーブする 出来なければ家族に止めてもらう 眠りやすい環境にする メタ認知を思い出して自尊心が高まりすぎていないかチェックする
中期	いろいろ意欲的になる 買い物で予定にないものを買ってしまう おしゃれしたくなる そわそわ，わくわく感が出てくる 手の震えが強くなる 気が急いて字を丁寧に書けない	活動量をさらに5割程度に減らす 自分が躁になりかけていると意識 家族に意見を求める・注意してもらう カードを持たない ゆっくり動く ゆっくり呼吸する
後期	声が大きくなり，お喋り，早口になる 討論したくなる 怒りっぽくイライラするが行動的	家族に病院に連れて行ってもらう 家族に注意して見ていてもらう
うつ状態前駆症状		うつ状態前駆症状対策
前期	だるくて眠いが我慢できる 手伝いが苦痛 お腹が空いても準備が億劫 部屋が汚く，生活が雑になる	自分のキャパを超える活動を控える 活動量を5～7割に減らす 生活ペースを維持し楽しいこと，気持ちの良いことをする ノートに気持ちを書き出し自分を褒める
中期	スマホ放置，LINEが面倒 何を着ても似合わないと投げ遣り 人に関心が薄れ楽しくなくなる ボーッとできなくなる 決めた日常の日課がこなせない	活動量を3～5割に減らす 起床時間を崩さないよう家族に協力してもらう 日光を浴びる SNSなど外の世界から少し距離を置く どうしても辛ければ横になって休養
後期	オシャレに執着がなくなる 彼や家族への不満が強くなる 人と話したくない 雑談ができない	仕事等は休む 家族に不安や症状を聞いてもらう ノートに状況を書き出す 病院に行く

図4　早期警告症状の同定と対処法の策定（実際例）

る場面でもある。治療者は，これまでの苦衷を労いつつ，長期的もしくは周囲との関係で考えると不利益も多いことに気づいてもらわなければならない。その際には，利益と不利益（損得）の勘案や，先に述べた引き延ばしの戦術が技法として役に立つことが多い。また，以前のエピソードでの結果を顧みて検討するのも良いだろう。いずれにしても本人にとって，軽躁を諦めるのは辛いことであることを理解した対応，良好な治療同盟が基礎となることはいうまでもない。

4）セルフマネジメントと前駆症状への対処

　セルフモニタリングによる気分変動とさまざまな活動の関係を結びつけ，再発のサインに早期に気づいて対処することは，セルフマネジメントにおいて特に重要であり，双極性障害のCBTで特徴的な部分である。

　前駆期を厳密に定義することは難しいが，できるだけ一般的なものではなく，自身の過去の例を振り返り，個人的文脈の中での変化を捉えるのが良い。気分・思考・行動の三つの領域に対応した変化を具体的に訊ねる。また，他者との関係性や他者からの意見といった社会的文脈と結びつけることも，前駆症状の同定をより精緻にする。リストが挙げられたら，それらをさらに前期，中期，後期の3段階の山に分け詳しく定義していく。次に，それらのリストに対応したあらゆる対処法を案出してもらう。実際の例を図4に示す。

　ここでも，治療者が戦略を説得したり指示し

たりせず，できるだけ本人から出たアイディア
を重視し，協働作業の原則を貫くことが大切で
ある。時に戦略が機能的かどうかを検討するた
めに，その戦略の良い点と悪い点を考えてもら
うのも良いだろう。また，患者個人の努力だけ
でなく，周囲の人や専門家などの社会的サポー
ト資源を用いることも重要な戦略の一つである。
家族や友人らの中には病状悪化の徴候が出てい
ないか，ということに神経質になりすぎ，当人
に対して過干渉になったり心配しすぎることが
ある。この場合，本人は周囲の懸念に対して拒
否的となる可能性が高い。あらかじめ双方が対
処戦略を共有しておければ，過剰な管理・批判
的態度や症状への巻き込まれ抑止にも役立ち，
スムーズで建設的な対話となりやすいだろう。

3．第 3 期

1）長期的な問題，双極性障害と自己

後期は構造的な CBT を行う際には仕上げ，
もしくはまとめの段階ということになる。すな
わち，これまで導入されてきた認知行動的アプ
ローチを見直し，それがどのように患者自身に
取り入れられているか，今後どのように利用す
るのか，使うとすればどこに重点を置いていく
べきなのか，これまで繰り返し挙げられた問題
について良く検討し，要約していく過程である。

しかしながら，通常双極性障害患者との付き
合いは長きにわたることが多い。特に医師の診
察は予防的薬物投与が続く限り，その後も綿々
と続くことになる。そのため，ここで扱う問題
は治療経過中切れ間なくテーマとなる問題でも
ある。慢性精神疾患として双極性障害患者の持
つ悩みは多岐にわたる。深刻な精神疾患を患っ
ていると診断されることの意味，スティグマ，
一生とは言わないまでも予防的薬物療法を受け
るように言われること，自尊心や健全な自己感
覚の喪失，再発や気分変動に対する恐れ，以前
のエピソードに関連した心理社会的損失など配
慮すべき問題は数多い。その一つ一つに CBT
アプローチを施すのも有用だが，考えを修正す

ることを手助けするばかりでなく，患者がトラ
ウマや喪失体験に対処できるように援助するこ
とも重要であろう。双極性障害は長期間持続す
る再燃しやすい障害であり，現在の医療で完全
な「治癒」を保証することはできない。それゆ
え，長期的な患者の適応を考えた際，アイデン
ティティや自己意識をどのように持つかという
ことはおそらく最も重要なテーマである。

自己意識の問題に対する双極性障害患者の反
応には 3 通りあり，いずれも不利益な点を持っ
ている。一つは，疾病の存在を否認することで
ある。特に躁状態では，それを証明するかのよ
うに高い創造性を発揮しようとあがいてしまう
傾向が強くなる。二つ目は，初期のモデル導入
の項でも触れたが，自分の問題のいくつかを外
的要因に帰依することである。自分の症状が，
アルコール，あるいは処方された薬，外傷体験
やストレスだけのせいと考える。そして，三つ
目は単純な医学モデルを従順に受け容れすぎる
ことである。治療がうまく行かなければ，自身
の非機能的行動の責任転嫁にもなり得るか，自
分にできることはないと過度の悲観主義に繋が
り，抑うつや孤立を招く恐れもある。

一般的な自己意識の問題には五つの領域が存
在し，それらには，①スティグマ，②罪悪感と
羞恥心，③喪失，④怒り，⑤回避が挙げられる
（ラム他，2012）が，それぞれに対する対応を
概説したい。

①スティグマ

この問題は，精神疾患の診断を受けた人が，
誤解や偏見あるいは職業的・社会的な障壁にい
ずれ直面するという事実に由来しているが，そ
うした外からのものだけでなく，自分自身に対
する内なる偏見も存在するだろう。そのような
場合，患者は障害者であることを隠そうとする，
病気であることが暴かれるような状況を避け引
きこもる，病気であることを周囲に説明し理解
を求めようとするといった戦略に陥りやすい。
しかし，それでは社会が変わらないと自身は救

われないというところで思想が止まってしまうことになる。

　ここでは，HaywardとBright（1997）によるスティグマに関する提言を紹介しておく。

1．スティグマの存在自体を否定すべきでない。スティグマがどのように自分の人生に影響し，どうしたらその影響を最小化できるかについて検討するべきである。

2．各々の患者特有のスティグマ的信念を認知行動療法的に評価し，「病気だから……私にはできない」などといった非機能的信念にチャレンジし，他者とのポジティブな関わりを段階的に増やし社会的機能の改善を励ます設定を行う。

3．ストレス－脆弱性モデルはスティグマの低減に役立つ。セルフマネジメントのスキル向上や健全なライフスタイルを実行することでスティグマを低減することが可能だという自己効力感を高める。

4．疾患と健常がはっきり区別されるものでないというノーマライゼーションの考え方を強調し貫く。大切なのは疾患のラベルを貼ることではなく，自己効力感と自己制御感を生み出すために，一連の問題を解決することである。

　誰でも多かれ少なかれストレスに対して脆弱性を持っているという「ノーマライゼーションの論理」と，ストレスに対する特別な「補強材」としての薬物療法を行うという方向付けは受け容れられやすい。本人が，自身の目標達成のために薬物療法の継続を試行錯誤しながら決意することができれば，薬物アドヒアランスは上がりやすくなるだろう。

②罪悪感と羞恥心感

　疾病に関連した過去の出来事や，患者自身の責任，疾病にうまく対処できなかったことに対して過剰な罪悪感や羞恥心を持つものは多く，うつ病相ではそれがさらに顕著となりやすい。標準的なCBTアプローチとしては，「もし誰か他の人が同じ問題を抱えていたらどう思うか」という「第三者技法」か，罪悪感を持つことの利点の検討などの方法が適しているが，一度の面接で払拭してしまうのは不可能である。共感的に受容することを基本としつつ，なぜそれが悪かったのか，なぜそのような選択に至ったのか，誰がそれによってどの程度傷ついたのか，起こったことから何を学べるか，繰り返さないために何が必要かについて話し合うことが重要である。

③喪失

　これまで述べてきたように，双極性障害はさまざまな喪失をもたらす。職業的な問題の他，パートナーや家族・友人との関係喪失，病気によって困難だったり諦めざるを得なかった未来や目標等々である。残念ながら，どんな治療的アプローチでも喪失を取り去ることはできない。われわれにできることは患者が環境の変化に順応できるように手助けすることである。就労支援などはその良い例と言えるが，たとえば，より負担の少ない福祉的就労などを受け容れがたい患者もいることには常に配慮が必要である。その際にも，その背景となる認知を明らかにし，利益・不利益の勘案など問題解決的なアプローチに加え，共感的な喪の作業を行うことが適切である。

④怒りと⑤回避

　上述した三つの感情に対する問題として現れやすく，治療の進展を妨げる重大な要素である。否定的な感情を単に表現するだけでは回復には不十分なことが多く，ある意味で過去の傷ついた出来事から離れようと自身が決断することが必要である。非常にチャレンジの難しい問題ではあるが，治療者の役割は共感的に傾聴し，自身に何が起こっていて，状況を緩和するには何が必要なのかを少しでも考えられるよう丁寧に扱うことであろう。

おわりに

　以上，双極性障害患者を日常臨床において診る際に，CBT のどのような要素を取り入れ，どのような流れで行い，どのような点に注意していくべきかを概説した。双極性障害は，慢性精神疾患の代表的なものの一つであり，強力な心理社会的支援が必要である。双極性障害に対する CBT の効果は，単極性うつ病より限定される可能性はあるが，心理教育とならび日常臨床で最も利用しやすく，導入可能である。標準的な CBT ではさらに時間をかけて丁寧に構造化して行うが，たとえば技法的な説明や具体的なトレーニングは，集団認知行動療法を用いた心理教育的なセッションで補ったり，ホームワークを課すことで，日常臨床の診察に取り入れることは可能と思われる（北川，2018）。

　心理的アプローチの標的は，各々の病相の緩和から疾病の受け入れ，アドヒアランスの強化，スティグマへの対処，QOL，家族関係，個人のアイデンティティの再構築などさまざまな側面がある。たとえ薬物療法がいかに進化しようとも，こうした問題がすっかりなくなってしまうわけではない。大切なのは，変化が可能であり，病気のコントロールができれば人生の目標を達成することができる可能性を示し，希望を増すことである。CBT は自らの力で気付きやスキルを獲得していけるところが真骨頂と言える。病相の波に翻弄され薬を服用するばかりで受動的にならざるを得なかった治療スタイルを変え，自己効力感を持てるという意味で好適な介入なのではないかと思われる。

文　献

Basco MR & Rush AJ（1996）Cognitive-behavioral therapy for bipolar disorder. Guilford.

Colom F, Vieta E & Martinez-Aran A et al.（2003）A randomized trial on the efficacy of group psychoeducation in the prophylaxis of recurrence in bipolar patients whose disease is in remission. Archives Of General Psychiatry, 60；402-407.

Frank E, Kupfer DJ & Thase ME et al.（2005）Two-year outcomes for interpersonal and social rhythm therapy in individuals with bipolar I disorder. Archives Of General Psychiatry, 62；996-1004.

Hayward P & Bright JA（1997）Stigma and mental illness：A review and critique. Journal of Mental Health, 6；345-354.

北川信樹（2016）双極性障害の認知行動療法．最新精神医学，21；349-357.

北川信樹（2018）集団認知行動療法を使って効果を高める．精神療法, 44(4)；48-53.

Lam D, Watkins E & Hayward P et al.（2003）A randomized controlled study of cognitive therapy of relapse prevention for bipolar affective disorder? outcome of the first year. Archives Of General Psychiatry, 60；145-152.

Lam DH, Jones SH & Hayward P（1999）Cognitive Therapy For Biopolar Disorder. Wiley.（北川信樹・賀古勇輝監訳（2012）双極性障害の認知行動療法．岩崎学術出版社）

Miklowitz DJ, George EL & Richards JA et al.（2003）A randomized study of family-focused psychoeducation and pharmacotherapy in the outpatient management of bipolar disorder. Archives Of General Psychiatry, 60；904-912.

Miklowitz DJ, Otto MW & Frank E et al.（2007）Psychosocial treatments for bipolar depression：A 1-year randomized trial from the systematic treatment enhancement program. Archives Of General Psychiatry, 64；419-427.

Newman CF, Leahy RL & Beck AT et al.（2002）Bipolar Disorder：A cognitive therapy approach. American Psychological Association.

統合失調症における認知行動療法の活用

Kazunori Matsumoto
Yumiko Hamaie

松本　和紀[*1]，濱家　由美子[*2]

I　はじめに

　統合失調症をはじめとする精神症(psychosis)に対する認知行動療法(Cognitive Behavior Therapy：CBT)は，CBT for psychosis(CBTp)と呼ばれることが一般的である。認知療法の創始者であるBeckは，1960年代～1970年代にかけてうつ病に対する認知療法を発展させたが，1952年には慢性統合失調症の妄想に対する心理療法についての論文(Beck, 1952)を執筆していたことが知られている(Beck et al., 2009)。その後，1991年に英国のKingdonとTurkingtonが統合失調症に認知行動療法を適用した試みを報告(Kingdon & Turkington, 1991)したことを嚆矢に，CBTpは広く統合失調症を初めとした精神症に適用されるようになった(松本他，印刷中；松本，2017；菊池，2019；耕野，2019；石垣，2016)。Beckの目下の関心は統合失調症の認知行動療法であり，Beckらのグループによる統合失調症の認知行動療法についてのテキストは，大野裕先生の監修で2018年に翻訳出版されている(Beck et al., 2009)。統合失調症に対するCBTの活用領域は，古くて新しいホットな領域と言えるかもしれない。

＊1 こころのクリニックOASIS
　〒980-0802　仙台市青葉区二日町17-27　北四青葉ビル2階
＊2 東北大学病院精神科
　〒980-8574　宮城県仙台市青葉区星陵町1-1

　本稿では，事例を紹介し，統合失調症／精神症に対するCBTの活用について論じてみたい。

II　統合失調症／精神症に対する CBT 活用の例

　統合失調症あるいは精神症に対するCBTの活用術を表1にまとめてみた。統合失調症に対するCBTが，最も盛んに行われているのは英国であり，英国国立医療技術評価機構(NICE)のガイドラインでは，16回以上の回数で実施される構造的な個人CBTを推奨している(NICE, 2014)。このCBTpには，いくつかのヴァリエーションはあるが，基本的には，ベックの認知療法の原理に準拠している(松本他，印刷中)。しかし，表1にあるように，構造的な個人CBTpだけではなく，グループでの活用や，低強度あるいはCBTアプローチとしてさまざまな領域で広くCBTpは活用されており，他の精神疾患の治療で成果を挙げているCBTも統合失調症／精神症に適用されている(松本他，印刷中)。

III　日本での統合失調症に対する CBT の活用

　日本においても，統合失調症／精神症に対するCBTは，少しずつではあるが現場で広く活用されつつある(石垣他，2019；松本他，印刷

表 1　統合失調症／精神症に対する CBT 活用の例

> 1．構造的な個人 CBT
> 　　1) あらゆる精神症を対象（Beck et al., 2009 ; Morrison, 2017 ; NICE, 2014）
> 　　2) 特別な群を標的
> 　　・臨床的ハイリスク状態（Stafford et al., 2013）
> 　　・抗精神病薬の服薬を希望しない精神症（Morrison et al., 2014）
> 　　・重度な社会的機能障害のある早期精神症（Fowler et al., 2019）
> 　　3) 特定の症状を標的
> 　　・陰性症状（Grant et al., 2012）
> 　　・命令幻聴（Birchwood et al., 2014 ; Byrne et al., 2006）
> 　　4) 併存症などを標的
> 　　・強迫症（Tundo et al., 2016）
> 　　・PTSD（de Bont et al., 2016）
> 　　・社交不安（Michail et al., 2017）
> 　　5) 第三世代 CBT の適用（Louise et al., 2018）
> 　　・マインドフルネス
> 　　・アクセプタンス・アンド・コミットメント（ACT）
>
> 2．グループでの CBT
> 　　1) グループ CBT（Wong et al., 2019）
> 　　2) メタ認知トレーニング（meta cognitive training : MCT）（石垣, 2012 ; Moritz et al., 2010）
>
> 3．低強度の CBT・CBT アプローチ
> 　　1) 低強度の CBT（Hazell et al., 2016）
> 　　2) CBT アプローチ（CBT の部分的な活用）
> 　　問題解決技法／行動活性化／認知再構成／アサーション／行動実験／ノーマライジング

中；松本, 2017；石垣, 2016, 2019）。こうした日本での実践での活用状況は，2019 年に刊行された事例集（石垣他, 2019）や雑誌「臨床心理学」の特集（石垣, 2019）でも報告されている。これらの報告をもとに，日本で実践されている CBTp あるいは CBTp アプローチの活用例を表 2 にまとめた。医療観察法病棟（菊池他, 2010）や早期介入（Matsumoto et al., 2019; 松本他, 2018）のような特殊な領域を除けば，構造的な CBTp が日本で施行される機会はまだ限られている。しかし，比較的緩やかな枠組みで CBTp が集団プログラムとして用いられたり，デイケア，アウトリーチ，就労支援などの心理社会介入の一部として適用される機会はとても多くなっている。また，グループ形式で行う認知行動療法の一種であるメタ認知トレーニング（MCT）の普及はデイケアなどを中心に進んでいる（Ishikawa et al., 2020 ; 石垣他, 2015）。その他，入院治療における CBTp の活用につ

表 2　日本で実践されている CBTp ／
CBTp アプローチの活用例

> ・外来での構造的な個人 CBT
> ・臨床的ハイリスク状態
> ・初回エピソード精神症
> ・医療観察法病棟／触法事例
> ・デイケア
> ・福祉事業所
> ・訪問支援
> ・就労支援
> ・民間カウンセリング機関
> ・心理教育

いては菊池が解説を行っている（菊池, 2013）。

Ⅳ　構造的な個人 CBTp を実践した事例

ここでは，慢性期の統合失調症の方に構造的な個人 CBTp を実践した例について紹介する。CBTp の実施期間中，外来主治医の通常診療に加えて，心理士がセラピストとして 50 分前後

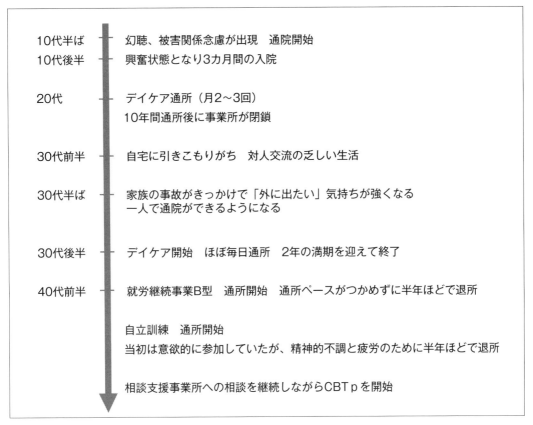

図1　治療開始までの経過

10代半ば	幻聴、被害関係念慮が出現　通院開始
10代後半	興奮状態となり3カ月間の入院
20代	デイケア通所（月2～3回） 10年間通所後に事業所が閉鎖
30代前半	自宅に引きこもりがち　対人交流の乏しい生活
30代半ば	家族の事故がきっかけで「外に出たい」気持ちが強くなる 一人で通院ができるようになる
30代後半	デイケア開始　ほぼ毎日通所　2年の満期を迎えて終了
40代前半	就労継続事業B型　通所開始　通所ペースがつかめずに半年ほどで退所 自立訓練　通所開始 当初は意欲的に参加していたが、精神的不調と疲労のために半年ほどで退所 相談支援事業所への相談を継続しながらCBTｐを開始

のセッションを，原則1回／週のペースで行った。なお，事例の掲載にあたっては，ご本人から同意を得ており，個人が同定されないように内容に修正を加えている。

1．導入前の経過

　Aさんは10代半ばに発症した40代の男性である。これまでの大まかな経過は図1に示した。B病院には発症から継続的に通い続けており，経過中にデイケア通所が可能となった時期はあったが，自立支援サービスの事業所にはなかなか定着できずにいた。理由の一つは，対人関係の問題で被害的あるいは他罰的になりやすく，情緒的に不安定となり，時に衝動コントロールが難しくなることにあった。本人も関係者もこの問題を認識し，問題が起こるたびに対処

法について話し合ったりしていたものの，なかなか改善が得られずにいた。

　主治医からCBTpを勧められてはいたが，セラピストと長時間話をしたり，継続的にセッションに通ったりする自信がもてず，当初はCBTpを受けることに消極的なAさんであった。主治医からの再度の勧めで「少しでもいいから自分を変えたい」と意を決し，CBTpを受けることにした。

2．CBTの治療初期

　治療は現在の困りごとを共有し整理することから開始された。問題領域はコミュニケーション，対人関係，仕事，異性との関係，生活リズムなどと多岐にわたり，一つひとつの問題に対する自覚的な困り方の度合いはセッションごと

精神療法　増刊第 7 号 2020

表 3　治療初期の問題リストと目標設定

```
【目標】
・人間関係を良くして一人ぼっちにならないようにしたい
・コミュニケーションをスムーズに取れるようになりたい

【問題リスト】
・人間関係を良くしたいが，病気が苦しい時に人と関わると，どんどん悪い状態になってしまう
・コミュニケーションがうまくとれない
・きちんと仕事をしたいけれど，なかなか安定してできない
・彼女が欲しいが，心も体も頼りない今の自分では女性から嫌われてしまいそうで心配
・異性のことが気になる
・つらいことがあると，そのことばかり気になって，眠れなくなったり生活リズムが崩れたりする
```

に変動した。治療の焦点を絞ることが難しい状況はしばらく続いたが，セラピストは，まずはＡさんの言葉にしっかりと耳を傾け，Ａさんにとっての生きづらさを理解し，治療に役立つ情報を得ることに努めた。

3．セッションを阻害する要因への対処と工夫

　Ａさんとの対話を重ねる中で観察されたのは，思考が移ろいやすく話題が転々としがちであることであった。この点について，認知行動的なアセスメントを繰り返すことで，Ａさんは「スムーズにうまく話さなくてはならない」という思いが強く，その影響で焦りや混乱が生じ，結果として話す内容がまとまらず，分からなくなることが多いことが明らかとなった。さらに，うまく話せないことが，「話すことも満足にできず，自分には良いところなんてない」という自己への強い批判と「相手は自分のことをバカにしているのではないか」という他者への猜疑心に結びついてしまうことが推測された。

　この問題を軽減するために，いくつかの工夫をセッションに加えながら進めることとした。まず，話題の逸れやすさを防ぐために，面接構造の可視化と明確化を行った。具体的には，話す内容や順番を書き記すシートを用意して，毎回本人が書きこみながらセッションを進行するという形式をとり，必要に応じてシートに立ち戻りながら対話を進めるという枠組みを整えた。

次に，セラピストからの積極的な方向付けを行った際には必ずフィードバックを求め，Ａさんの意見を尊重しながら進めるように努めた。また，Ａさんは否定的な考えに飛びつきやすい傾向がある一方で，日々の生活を穏やかに過ごすための工夫も普段から数多く試みていることも明らかになった。そこで，Ａさんが実践していることや今できていることに目を向けて，それらを丁寧に拾い上げ，ポジティブフィードバックを返すように心がけた。

4．治療関係づくりと問題リストの共有

　Ａさんは異性に関わる悩みも持っていた。しかし，異性に好意を抱くことや，性にまつわる言葉を発することへの抵抗感が強く，それらを話題にすると「セラピストに嫌われる」と考えて，困りごとを率直に話せずに困惑している様子が窺えた。そこで，異性関係の話題が語られた時には，何よりも真摯に耳を傾けることを大切にした。その上で「誰もが体験している自然な感情と生理現象でおかしなことではない」という話をするなどノーマライジングを心がけ，勇気を持って重要な悩みを打ち明けてくれたことへの謝意を伝えた。さらに，異性関係の話題の前後でセラピストの表情や言動に何ら違いがないことをＡさん自身の目で確認してもらうよう働きかけた。これらのやり取りを通しながら情報収集を行い，セッション 4 で目標と問題

リストを共有した（表3）。この段階では，目標を具体化することは難しかったが，Aさんの言葉を用いながら，共有できる内容でリストを作成した。

5．問題への介入

　問題への介入はAさんが実生活で困っていることを取り上げる形で進めた。Aさんの希望を尊重する形でテーマを設定したこともあって，テーマはセッションごとに移り変わった。話題に上りやすかったのは，人との会話，被害妄想，幻聴に関連したテーマであった。いずれのテーマに関しても具体的な場面を取り出し，その場面についての認知行動的アセスメントを行い，フォーミュレーションを共有した上で対策を練っていく，というCBTの基本に沿って相談を進めた。

　Aさんは「みんなが自分を避けている」などの被害的な観念や，「お前は悪いことをするやつだ」と決めつけてくる声，あるいは，Aさんの言動を非難する内容の幻聴に悩まされていた。こうした被害的な観念や幻聴が生じると，多くの場合は「いくら頑張ってもまた台なしになる」「自分が何を言っても誤解されるだけ」という思考が浮かんで落ち込み，外出を避けたり，できるだけ考えないようにと対処をしているようであった。しかし，自宅でテレビを見ていると悪いニュースばかりに目が向いて「自分も事件を起こしてしまうのでは」と怖くなり，考えないようにすればするほど嫌なことが頭に浮かんでしまうというように，望ましくはない結果につながっていることを共有し，今までの対処を変えていくための方法を話し合った。

　この悪循環への対策としてAさんが取り入れたのは，症状が現れた時に『活動のレベルを上げる』『症状から注意をそらす』という方法であった。具体的には，体を動かす，好きな音楽を聞く，瞑想する，ポジティブな出来事を思い出す，自分に優しい言葉をかける，誰かと話したり相談したりするなど，すでに行っていた

ものも含めてさまざまな方法を試し，『別のものに置きかえる』スキルとして対処スキルを蓄えていった。

6．中盤での目標の再検討と共有

　対処スキルが身に付き始めた治療の中盤（12回目のセッション），再度目標についての話し合いを行ったところ，『仕事ができるようになりたい』という当初からの希望が目標として語られた。しかし，この目標をすぐに実現することは難しいため，これは長期的目標として据え，それより前に達成する中期的目標として『B型事業所で訓練しながら調子を安定させるスキルと体力をつける』が設定された。だが，事業所に通うためには苦手な外出を克服しなくてはならず，残りのセッションで達成すべき目標は『人を気にし過ぎずに外出できるようになること』へと共有し直された。

7．行動実験と認知再構成

　Aさんには人が視界に入った時に特に不安が高まるという特徴があった。そこで，その場面で起こる認知−感情−行動のつながりをモリソンのモデル（松本他，印刷中；Morrison, 2017）を一部修正して用いて，その場で生じていることを一緒に吟味，共有した（図2）。Aさんが不安を和らげるために行っていたのは，下を見ながら早足で歩く，相手の様子をチラチラと見るという行動であった。しかし，下ばかり見ていると「悪く思われている自分のイメージ」が自分の中で極端に増幅して不安はさらに高まり，また，チラチラ見ることで緊張しやすくなり，同時に，これらの行動を取ることでかえって怪しく見えてしまう，という悪循環につながっていることが明らかになった。

　そこで，この悪循環を断ち切るために，まずは行動を変えていくことから着手した。具体的には，『下を向かずに自然に前を向く』『相手の顔をじっくり見ないで，視野に入るだけにしておく』方法を取り入れてみた。これらを実践す

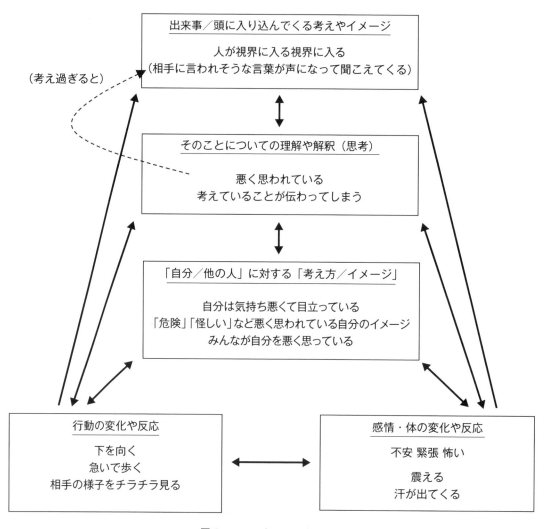

（考え過ぎると）

出来事／頭に入り込んでくる考えやイメージ

人が視界に入る視界に入る
（相手に言われそうな言葉が声になって聞こえてくる）

そのことについての理解や解釈（思考）

悪く思われている
考えていることが伝わってしまう

「自分／他の人」に対する「考え方／イメージ」

自分は気持ち悪くて目立っている
「危険」「怪しい」など悪く思われている自分のイメージ
みんなが自分を悪く思っている

行動の変化や反応

下を向く
急いで歩く
相手の様子をチラチラ見る

感情・体の変化や反応

不安 緊張 怖い

震える
汗が出てくる

図 2 フォーミュレーション

ることで，肩の力を抜いて楽に過ごせることが
実感できるようになった。さらに「自分は悪く
思われている」という思考についても吟味を試
みた。家族やデイケアの友人にかけられた言葉，
外出時に出会った人の反応，これまでにしてし
まった悪いことなどを話題にしながら，思考の
根拠と反証をリストアップした。この結果，自
分の考えを支持するようなさしたる根拠は見つ
からず，その代わりに「悪く思われてはいな
い」「自分は何も悪いことをしていない」とい
う思考を見いだすことができた。

8．より中核的な信念への介入

治療終盤，「事業所に溶け込むためにはどう
したらいいかを相談したい」という A さんの
希望に沿って話し合う中で，A さんには「い
つも真面目に礼儀正しく振る舞わなくてはなら
ない」などのルールがあり，家や職場，外出時
などあらゆる場面でルールを守り抜こうと気を
張って生活していることが明らかになった。こ
れらのルールを守りきることのメリットデメリ
ットや，ルールを破ると本当にひどいことが生
じるのか，といったことを確認したり検証し

【これまでのルール】
　　いつもちゃんと話さないといけない
　　いつも悪い事を考えてはいけない
　　いつも真面目に礼儀正しく振る舞わなくてはいけない

【新しいルール】
　　いつも完璧にきちきちやる必要はない
　　家の中や休憩中はきちきちしなくてよし
　　フランクにフレンドリーに話した方が，自分も周りも明るくなる

図3　ルールの書き換え

たりする話し合いを経て，がんじがらめのルールはほどよい新たなルールへと書き換えられた（図3）。

9．終結

最終セッションではこれまでに扱った話題を振り返り，Aさん自身の手で1枚のシート（図4）にシンプルなまとめを作ってもらった。作成したシートは普段でも携帯し，不調の際にはいつでも確認できるようにした。AさんはCBTpの終結と同時にB型事業所の利用を開始した。事業所の中や行き帰りの時に気がかりな出来事はたびたびあるようだが，獲得した対処スキルを用いて調子をコントロールしながら過ごせていると話している。CBTの終結から5カ月が過ぎた現在，Aさんは事業所への通所を続けることができており，通所頻度を順調に増やしている。

V　事例の振り返り

1．治療の構造

Aさんに対するCBTは計20回行われた。原則週1回で行う予定で開始されたが，セッションがキャンセルされることは6回ほどあった。本CBTpは，CBTpの実施可能性を検証するための研究の枠組みが利用され，Morrionらのマニュアル（松本他，印刷中；Morrison, 2017）

に準拠し，毎回スーパービジョンが実施された。先述したとおり，英国のNICEのガイドライン（NICE, 2014）では，統合失調症に対する個人CBTを16回以上の回数で行うこととマニュアルに沿った施行を推奨しており，今回の事例はこれらの枠組みに則って実施された。

こうした治療構造は治療にいくつかの制約をもたらすところもあるが，一方で，患者の動機を維持し，限られた期間の中でより効率的にCBTのスキルを高めるためには大変有効であった。しかし，統合失調症では，さまざまな理由からこうした構造を厳守することは難しいこともあるため，一人ひとりに応じた臨機応変な対応が求められることがしばしばある。本事例では，セッション内／外の出来事に影響されて精神症状が悪化し，双方向的な対話が難しくなることが時折生じた。そのような時には，受容的に傾聴を続ける，早めにセッションを切り上げて処置室でクールダウンしてもらうなど，無理に狭い構造に収めない対応が必要であった。また，毎週のセッションで疲れが見られた時には，計画的にセッションを休むことも推奨した。

2．治療の内容

AさんへのCBTpを概観してみると，治療で行われた内容は，問題と目標の同定と共有，フォーミュレーションの作成，対処行動の増強，

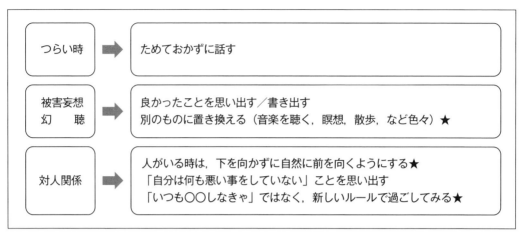

図4 まとめのシート（★印は特に役に立ったスキル）

行動実験，認知再構成など，うつ病や不安症に対する CBT と基本的には同じであることがわかる。本人の困りごとを中心に据え，つらい感情と関連する出来事を特定して，出来事－認知－感情－行動の関連性を明らかにした上で，認知と行動に働きかけていくことが繰り返された。このように，CBTp においても，基本的にはうつ病や不安症などで用いられている CBT のスキルが応用されていることがわかる。

3．統合失調症へ適用するための工夫

統合失調症に対して CBT を行う上で，特に大切なのはセッションにおける安全と安心の確保である。患者はさまざまな精神症状のために，セッションのやりとりの中で安全と安心の感覚を保つのが困難になることがある。A さんとのセッションにおいても，セラピストと A さんとの関係は，当初の緊張感の強い関係から徐々に安定したものへと変化していったが，特に，治療の序盤では治療関係の構築を重視しながら CBTp を進めて行くことに力点が置かれた。

（形式的）思考障害は，CBTp の進行を阻害する要因の一つであるが，思考障害とみなされるような症状の中には，認知－感情－行動の枠組みでアセスメントを行い，アセスメントで得

られた問題に応じた介入を行うことで改善されるものも多い（Beck et al., 2009）。A さんの場合にも，話題が転々としやすく，全体として話がまとまらなくなることが客観的にも自覚的にも認められた。しかし，この症状を CBTp の枠組みで評価して捉え直すことによって，思考障害に対応した工夫を施すことが可能となり，セッションを進めやすくすることができた。その他にもセッションの中では，A さんの理解度に応じて進行を調整したり，視覚化するためのツールを補助として利用したりするなどの工夫が行われ，ノーマライゼーションの技法（Kingdon & Turkington, 1994）も，さまざまな形で繰り返し用いられた。また，妄想や被害念慮などに対する働きかけでは，必要に応じて妄想の範囲内での働きかけ（Fowler et al., 1995；石垣，2013）が行われた。

VI セラピストが行う CBTp における精神科主治医の役割

日本の一般的な医療現場において，精神科医が構造的な個人 CBT を多くの患者に行うことは実際的ではない。実際には，精神科医による通常治療と並行して，心理士などのセラピストが CBTp を提供することの方が多いだろう。

ここでは，こうした形でCBTpが行われる場合の精神科主治医の役割について触れたい。

1．統合失調症の治療におけるCBTp

　構造的な個人CBTは短期型の精神療法であり，統合失調症に対するCBTpの治療期間は4カ月から長くても1年程度というのが一般的であろう。一方，統合失調症は慢性に経過し，治療も長期に及ぶことが多い。統合失調症の治療を短期間の個人CBTで終結させることは現実的ではなく，また，CBTpはそのための治療法でもない。CBTpは統合失調症の治療経過中のいずれかのタイミングで実施されるものであり，適切なタイミングで導入されるCBTpは，リカバリーに向けられた治療を大きく前進させるための歯車として重要な役割を果たす。主治医には統合失調症の治療経過の中で，どの時期に，何の目的で，どのように個人CBTを適用するかについて吟味することが求められる。

2．CBTp導入前の役割

　一般的なCBTは，一回40〜50分のセッションを毎週繰り返し，数カ月間にわたって行われる。クライアントにはCBTに対する動機の維持が求められ，また，ある程度の精神的な安定性も必要となる。認知機能障害，思考障害，対人恐怖，トラウマ症状などのある患者にとっては，セッションそのものが侵襲的になってしまう恐れがある。特に，統合失調症の場合，本人にとってトラウマとなっている過去の出来事を扱うことは，思いのほか多い。主治医は，患者の精神状態や治療に対する動機を確かめ，CBTを導入することのメリットとデメリットについて，患者とよく相談する必要がある。

　患者がCBTを受ける準備ができていない場合には，準備のための下地作りをすることが必要となるかもしれない。この下地作りには，患者の生活支援，家族への働きかけ，薬物療法の再検討，デイケアでの治療，認知行動療法についての心理教育なども含まれるだろう。また，

低強度のCBTアプローチを主治医が自ら行うことでも良いし，デイケアなどで行うMCT（石垣，2015）を個人CBTpの前に受けることが役立つことがあるかもしれない。

　事例のAさんの場合，今回の2年ほど前にも主治医からCBTpを勧められていたが，この時のAさんは，CBTを受ける自信が持てずにいたためこの勧めを断っていた。しかし，その後の2年間の中でAさんなりにさまざまな経験を重ねる中で，CBTpを受ける動機や準備性が高まり，そのタイミングでCBTを導入することができた。

3．CBTp実施期間中の役割

　CBTpの実施期間中も，治療をセラピストのCBTp任せにするのではなく，主治医は治療全体を俯瞰しながら患者の状態をモニタリングする必要がある。CBTpが安全に実施できるようにするために，セラピストと連携を図ることも主治医の大切な役割である。患者はセッション中の出来事，セッション外の出来事にさまざまな反応を示すため，主治医は，患者のCBTへの動機が維持されているか否か，CBTによる悪影響が起きているか否か，CBTで扱われている内容は妥当か否か，などをモニターする。その上で，必要に応じて治療の動機を維持することができるようにエンパワメントする働きかけを行うこともあるが，患者にCBTpの継続を無理強いすることのないように注意する。CBTpの治療中断率は20〜30%程度あり（Peters et al., 2010），必ずしもすべての患者がCBTを完遂できるわけではない。主治医は，状況に応じてCBTの中断，延期などを検討することも必要になる。

4．CBTp終了後の役割

　CBTpの真の効果が出てくるのは，CBTpの終了後だと言っても良いだろう。CBTpのセッションで患者が学んだことを，実際の生活の中で応用し，役立てることができてはじめて

CBTp に効果があったと言える。この期間は長期に及ぶが，精神科医は患者が実生活の中でCBTp をどのように活用しているのかを確認し，スキルが定着していくように後押ししたり，CBTp のスキルを問題解決に応用できるようにサポートする。精神科主治医が CBTp アプローチを実践できることで，患者は長期的にCBTp の効果を維持，発展させる機会が増えるだろう。

Ⅶ　精神科医が外来で CBTp アプローチを実践するために

最後に，精神科医が外来などで行う CBTpアプローチについて少し触れたい。精神科医の一般的な外来診療では，構造的な CBT を毎回のセッションで行うことは難しい。しかし，CBT の技法を通常診療の枠組みで実践することは工夫次第で可能であり，これはすでに多くの精神科医が試みていることかもしれない。より効果的にこれを実施するためには，以下のような点に留意することを推奨したい。

1．うつ病や不安症の個人 CBT についての経験を積む

CBTp アプローチを実践するためには，統合失調症以外の精神疾患，特にうつ病や不安症に対する個人 CBT にある程度習熟していることが望ましい。日本では厚生労働省が精神科医を対象としたうつ病の認知行動療法研修事業を継続しているが，CBTp について習熟するためにも，こうした研修事業を利用してスーパービジョンを受けるなどして，実際の事例で経験を積んでいくことが大切である。CBT についての基本を理解して適切に実践できることが CBTp アプローチを実践するための要件だと考えられる。

2．CBTp についての経験を積む

CBTp についての教育を体系的に受ける機会は残念ながら日本ではまだ整備されていない。しかし，CBTp についてのテキストはすでに複数翻訳されており（例えば，Beck et al., 2009 ; Byrne et al., 2006 ; Chadwick et al., 1996 ; Fowler et al., 1995 ; French & Morrison, 2004 ; Kingdon & Turkington, 1994)，日本での実践を集めた事例集も出版されている（石垣他，2019)。また，CBTp に関連するワークショップも不定期にではあるが開催されている。CBTp を実践する関係者との情報交換を行うなどして，CBTp について学んでいくことは可能であり，できるところから始めることを勧めたい。

3．外来で CBT アプローチを実践する場合の注意点

精神科医が外来で，CBTp アプローチを実践できる時間は限られている。この短い時間の中で，CBTp アプローチを実践する際に注意しなければいけないことの一つは，CBT の基本である患者との協働的な関わりを保つことにあるだろう。短い時間の中で，患者にスキルを学んでもらおうと急ぎ過ぎると，治療者の教育的・指導的態度が強まり，治療者が患者に"上から"指導するという治療関係に陥りやすくなる。このような治療関係では，CBT において大切なソクラテス式問答は省略され，治療者が答えを先に出してしまうような一方的な関係になってしまう。こうした関係の中では，CBTp アプローチの効果を出すことは難しいだけではなく，むしろ有害な介入となってしまう恐れさえある。この点からも，CBT の基本的なスキルを身につけた上で CBTp アプローチを実践することを推奨したい。

Ⅷ　さいごに

CBTp や CBTp アプローチは，統合失調症をはじめとした精神症に対する治療において，より普遍的で標準的な治療技法の一つになってきている。今後は構造的な個人 CBTp とさまざまな形で提供される CBTp アプローチが，両輪となって広く普及していくことが期待される。特に，質の高い CBTp を広く普及するた

めには，標準的なCBTpマニュアルの整備と
普及，そして，これに基づいた研修体制やスー
パービジョンシステムの構築が必要である．そ
れと同時に，セッションを行うセラピストの人
件費や教育体制に必要なコストを確保するため
の方策について具体的な対策を検討していくこ
とも今後の課題である．

文　献

Beck AT (1952) Successful outpatient psychotherapy of a chronic schizophrenic with a delusion based on borrowed guilt. Psychiatry, 15(3)；305-312.

Beck AT, Rector NA & Stolar N et al. (2009) Schizophrenia：Cognitive Theory, Research, and Therapy. Guilford.（大野裕監訳 (2018) ベックの統合失調症の認知療法. 岩崎学術出版社）

Birchwood M, Michail M & Meaden A et al. (2014) Cognitive behaviour therapy to prevent harmful compliance with command hallucinations (COMMAND)：A randomised controlled trial. Lancet Psychiatry, 1(1)；23-33.

Byrne S, Birchwood M & Trower P et al. (2006) A Casebook of Cognitive Behavior Therapy for Command Hallucinations：A Social Rank Theory Approach. Routledge.（菊池安希子監訳 (2010) 命令幻聴の認知行動療法. 星和書店）

Chadwick P, Birchwood M & Trower P (1996) Cognitive Therapy for Delusions, Voices and Paranoia. John Wiley & Sons.（古村健・石垣琢麿訳 (2012) 妄想・幻声・パラノイアへの認知行動療法. 星和書店）

de Bont PA, van den Berg DP & van der Vleugel BM et al. (2016) Prolonged exposure and EMDR for PTSD v. a PTSD waiting-list condition：Effects on symptoms of psychosis, depression and social functioning in patients with chronic psychotic disorders. Psychological Medicine, 46(11)；2411-2421.

Fowler D, Garety P & Kuipers E (1995) Cognitive Behaviour Therapy for Psychosis：Theory and practice. John Wiley and Sons.（石垣琢麿・丹野義彦監訳 (2011) 統合失調症を理解し支援するための認知行動療法. 金剛出版）

Fowler D, Hodgekins J & French P (2019) Social Recovery Therapy in improving activity and social outcomes in early psychosis：Current evidence and longer term outcomes. Schizophrenia Research, 203；99-104.

French P & Morrison AP (2004) Early detection and cognitive therapy for people at high risk of developing psychosis—A treatment approach. John Wiley & Sons.（松本和紀・宮腰哲生訳 (2006) 統合失調症の早期発見と認知療法—発症リスクの高い状態への治療的アプローチ. 星和書店）

Grant PM, Huh GA & Perivoliotis D et al. (2012) Randomized trial to evaluate the efficacy of cognitive therapy for low-functioning patients with schizophrenia. Archives Of General Psychiatry, 69(2)；121-127.

Hazell CM, Hayward,M & Cavanagh K et al.(2016) A systematic review and meta-analysis of low intensity CBT for psychosis. Clinical Psychology Review, 45；183-192.

石垣琢麿 (2012) メタ認知トレーニング (Metacognitve Training；MCT) 日本語版の開発. 精神医学, 54(9)；939-947.

Ishikawa R, Ishigaki T & Shimada T et al. (2020) The efficacy of extended metacognitive training for psychosis：A randomized controlled trial. Schizophrenia Research, 215；399-407.

石垣琢麿 (2013) 統合失調症の認知行動療法 (CBTp)-CBTpの概略と欧米における現状. 精神神経学雑誌, 115(4)；372-378.

石垣琢麿 (2015) メタ認知トレーニング (MCT) の概要と有効性. 最新精神医学, 20(2)；125-130.

石垣琢麿 (2016) 統合失調症の認知行動療法. 司法精神医学, 11(1)；39-45.

石垣琢麿 (2019) 日本におけるCBTpの歴史と展開. 臨床心理学, 19(2)；129-132.

石垣琢麿 (2019) CBT for psychosis—幻覚・妄想に対処する. 臨床心理学, 19(2).

石垣琢麿・細野正人・大森哲至他 (2015) メタ認知トレーニング日本語版 (MCT-J) の神経症性障害に対する有効性の検討. メンタルヘルス岡本記念財団研究助成報告集, (26)；11-16.

石垣琢麿・菊池安希子・松本和紀他 (2019) 事例で学ぶ統合失調症のための認知行動療法. 金剛出版.

Kingdon DG & Turkington D (1991) The use of

cognitive behavior therapy with a normalizing rationale in schizophrenia. Preliminary report. The Journal of Nervous and Mental Disease, 179(4)；207-211.

Kingdon DG & Turkington D（1994）Cognitive-behavioural Therapy of Schizophrenia. Guilford Press.（原田誠一訳（2002）統合失調症の認知行動療法．日本評論社）

菊池安希子（2019）知っておきたいCBTp グローバルスタンダード　英国編．臨床心理学,19(2)；133-138.

菊池安希子・美濃由紀子（2010）国立精神・神経センター・医療観察法病棟が、そのプログラムとノウハウを公開します（1）まずは治療プログラムの枠組みを紹介します．精神看護,13(1)；69-74.

菊池安希子（2013）精神科入院治療における CBT for Psychosis. 精神神経学雑誌,115(4)；385-389.

耕野敏樹（2019）知っておきたいCBTp グローバルスタンダード　米国編．臨床心理学,19(2)；139-144.

Louise S, Fitzpatrick M & Strauss C et al.（2018）Mindfulness- and acceptance-based interventions for psychosis: Our current understanding and a meta-analysis. Schizophrenia Research, 192；57-63.

松本和紀（2017）精神病性障害に対する認知行動療法．精神医学,59(5)；467-473.

松本和紀・濱家由美子（印刷中）第2章 専門家に学ぶ統合失調症の理解と支援．認知行動療法．（笠井清登編）講座 精神疾患の臨床　統合失調症．中山書店.

松本和紀・濱家由美子・冨本和歩（2018）ARMS（アットリスク精神状態）に対する認知行動療法の現状．最新精神医学,23(2)；105-112.

Matsumoto K, Ohmuro N & Tsujino N et al.（2019）Open-label study of cognitive behavioural therapy for individuals with at-risk mental state：Feasibility in the Japanese clinical setting. Early Intervention in Psychiatry, 13(1)；137-141.

Michail M, Birchwood M & Tait L（2017）

Systematic Review of Cognitive-Behavioural Therapy for Social Anxiety Disorder in Psychosis. Brain Science, 7(5)；45 .

Moritz S, Woodward TS & Huauschldt M et al.（2010）Metacognitive Training for Psychosis（MCT）. Manual. six volume, version 6.3. Hamburg：VanHam Campus Verlag.

Morrison AP, Turkington D & Pyle M et al.(2014) Cognitive therapy for people with schizophrenia spectrum disorders not taking antipsychotic drugs：A single-blind randomised controlled trial. Lancet, 383(9926)；1395-1403.

Morrison AP（2017）A manualised treatment protocol to guide delivery of evidence-based cognitive therapy for people with distressing psychosis：learning from clinical trials. Psychosis-Psychological Social and Integrative Approaches, 9(3)；271-281.

National Institute for Health and Care Excellence[NICE]（2014）Psychosis and Schizophrenia in Adults：Prevention and management. National Institute for Health and Care Excellence.

Peters E, Landau S & McCrone P et al.（2010）A randomised controlled trial of cognitive behaviour therapy for psychosis in a routine clinical service. Acta Psychiatrica Scandinavica, 122(4)；302-318.

Stafford MR, Jackson H & Mayo-Wilson E et al.（2013）Early interventions to prevent psychosis：Systematic review and meta-analysis. BMJ, 346；f185.

Tundo A & Necci R（2016）Cognitive-behavioural therapy for obsessive-compulsive disorder co-occurring with psychosis：Systematic review of evidence. World Journal of Psychiatry, 6(4)；449-455.

Wong AWS, Ting KT & Chen EYH（2019）Group cognitive behavioural therapy for Chinese patients with psychotic disorder：A feasibility controlled study. Asian Journal of Psychiatr, 39；157-164.

パニック症における認知行動療法の活用

Shun Nakajima
Masaru Horikoshi

中島　俊[*]，堀越　勝[*]

Ⅰ　はじめに

　パニック症はパニック発作の再発を特徴とする不安症の一つである。著しい動悸や胸部の不快感，窒息感，死ぬことに対する恐怖が，明らかな外的原因なしに突然発生する（表1）。

　パニック症の生涯有病率は世界的には3.7%（Kessler et al., 2006），日本においては0.8%であることが報告されている（Ishikawa et al., 2015）。一方，プライマリケア医受診者の中では，およそ10%程度と高い割合でみられることから（King et al., 2008），臨床家が多く遭遇しうる疾患の一つであると考えられる。

　各国の治療ガイドラインにおいて，パニック症に対して推奨される治療の一つが認知行動療法（Cognitive Behavioral Therapy : CBT）である（Katzman et al., 2014 ; NICE, 2011）。このような潮流から，わが国においても厚生労働科学研究班作成のパニック症に対する認知行動療法マニュアルが公開されている（関，2016）。この治療マニュアルは，パニック症にとどまらず，他の不安症の複数の認知行動モデルの知見を取り入れ作成されている。表2にその詳細を示した。

＊国立精神・神経医療研究センター　認知行動療法センター
　〒187-8551 小平市小川東町4-1-1

Ⅱ　パニック症に対するCBTの治療要素と治療反応性に関するエビデンス

　パニック症に対するCBTの治療反応性とそれに関連する要因を検討したレビューでは，治療反応性と関連する複数の要因が抽出され，その中で唯一，広場恐怖の回避（agoraphobic avoidance）のみ一貫して治療前後の症状の変化と関連する要因であることが示されている（Porter & Chambless, 2015）。

　広場恐怖に対するエクスポージャーの治療効果と関連する要因を検討したレビューにおいては，非機能的な信念といったネガティブな認知の改善とセルフ・エフィカシーといったポジティブな認知の高まりが，広場恐怖に対するエクスポージャーの作用機序を説明する要因であることが示唆されている（Breuninger et al., 2019）。

　さらに，パニック症に対するCBTの治療要素や治療形態ごとにその効果を検討したネットワークメタアナリシスでは，内部感覚曝露と"対面式"という形態が治療効果と受容性の高さと関連する要因である一方，筋弛緩法や"ヴァーチャルリアリティ"形態での実施は治療効果の低さと関連することが示されている（Pompoli et al., 2018）。

　これらのことから，パニック症に対するCBTでは，広場恐怖の回避と認知に焦点をあ

表 1　DSM-5[*1] におけるパニック症／パニック障害の診断基準

A	繰り返される予期しないパニック発作。パニック発作とは，突然，激しい恐怖または強烈な不快感の高まりが数分以内でピークに達し，その時間内に，以下の症状のうち 4 つ（またはそれ以上）が起こる。
(1)	動悸，心悸亢進，または心拍数の増加
(2)	発汗
(3)	身震い，または震え
(4)	息切れ感または息苦しさ
(5)	窒息感
(6)	胸痛または胸部の不快感
(7)	嘔気または腹部の不快感
(8)	めまい感，ふらつく感じ，頭が軽くなる感じ，または気が遠くなる感じ
(9)	寒気または熱感
(10)	異常感覚（感覚麻痺またはうずき感）
(11)	現実感消失
(12)	抑制力を失うまたは "どうかなってしまう" ことに対する恐怖
(13)	死ぬことに対する恐怖
B	発作のうちの少なくとも 1 つは，以下に述べる 1 つまたは両者が 1 カ月（またはそれ以上）続いている。
(1)	さらなるパニック発作またはその結果について持続的な懸念または心配（例：抑制力を失う，心臓発作が起こる，"どうかなってしまう"）
(2)	発作に関連した行動の意味のある不適応的変化（例：運動や不慣れな状況を回避するといった，パニック発作を避けるような行動）
C	その障害は，物質の生理学的作用，または他の医学的疾患によるものではない。
D	その障害は，他の精神疾患によってうまく説明されない。

[*1] Diagnostic and Statistical Manual of Mental Disorders, Fifth edition

てた介入と内部感覚曝露を対面式で行うことが有効であると考えられる。そこで本稿では，これらの近年のエビデンスをふまえ，①アセスメント，②心理教育とセルフ・モニタリング，③認知的介入，④行動的介入，の 4 つのコンポーネントと実施上のポイントついて紹介する。

Ⅲ　パニック症に対する CBT

1．アセスメント

セラピストは DSM-5 におけるパニック症や広場恐怖の診断基準に照らし合わせ，症状や生活歴を聴取する。それらに基づき，パニック症がどう維持されているかの仮説を立て，介入指針を検討する。一方，面接の中でアセスメントだけを目的にした質問が続くと，クライエントは "尋問" をされているような印象を受けることに留意し，"疾患" ではなく，"その人" を知ろうとする姿勢が CBT を提供するセラピスト

には望まれる。これらセラピストの姿勢は，クライエントのパニック症による生活の送りづらさや現在抱えている葛藤等に耳を傾け，良好なクライエント−セラピスト関係を築くことにもつながるため，面接の序盤では特に重要である。

2．心理教育とセルフ・モニタリング

パニック症の心理教育では，パニック症の理解とセルフ・モニタリングを含む CBT に関する説明を実施する。パニック症に関する説明では，①パニック発作の症状である動悸等は危険が迫ったときの動物として自然な反応（闘争−逃避反応）であり，それ自体は危険なものでないものの，実際には危険がない状況で脳の誤作動によってパニック発作が突然起こってしまうこと，②パニック発作を経験すると発作が起きた状況や発作に関連する身体感覚を誤ってパニック発作と認識してしまい，自然な反応として

表2　パニック症に対する認知行動療法（関，2016）

	構成要素	目標
1	アセスメント面接	症状や生活歴を具体的に把握し，治療目標を設定する。
2	パニック障害の心理教育（リラクセーション法含む）	パニック症や認知行動療法について理解する。
3	認知行動モデルの作成（ケースフォーミュレーション）	パニック症を維持する「悪循環」に気づく。
4	安全行動と注意の検討	パニック場面における「安全行動と身体感覚への注意のバイアス」が不安を高めていることに気づく。
5	破局的な身体感覚イメージの再構成	「内的情報に基づく破局的なイメージ」と「客観的に見た現実的なイメージ」の違いに気づく。
6	注意トレーニング	身体感覚への内的な注意を減らし，注意をシフトする。
7	行動実験	パニック場面において持つ特定の予測が実際は起こりにくいことを発見し，そのままの自分でも最悪の事態（死や狂気）にはならないことに気づく。
8	身体感覚イメージと結びつく記憶の書き直し	パニック場面で繰り返されるイメージと過去の記憶に振り回されないようになる。
9	「出来事の前後で繰り返しやること」の検討	パニック場面の前後で，繰り返し考えること，やってしまうことの悪循環を変える。
10	最悪な事態に対する他者の解釈の検討（世論調査）	恐れている最悪な事態や否定的な予測が実際に起こったとしても，他者は必ずしも否定的に解釈しないことに気づく。
11	残っている信念・想定の検討（スキーマワーク）	これまでのセッションでは反証や変容が難しかった，残遺する信念に対して，柔軟な見方ができるようになる。
12	再発予防	これまでの治療セッションの振り返りと般化を行う。

避けるようになること，③“パニック発作が起こったらどうしよう”という予期不安が，不安を増長させ，一層身体感覚に敏感になってしまうこと，以上3点を共有する。また，これらの内容をクライエント自身が客観視できるよう，セルフ・モニタリングをお願いすることが多い。パニック症やCBTについての心理教育はパニック症に対する理解や症状のノーマライゼーションにつながるだけでなく，パニック症がコントロール可能であるというセルフ・エフィカシーを高め，治療の動機づけにもつながる（陳他，2001）。

3．認知的介入：破局的な認知の再構成

　パニック症の症状の維持・増悪には，身体感覚を含むパニック発作や予期不安に関する破局的な認知が大きく関係している。特に，身体感覚に対する破局的な認知はパニック症の中核的な認知行動的特徴である（Pilecki et al., 2011）。
　パニック症の方は，パニック発作を想起させ

る類似した身体感覚を経験すると，“このまま動悸がひどくなって自分をコントロールできなくなってしまうかもしれない”，“この動悸が続くと人前で倒れてしまうかもしれない”，といった破局的なイメージが浮かび，その結果，広場恐怖が形成されるようになる。
　これらの破局的なイメージに対しては，表3の再構成法を用いて介入を行う。認知的介入は，これまでクライエントが面接で話された話題やセルフ・モニタリングを行う中で報告された感情体験，クライエントの過去のパニック発作の経験等のナラティブなストーリーをふまえた上で行うことが重要である。

4．行動的介入：曝露

　曝露は，これまでクライエントがパニック発作が起こらないように，または増悪しないようにと避けてきた身体感覚やイメージ，状況に自らを曝すことで，不安を低減させる技法である。
　近年，曝露の効果を最大化する新しい学習理

表 3　破局的な身体感覚イメージの再構成

順番	内容
①	動悸や過呼吸などのパニック発作が引き起こす，最悪の破局的イメージを目を閉じて思い浮かべてもらい，言葉でそのイメージを表現してもらう。
②	①のイメージを思い浮かべた時に出現する具体的な不安症状と身体感覚について話し合う。
③	①のイメージが引き起こす鮮明度，苦痛度，イメージの意味と確信度，イメージの出現頻度について評定する。
④	イメージの意味の再構成（イメージの意味について話しあう）。
⑤	非定的なイメージに対して，肯定的なイメージを引き出す。
⑥	新たに引き出した肯定的なイメージの苦痛度や，元の否定的なイメージの意味の確信度について評定を行う。
⑦	破局的なイメージの予想と実際の結果，安全行動を行う場合と行わない場合の相違などについて話しあう。
⑧	ホームワーク（破局的なイメージの出現頻度を記録する）。

注）関（2016）の破局的な身体感覚イメージの再構成より抜粋

論として，制止学習（Inhibitory Learning）が注目されている。制止学習に基づく曝露の治療目標は，クライエントのパニック症にまつわる不安をなくすことではなく，不安耐性を高めることである。制止学習に基づく曝露法では，その効果を最大化するために，①クライエントが曝露の結果，何が生じるかといった予期と，②曝露後の実際の結果，この二つの解離を大きくすることが重要である（予期の妨害）。そのため，従来の曝露で行ってきた曝露前の不安に関する心理教育（例：不安は必ず下がる）や曝露に取り組みやすくするように曝露前に行ってきた認知的介入（例：身体感覚が起こったとして必ずパニックにはならない）を行わず，曝露中の恐怖の低減を目指すのではなく，曝露中の恐怖や不安を高い状態を維持したままパニック発作が生じないことを体験するようにセラピストは曝露のデザインを設定する。そのために，具体的な関わりとしては，曝露前に「何が一番心配ですか？」，「0 から 100 の間では，どのくらい起こると思いますか？」といった質問で予期の明確化を行い，曝露後には「あなたが最も心配していた○○は起こりましたか？」，「どうやってそれを知りましたか？」，「何を学びましたか？」といった質問で予期が妨害された体験を引き出す（Craske et al., 2014）。

Ⅳ　まとめ

　本稿では，最新の知見に基づくパニック症に対する CBT の概要と CBT を実施する上でのポイントについて説明した。

　パニック症に対する CBT の効果の長期的な維持についてはその他の不安症と比べて改善すべき課題であるものの（Van Dis et al., 2019），現時点では CBT はパニック症を抱える方にとって薬物療法と並ぶ有効性の高い治療選択の一つであると考えられる。パニック症を抱える方の生活が少しでも送りやすくなるようパニック症の病態や CBT に関する研究の発展が望まれる。

文　献

Breuninger C, Tuschen-Caffier B & Svaldi J (2019) Dysfunctional cognition and self-efficacy as mediators of symptom change in exposure therapy for agoraphobia? Systematic review and meta-analysis. Behaviour Research and Therapy, 120 (September 2018); 103443.

陳峻文・貝谷久宣・坂野雄二（2001）広場恐怖を伴うパニック障害患者を対象としたエクスポージャーに及ぼす患者教育の効果．行動療法研究, 26(2)；57-68.

Craske MG, Treanor M & Conway C et al. (2014) Maximizing exposure therapy : An inhibitory learning approach. Behaviour Research and Therapy, 58；10-23.

Ishikawa H, Kawakami N & Kessler RC (2015)

Lifetime and 12-month prevalence, severity and unmet need for treatment of common mental disorders in Japan: results from the final dataset of World Mental Health Japan Survey. Epidemiology and Psychiatric Sciences, 1-13.

Katzman MA, Bleau P & Blier P et al. (2014) Canadian clinical practice guidelines for the management of anxiety, posttraumatic stress and obsessive-compulsive disorders. BMC Psychiatry, 14(SUPPL.1), 1-83.

Kessler RC, Wai TC, Jin R & Ruscio AM et al. (2006) The epidemiology of panic attacks, panic disorder, and agoraphobia in the National Comorbidity Survey Replication. Archives of General Psychiatry, 63(4) ; 415-424.

King M. Nazareth I, Levy G & Walker C et al. (2008) Prevalence of common mental disorders in general practice attendees across Europe. British Journal of Psychiatry, 192(5) ; 362-367.

NICE. (2011) Generalised anxiety disorder and panic disorder in adults : management. Guidance and guidelines. NICE Clinical Guideline 113 Guidance.Nice.Org.Uk/Cg113, (113).

Pilecki B, Arentoft A & McKay D (2011) An evidence-based causal model of panic disorder. Journal of Anxiety Disorders, 25(3) ; 381-388.

Pompoli A, Furukawa TA & Efthimiou O et al. (2018) Dismantling cognitive-behaviour therapy for panic disorder : A systematic review and component network meta-analysis. Psychological Medicine, 48(12); 1945-1953.

Porter E & Chambless DL (2015) A systematic review of predictors and moderators of improvement in cognitive-behavioral therapy for panic disorder and agoraphobia. Clinical Psychology Review, 42 ; 179-192.

関陽一 (2016) パニック障害（パニック症）の認知行動療法マニュアル（治療者用）. 清水栄司（監修）平成 27 年度厚生労働省障害者対策総合研究事業「認知行動療法等の精神療法の科学的エビデンスに基づいた標準治療の開発と普及に関する研究」.

Van Dis EAM, Van Veen SC & Hagenaars MA et al.(2019) Long-term outcomes of cognitive behavioral therapy for anxiety-related disorders : A systematic review and meta-analysis. JAMA Psychiatry, 1-9.

社交不安症の認知行動療法

Machiko Kajiwara
Noriko Kato

梶原　真智子*，加藤　典子*

I　はじめに

　社交不安症は，社交場面で他者から否定的な評価を受けることに対して著しい恐怖や不安を感じる精神疾患である。その不安や恐怖が過剰であることを頭では理解しているものの，そうした状況を極力回避するか，苦痛を耐え忍び，結果として，毎日の生活に大きな支障が生じる。DSM-5 によると，社交不安の対象となる場面として，社交的なやりとり，見られること，他者の前で何らかの動作をすることが含まれる（American Psychiatric Association, 2013）。

　社交不安症の日本における有病率は，12 カ月有病率が 0.7%，生涯有病率が 1.4% と推定されている（Ishikawa et al., 2015）。一方，米国では 12 カ月有病率が 7.1 %，生涯有病率が 12.1% と推定され，精神疾患においては，大うつ病性障害，アルコール依存症についで，3 番目に多い精神疾患である（Kessler et al., 2005）。また，米国の報告では，社交不安症の発症年齢の平均は 13 歳と若く（Kessler et al., 2005），社交不安の症状で生活に支障が起こっていても，自ら治療を求めてくるのは半数程度で，症状が起こってから 15 〜 20 年後になることも指摘されている（Wang et al., 2005）。しかしながら，

症状が自然に改善していくことは少ない。自然寛解率は 30 〜 40% と低く（Bruce et al., 2005），罹病期間の平均は 16.3 年と，多くの患者が慢性化の経過を辿る（Grant et al., 2005）。さらに，他の疾患との併存や医療サービスの使用が多く，仕事の生産性が低いといった深刻な機能障害との関連が指摘されており（Zhang et al., 2004），有効な治療が必要とされる。

　社交不安症に対する治療法としては，薬物療法と並んで認知行動療法（Cognitive Behavioral Therapy：CBT）が推奨されている（National Institute for Health and Care Excellence, 2007）。最近のメタアナリシスにおいて，社交不安症の CBT は，待機リストとの比較においては大きな効果量，ピルプラセボもしくは心理的プラセボ，通常治療との比較においては中程度の効果量で有効性が示され，集団療法よりも個人療法として，CBT 単独よりは薬物療法と組み合わせて実施された場合の効果が高いことが確認されている（Bandelow et al., 2015；Carpenter et al., 2018；Cuijpers et al, 2016）。

　わが国においては，抗うつ薬による治療を受けても中等度以上の社交不安の症状を有する，もしくは抗うつ薬による治療に不耐性の社交不安症患者に対する CBT の有効性を検証する前向きランダム化オープン試験が行われ，通常診療と 16 週の CBT の併用は，通常治療単独と

＊慶應義塾大学医学部精神・神経科学教室
　〒160-8582　新宿区信濃町 35

比較して，Liebowitz 社交不安尺度（Liebowitz Social Anxiety Scale：LSAS）得点を有意に減少させたことが報告されている（Yoshinaga et al., 2016）。この結果を受けて，2016 年度から社交不安症に対する CBT が診療報酬の適用となっており，今後広く提供されることが期待される。本稿では，社交不安症に対する CBT の進め方について，実践例を交えながら紹介する。

II　社交不安症の CBT の概要

　社交不安症の発症と維持について，さまざまな心理学的理論や認知行動モデルが存在する。とりわけ，Clark & Wells（1995）や Rapee & Heimberg（1997），Hofmann（2007）のモデルが著名である。各々の認知行動モデルに基づき，複数の介入プロトコルが存在するが，その介入要素には共通点が多い。以下に，厚生労働省の社交不安障害（社交不安症）の認知行動療法マニュアルで用いられている Clark & Wells のモデルに基づく CBT に含まれる主要な介入要素について紹介する。その他の介入要素や介入の詳細に関心のある読者は，Clark & Wells（1995），厚生労働省の「社交不安障害（社交不安症）の認知行動療法マニュアル（治療者用）」（吉永他, 2016）を参照されたい。

1．社交不安の認知行動モデルを用いた心理教育

　社交不安症の患者の場合，CBT を進めていくこと自体に困難を伴うことがある。なぜなら，CBT の面接が，治療者との交流や人前での課題遂行場面となるからである。そのため，患者によっては，面接そのものに抵抗を感じていることも多い。治療者はそのような反応をノーマライズしながら，社交不安の悪循環や治療原理について心理教育をしていく必要がある。

　社交不安症の認知行動モデルを元に，本人の状況を聴取して個別モデルの作成を進めることは，このノーマライゼーションや心理教育において有用である。CBT の初期には，認知行動

モデルを用いて社交不安を理解する枠組みを提示し，患者に社交不安を維持しているパターンについての気づきを促していく。Clark & Wells の認知行動モデル（図1）に基づく社交不安を維持する要因について，厚生労働省の『社交不安障害（社交不安症）の認知行動療法マニュアル（治療者用)』を参考に下記に整理する。

1）自己注目

　自己注目とは，自分の内的な情報（思考や不安感情，身体感覚等）に対して注意が集中してしまうことである。例えば，社交不安症の患者は，自分がスピーチをしている際に，顔の熱さや心臓の動悸等，自身の身体感覚に過度に注目してしまう。そうすることで，自分自身の不安や身体感覚がより強いものだと感じられたり，外部からのポジティブなフィードバックを見落としてしまうことになり，不安が持続してしまう。

2）否定的な自己イメージ

　社交不安症の患者は，他者の状況を観察することなく，自分が他者にどう見えているか判断してしまうため，否定的な自己イメージや他者から否定的に評価されているという認知を持っていることが多い。具体的には「つまらないと思われている」「汗だくでガタガタ震えていて，おかしいと思われている」「話している内容や話し方がしっかりしていないと，相手にしてもらえなくなる」いったイメージや考えが挙げられる。

3）安全行動

　安全行動とは，社交場面で恐れている結果が起こるのを防ぐことを目的に，本人が安全だと思って取っている行動のことを指す。具体的には，「話をする時に相手と目を合わせない」「人と会う前に話のシナリオを作って練習する」といった社交場面で身を守るための行動を指し，広義には，「飲み会の参加を断る」，「雑談に参加しない」といった社交場面自体を回避する行動も含むことがある。

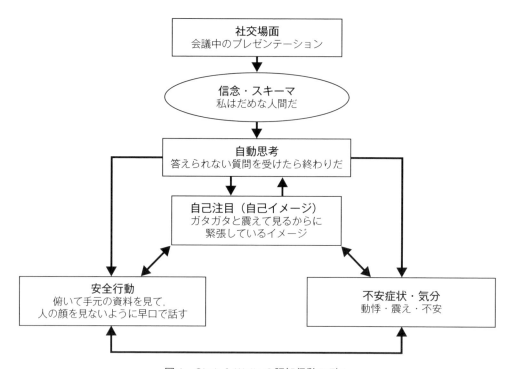

図 1　Clark & Wells の認知行動モデル
(厚生労働省の『社交不安障害（社交不安症）の認知行動療法マニュアル（治療者用）』を参考に改変)

　しかし，この安全行動を取ることで，むしろ，恐れている症状を引き起こしてしまうことがある。例えば，会話する時に話の内容を頭の中でリハーサルをしているために，相手の話の内容が頭に入らなくなり，かえって会話がうまくいかなくなることがある。また，恐れている結果が実際に起こるか検証する機会を失ってしまい，「それらの行動をしていたから，破局的な結果にならなかった」という誤った解釈に繋がってしまう。さらには，他者に実際に悪い印象を与えてしまうリスクがある。具体例としては，常に誘いを断り，目を合わせないようにしていることで，周囲から実際に否定的な評価を受けて，距離を置かれてしまうといった例が挙げられる。

2．否定的自己イメージの修正：ビデオフィードバック

　認知行動モデルの理解が得られた後は，社交不安を維持している要因に対する介入を行って

いく。ビデオフィードバックとは，面接内でスピーチ等の課題を行い，それを動画で撮影して，自分で思っていた印象と動画を観た時の印象の評価を比較して，認知を検討する介入方法である。この課題を通じて，自分の抱いていた否定的な自己イメージの予測と動画に映っている現実とを比較し，主観的な自己イメージと現実の自分の違いに気づくことを目指す。

　ビデオフィードバックでは，自己注目と安全行動をあえてした場合と，しなかった場合の二つのパターンで課題を遂行して，その録画を比較することができる。この二つのパターンを比較することで，自己イメージと現実の比較だけでなく，自己注目と安全行動が他者に対する印象や自身の不安にどのような影響を及ぼしているかについても検討をすることができる。

3．自己注目に対する介入：注意トレーニング

　社交不安の維持要因の一つである自己注目に

実験の状況	予測	実験のやり方	現実の結果	学んだこと
事前の資料作成とリハーサルの時間を合計2時間までにして，会議でプレゼンテーションを担当する。	途中で頭が真っ白になって，何も話せなくなる。しどろもどろになって，他部署の参加者からだめなやつだと思われる。	顔を上げて，他の参加者の顔をよく見ながら，ゆっくりと話す。他の参加者の様子を観察する。	手元の資料か映写資料を見ている人がほとんどで，自分を見ている人はいなかった。見られていると感じなかったため，いつもよりも落ち着いて話せた。	発表を聞く時に，発表者の方を向いている人は少ないことが分かった。顔を見ていた方が，聞いている人の様子が分かって冷静になれることに気づいた。

図2　行動実験の記録

対する介入方法で，五感を使って，意識的に外部の刺激に注意を向ける練習をしていく。最初は，社交場面ではない状況で練習を始めて，段階的に社交不安を感じる場面でも練習を行っていく。注意トレーニングを通じて，自己注目を減らして，外部に注意を向け，最終的には，外部と内部に注意を柔軟にシフトできるようになることを目指す。

4．安全行動をとらない場合の結果の検証：行動実験

　行動実験とは，本人が持っている認知（特定の思考や予測）が，現実に合っているかを確かめる実験を計画・実行することを指す。社交不安症のCBTでは，社交場面で安全行動をやめて，現実にはどのようなことが起こるかを検証していく。行動実験を通して，事前の予測が実際に起こるとは限らず，仮に起こったとしても破局的な影響がある訳ではないことを気づき，自己の否定的なイメージや他者からの否定的評価についての認知が修正されていくことを目標とする。

　行動実験の手順は以下の通りである（図2）。①実験する社交的な場面を選択する。②実験する社交場面に対して，患者が持つ予測（認知）と，それを裏付ける結果とは何かを明らかにする。予測を検討する際，まだ予測が明確になっていないことも多いため，治療者は，社交場面でどうなることを恐れているのか，どんな最悪の展開を予測しているのか等について問いかけて，本人の持つ予測を明確にする。③患者が持つ予測を検証する方法を明らかにする。具体的な場面設定に加え，どのような行動をとり，どのような安全行動はとらないようにするのかも検討しておく。④行動実験をした結果を詳細に記述し，予測した結果との違いを比較する。⑤行動実験を通して学んだことを書き出す。⑥ホームワークでも，繰り返し行動実験を実践する。面接で行ったもの行動実験を再度取り組んだり，不安レベルがより高い課題を設定して検証を続ける。

III　社交不安症に対するCBTの事例紹介

　以下は，これまでに筆者達がCBTを実施した複数の事例の経過を参考にして，作成した架空の社交不安症の事例に対するCBTの経過である。

1．事例概要

　症例A　30代男性　会社員

　主訴：「上司や先輩と話す時に不安になって，仕事に必要なことでも話しかけられない」，「会議でプレゼンテーションをする時に，緊張して震えてしまう」，「友人が少ない」

　CBTの目標：「上司や先輩に必要なことを質問できるようになる」，「会議で落ち着いてプレゼンテーションをできるようになる」，「新しく友人を作る」

　現病歴：小学校までは特に問題なく過ごしており，活発な子どもであった。しかし，中学生

の時にクラスメイトから仲間外れにされたり，所属していたサッカー部で先輩から動き方をからかわれたりしたことをきっかけに，自分の言動や振る舞いが人にどう思われているのか，変だと思われていないかを気にするようになった。中学校を卒業する頃には，目上の人と話すことや，人前で運動や発表すること，親しくない同級生との雑談といった社交場面に強い不安を感じるようになり，高校に進学した後は，苦手な場面をできる限り避けて生活をしてきた。

　大学を卒業後，A は技術職として現在のメーカーに就職をして，10 年以上継続して勤務してきた。目上の人とのやりとりや，人前での活動は避け続けていたが，個人で進める仕事が多かったため，大きな問題はなく過ごしていた。

　しかし，CBT 開始の 1 年前に不慣れな業務を担当する部署に異動となり，上司や先輩に質問や相談をしなければならない機会が増えた。また，定期的な会議に参加して部署の代表としてプレゼンテーションを行うことになり，その仕事に強い苦痛を感じるようになった。少しずつ仕事が滞るようになり，A はインターネットで調べて精神科医療機関を受診した。主治医の判断で薬物療法を開始し，並行して CBT が導入された。開始前に症状評価として LSAS-J を実施したところ，73 点（中等度〜重度）と社交不安症状が顕著であった。

2．CBT の経過

　週 1 回，50 分の面接を計 16 回実施した。以下は主な経過をまとめたものである。

1）認知行動モデルを用いた心理教育

　インテーク面接において，主訴と経過について確認をし，Clark&Wells の認知行動モデルを用いて問題となっている場面における反応を整理した（図 1）。会議でプレゼンテーションをする場面では，「答えられない質問を受けたら終わりだ」「だめなやつだと思われる」という考えが不安に繋がっており，動悸や震えといった身体感覚を強く感じていること，また，不安

や身体感覚への自己注目が顕著で，周囲の反応はほとんど観察できていないことが確認された。それに加えて，俯いて手元の資料を見て，人の顔を見ないように早口で話す，会議の前には他の仕事が遅れるほどに資料作りに時間をかけるといった安全行動をとっていることが確認された。

　そこで，認知行動モデルでそれらの反応を整理して，自己注目，否定的な自己イメージ，安全行動が社交不安を維持させていると考えられることを説明し，CBT ではこれらの反応を見直して変化させていくとの心理教育を行った。A は，「このモデルは自分にぴったりだと思う」と納得した様子で，CBT の開始を希望した。そこで，セッションの開始に向けて，問題となる場面についても観察をしてくることをホームワークとして，数セッションかけて，ホームワークで観察してきた内容を振り返って，A の反応パターンの整理を進めた。

2）ビデオフィードバック
　（安全行動と自己注目についての実験を含む）

　A 自身が，認知行動モデルで自身の反応パターンを理解することに慣れてきたところで，自己注目と安全行動の影響について体験的に理解してもらうことを目的に，セッション内で実験を行った。具体的には，数名の聞き手を前にして，仕事の資料について説明をする課題を実施した。聞き手は，CBT 担当者だけではなく，他のスタッフが 2 名参加した。1 回目は，あえて自己注目（自分自身の不安や身体感覚に注意を向ける）と安全行動（聞き手の目を見ないで，うつむいて早口で話す）を行うように教示した上で，実験課題を実施した。

　続いて，自己注目と安全行動を取らずに，聞き手に注意を向けて，聞き手の目を見ながら，顔を上げてゆっくり話して同じ課題を実施した。

　それから，二つのやり方を体験した感想を尋ねたところ，「顔を上げてみたら，聞いてくれている人と目が合って緊張した。しかし，顔を見てみると，しっかり聞いてくれていることが分かったので最後の方は思ったより落ち着いて

いたと思う」と話し，安全行動によって不安が高まっていることの気づきが得られた。これらの課題を実施している様子は，ビデオフィードバックで使用するために，事前に本人の同意を得て録画した。

次のセッションでは，前回のセッションで課題を実施した時の動画を一緒に視聴した。動画を観る前に，自分自身の様子がどのようなものだと思うか尋ねると，本人は「かなり震えていて挙動不審だと思う」，「緊張しすぎていて見苦しいと思うので，見ると会議の時の不安が強まりそうで心配だ」と予想を述べた。自己注目と安全行動ありの動画を観て，自分自身を客観的に観察してもらったところ，「震えているのは思ったよりは分かりにくかった。そのことは良かったけれども，いかにも緊張しているように見えたのは予想通りだった」と感想を述べた。

次に，自己注目と安全行動なしの動画を視聴したところ，「今回の方が良かった，やっていた時もこちらの時の方が落ち着いていたし，客観的にも落ち着いて見えた」と話した。そこで，どのような様子が緊張しているという印象につながったかについて尋ねたところ，安全行動である聞き手の目を見ないでうつむいて早口で話すことで，むしろ聞き手に緊張しているという印象を与えていたという気づきが得られた。また，「震えていることばかり気にして不安になっていたが，人の話を聞く時に震えているかどうかはそれほど重要ではないかもしれない」と話し，自己注目によって，他者が身体反応に注目しているように感じていたことが不安を高めていたことについての理解が得られた。

3) 注意トレーニング

自己注目と安全行動による悪循環について体験的な気づきが得られたため，自己注目を改善することを目的として，注意を意識的に外部に向ける練習を実施した。セッション内で視覚や聴覚，触覚を用いて外部に注意を向ける練習を行った。Ａは，「これまで注意をどこに向けているかについて，このような形で意識したこと

がなかった」と述べ，緊張する場面においても注意を切り替えられるようになることに意欲を示した。Ａはホームワークで熱心に練習に取り組み，自宅だけでなく，電車の中，職場の自席での作業中，職場での会議中とセッションを重ねるごとに注意を外部に向ける練習をする場面を広げていった。練習の結果，緊張が強い場面でも注意の焦点を切り替えられるようになっていった。

4) 行動実験

自己注目と安全行動による悪循環を変化させることへの動機付けが高まり，注意を柔軟に切り替えられるようになったところで，セッション外での行動実験を開始した。

行動実験は，話しやすい同僚に天気の話題について一言声をかけるといった取り組みやすい課題から始め，少しずつ難易度を上げていき，先輩に口頭で質問をする，上司に口頭で質問をする，プレゼンテーションの準備の時間を減らす，会議で顔を上げてプレゼンテーションをする，職場の飲み会に参加する，同僚を誘って食事に行くといった課題に挑戦していった。

行動実験を重ねていくことで，Ａは仕事について先輩や上司に質問をすることには今までのような不安は感じなくなり，会議でのプレゼンテーションでも緊張はするものの安全行動をとらずに済むようになった。さらに，特定の同僚と休日に食事に行くような親しい関係を築くことができた。

行動実験における事前の予測に，「だめなやつだと思われる」，「うまくできないと冷たくされる」という予測が頻繁に出てきていたため，その予測があたっていた場合の最悪の結果について，Ａと掘り下げて検討した。すると，そのように思われてしまうと，誰からも相手にされなくなって孤立すると感じていること，さらに，そのイメージは中学校の時のクラスや部活での経験に近い感覚であることが確認された。そこで，そのイメージが，現在の生活状況，特に職場でも当てはまるかについてセッションで

検討すると，「言われてみると，今の職場ではいじめが起きているのは見たことがない」，「自分はもう中学生ではないのに，中学生だった時の気持ちになってしまっていたようだ」と話し，この気づきを意識することで，社交場面での不安がさらに軽減していった。

　最終セッションで，A は「今まで中学生の時のような気持ちで，うまくやらないと孤立すると思い込んでいたけれども，実際の職場や今の人間関係はそういうところではないことに気がついたことが一番大きかった。上司と話す時や会議の時は今でも緊張することはあるけれども，この気付きを大切にしていきたい」と話した。LSAS-J は 35 点（境界域）まで改善していた。

Ⅳ　おわりに

　本稿では，社交不安症に対する CBT の主要な介入要素と，典型的な事例の経過について紹介した。社交不安症に対する CBT の有効性は国内外において確認されており，わが国においてもさらなる普及が期待される。しかしながら，わが国における CBT の実施件数は少なく，その背景として訓練を受けた治療者数の不足や，CBT の実施コストの高さが指摘されている。今後は，CBT 治療者育成のための訓練体制のさらなる整備や，インターネットプログラムや遠隔医療等の情報通信技術による効率的な CBT の実施による普及の促進が望まれる。

文　　献

American Psychiatric Association（2013）Diagnostic and Statistical Manual of Mental Disorders (5th ed.).（髙橋三郎・大野裕監訳（2014）DSM-5 精神疾患の診断・統計マニュアル．医学書院）

Bandelow B, Reitt M, Rover C, Michaelis S et al.（2015）Efficacy of treatments for anxiety disorders: a meta-analysis. International Clinical Psychopharmacology, 30(4)；183-192.

Bruce SE, Yonkers KA, Otto MW et al.（2005）Influence of psychiatric comorbidity on recovery and recurrence in generalized anxiety disorder, social phobia, and panic disorder：A 12-year prospective study. American Journal of Psychiatry, 162(6)；1179-1187.

Carpenter JK, Andrews LA, Witcraft SM & Powers MB et al.（2018）Cognitive behavioral therapy for anxiety and related disorders：A meta-analysis of randomized placebo-controlled trials. Depress Anxiety, 35(6)；502-514.

Clark DM & Wells A（1995）A cognitive model of social phobia. In RG Heimberg, MR Liebowitz, DA Hope & FR Schneier（Eds.）Social Phobia：Diagnosis, assessment, and treatment. pp.69-93. Guilford Press.

Cuijpers P, Cristea IA & Karyotaki E et al.（2016）How effective are cognitive behavior therapies for major depression and anxiety disorders? A meta-analytic update of the evidence. World Psychiatry, 15(3)；245-258.

Grant BF, Hasin DS & Blanco C et al.（2005）The epidemiology of social anxiety disorder in the United States：Results from the national epidemiologic survey on alcohol and related conditions. Journal of Clinical Psychiatry, 66(11)；1351-1361.

Hofmann SG（2007）Cognitive factors that maintain social anxiety disorder：A comprehensive model and its treatment implications. Cognitive Behaviour Therapy, 36(4)；193-209.

Ishikawa H, Kawakami N & Kessler RC（2015）Lifetime and 12-month prevalence, severity and unmet need for treatment of common mental disorders in Japan：Results from the final dataset of World Mental Health Japan Survey. Epidemiol Psychiatr Sci, 1-13.

Kessler RC, Berglund P & Demler O et al.（2005）Lifetime prevalence and age-of-onset distributions of DSM-IV disorders in the National Comorbidity Survey Replication. Archives Of General Psychiatry, 62(6)；593-602.

National Institute for Health and Care Excellence（2013）Social anxiety disorder：Recognition, assessment and treatment. https://www.nice.org.uk/guidance/cg159

Rapee RM & Heimberg RG（1997）A cognitive-behavioral model of anxiety in social phobia.

Behaviour Research and Therapy, 35(8)；741-756.

Wang PS, Lane M & Olfson M et al.（2005）Twelve-month use of mental health services in the United States：Results from the National Comorbidity Survey Replication. Archives Of General Psychiatry, 62(6)；629-640.

Yoshinaga N, Matsuki S & Niitsu T et al.（2016）Cognitive behavioral therapy for patients with social anxiety disorder who remain symptomatic following antidepressant treatment: A randomized, assessor-blinded, controlled trial. Psychother Psychosom, 85(4)；208-217.

吉永尚紀執筆・編集／清水栄司監修（2016）社交不安障害（社交不安症）の認知行動療法マニュアル（治療者用）第3版. https://www.mhlw.go.jp/file/06-Seisakujouhou-12200000-Shakaiengokyokushougaihokenfukushibu/0000113841.pdf

Zhang W, Ross J & Davidson JR（2004）Social anxiety disorder in callers to the Anxiety Disorders Association of America. Depress Anxiety, 20(3)；101-106.

精神療法 増刊第 7 号 2020

不安症に対するマインドフルネス認知療法

Mitsuhiro Sado

佐渡　充洋*

I　はじめに

　筆者が強調するまでもなく，認知行動療法の社会への浸透度には目を見張るものがある。その射程は，医療を超え，産業保健，教育，ビジネスをも捉えるまでに広がっている。このように社会に広く根ざしつつある認知行動療法であるが，それにはいくつかの理由があると筆者は考える。一つ目は，認知が柔軟になると気分も改善するという基本コンセプトがわかりやすいこと，二つ目は，コラムや活動記録表といったツールがあること，三つ目は，セッションが構造化されていて，なおかつ対象となる疾患や使われる領域によってアレンジがしやすいことなどである。

　こうした特徴を備える認知行動療法であるが，近年ではその基本的コンセプトを維持しつつ，別の要素との融合を図ったり，異なる文脈から認知行動療法のコンセプトを捉え直す動きも見られる。こうしたものの中には，マインドフルネス認知療法，アクセプタンスコミットメントセラピー，行動活性化などが含まれるが，これらはまとめて第三世代認知行動療法と総称される。第三世代認知行動療法に共通している特徴として，認知の「機能」に焦点をあてるという

点があげられる（熊野，2012）。これは従来の認知行動療法が，認知の「内容」に焦点をあてることと対比することもできる。「認知の内容」と「認知の機能」の違いは，いささかわかりにくいものであるが，筆者は，認知の内容が文字通り思考の「内容」が妥当であるかどうかを吟味することに焦点をあてるのに対して（例：「自分はダメだ」という考えの内容が正しいかどうかを検証する），認知の機能では，思考にどのように関わるか，すなわち思考との関わり方（機能）に焦点をあてるという点に違いがあると理解している（例：「自分はダメだ」という思考を事実として捉えるのではなく，思考を脳の現象として捉えてこれに関わる関わり方）。もちろん，従来の認知行動療法でも，認知の機能に変容が起きることは指摘されているし（シーガル他，2007, Segal et al., 2013)，マインドフルネス認知行動療法をはじめとした第三世代認知行動療法でも認知の内容に変化は生じる。そのため，それぞれの療法でアプローチが完全に異なるということではなく，どちらにより焦点づけがされているかの違いといえる。

　このような特徴を持つ第三世代認知行動療法であるが，本稿では，その中でもマインドフルネス認知療法に焦点をあてて，不安障害に対する適用について議論していく。ただマインドフルネス認知療法そのものがまだ十分に知られて

＊慶應義塾大学医学部精神・神経科学教室
　〒160-8582　新宿区信濃町 35

いない現状を鑑み，本稿では，最初にマインドフルネスの定義とマインドフルネス認知療法の開発の経緯を簡単に示す。次に，マインドフルネス認知療法の構造について説明する。さらに，マインドフルネス認知療法の不安症に対するエビデンスを概観し，その効果機序について触れる。最後にマインドフルネス認知療法の課題について簡単に議論する。

II　マインドフルネスとは，マインドフルネス認知療法開発の経緯

　マインドフルネスとは，パーリ語で「気づき」を意味する「サティ」を英訳したものであり，日本語では仏教の8つの実践徳目の一つ「正念」にあたるものである。大谷はこの概念を「『今ここ』の体験に気づき，それをありのままに受け入れる態度および方法」と定義している（大谷，2014）。このことからも明らかなように，マインドフルネスは，「注意や意識のありかた」を示す概念であり，それ自体が精神療法的な介入を意味するものではない。マインドフルネスの概念を仏教の文脈から切り離し，マインドフルネスストレス低減法という形でプログラム化し，病状を抱えた患者や一般の人々が日々の生活の中で活用できるようにしたのは，マサチューセッツ大学のカバットジンで1970年代のことであった。当時のマインドフルネスストレス低減法は慢性疼痛の患者を主なターゲットとしていて，その効果検証も一定程度なされていた。しかし，当時からこの介入が注目を集めたわけではない。マインドフルネスが医療の領域で広く知られるようになったのは，認知行動療法の専門家であったSegalら（シーガル他，2007, Segal et al., 2013）がマインドフルネスストレス低減法と認知行動療法のエッセンスを統合したマインドフルネス認知療法を開発し，うつ病寛解患者に対する再発予防効果を実証してからである（Teasdale et al., 2000）。その後マインドフルネス認知療法は，うつ病の再発予防，不安症，がん患者の心理的ストレスなどさまざまな疾病や状態に対してその適用範囲を広げている（Khoury et al., 2013）。

II　マインドフルネス認知療法の構造

　このようにさまざまな疾患に対して適用が拡大しているマインドフルネス認知療法であるが，その構造はどのようなものなのだろうか。ここでは，マインドフルネス認知療法の構造について説明する。なお，マインドフルネス認知療法はもともとうつ病の再発予防をターゲットに開発されたプログラムであるが，筆者らは不安症の患者を対象に実施する際も，4回目のセッションで実施される「うつ症状についての心理教育」を「不安症状についての心理教育」に変更する以外は，オリジナルのプログラムをそのまま使用している。そこで，ここでは，うつ病の再発予防をターゲットにしたオリジナルのマインドフルネス認知療法プログラムの構造を説明することで，不安症に対するマインドフルネス認知療法の構造についての説明とする。

・全体の構造

　マインドフルネス認知療法は，10〜20人程度のグループで実施される集団精神療法である。毎週1回のセッションは2時間，計8回のセッションで構成されている。1回2時間のセッションは，おおむね，瞑想やヨガなどのエクササイズが全体の半分程度の時間を占め，残りの時間で感想を共有したり，心理教育を行ったりすることになっている。また，セッションとセッションの間には，ホームワークが課されることになる。具体的には，1日30〜60分程度の瞑想やヨガなどのエクササイズ，日々起きる出来事とその際の気分等を記録する「うれしい出来事日誌」「嫌な出来事日誌」といった行動活性化に関連するエクササイズなどである。

・プログラムの構成

　このような形で，毎回のセッションが実施されていくが，8回それぞれのセッションで具体的にどのような内容を扱うかについても，

カリキュラムが決まっている。ここではその概要を述べるが，詳細は成書を参考にされることを勧める（シーガル他，2007, Segal et al., 2013）。

1．第1, 2セッション

第1, 2セッションでは，ボディスキャン，坐瞑想を中心に練習をする。これらのセッションでは，体や呼吸の感覚に注意を向け，そこにある感覚をあるがままに感じ取り，そのままとどめておくことを学んでいく。また，坐瞑想では主に，呼吸に際して生じる体の感覚の変化に注意をむけ，それを観察することを学んでいく。こうしたマインドフルネス瞑想の実践に加えて，認知モデルに基づくエクササイズも行う。具体的には「知人に挨拶をしたが，挨拶してくれなかった」といったシナリオを用いて，そのような場面で，どのような思考が生じ，どのような気分になるかといったディスカッションを参加者同士で行うといったものである。参加者からは，「失礼な人だ」「怒らせたかな」「自分は嫌われている」「気づかなかっただけだろう」などといったさまざまな考えが提示される。また，そのような思考に対応して，怒り，不安，抑うつといったような感情が生じることも共有していく。このエクササイズを通じて，思考は，唯一絶対の事実ではなく，見る人やその状況によってさまざまに変化しうる可能性があること，気分には，出来事そのものではなく，出来事をどのように受け止めるかという認知が大きく影響していることを学んでいく。

2．第3, 4セッション

3回目のセッションでは，坐瞑想，ボディスキャンに加えて，マインドフルネスヨガ，歩行瞑想など，体を動かしながら，そこに生じる感覚に注意を向けるエクササイズを実施し，さまざまに変化する体の感覚を捉えることを学んでいく。

3回目までのセッションでは，主に，呼吸や体の感覚に注意を向け，そこに生じている感覚をあるがままに捉える練習を行うが，4回目のセッションでは，観察の対象を体の感覚から音や思考へと広げていく。音については，周囲で生じている音に注意を向け，その音色，高低，ピッチ，始まりと終わり，別々の音が重なり合う様など，音そのものによってもたらされる直接的な経験をとらえていく。音について考える，音から派生して何かを連想する，のでなく「音そのもの」を感じ取るのである。

音を観察することができるようになると，今度は観察対象を頭に浮かんでくる「考え」へとシフトする。「何かについて考える」のではなく，「考え」そのものを観察するのである。たとえば「明日の仕事はうまくいくだろうか」とあれこれ考えるのではなく，「『明日の仕事はうまくいくだろうか』という考えが浮かんでいる」ということを観察するのである。そうすることで，思考に巻き込まれることなく，これを脳の現象の一つとして捉えられるようになる。その結果，思考はゆるぎない「事実」というわけではなく，自分の脳のなかでおきている「現象」にすぎないことを実感できるようになる。

3．第5, 6セッション

これまでのセッションでは，呼吸，体の感覚，音，思考など，それぞれの感覚に焦点を絞って注意を向けてきたが，このセッションでは，特定の領域ではなく，あらゆる感覚（身体感覚，音，思考など）に広く注意を開放していく方法を学んでいく。また，あえて過去に経験した困難な状況を想起し，その際に生じる気分，体の反応を観察するエクササイズも実施する。通常，過去の不快な体験などを想起すると，不安や抑うつ，怒り等のネガティブな感情が生じる。そうしたネガティブな感情や身体感覚が生じると，われわれは一刻も早くそうした感覚を排除しようとする。不快な感覚に対するこうした関わり方を「嫌悪」という。しかし，こうした感覚を嫌悪して一刻も早く排除しようとしても，実際

にはそう簡単になくならない。そのため，「なぜなくならないのだ」「いつまで続くのか」といった考えが反芻を始め，苦悩をますます深めることになる。マインドフルネスでは，不快な感覚に対してこうした関わり方とは異なる関わり方，つまり「嫌悪しない関わり方」を学んでいく。不快な感覚を排除しようとするのではなく，「そこにあるもの」として居場所をつくり，その感覚に優しい好奇心を向け，それがどのような体験であるかを丁寧に観察していくというアプローチである。その結果「ああ，不安になると，胸の上の部分が重く感じるんだ」とか「この鈍い感覚は，丁寧に見てみると，微妙に変化しているんだな」などといった気づきが生まれ，嫌悪とは異なる関わり方が身についていく。

　このような関わり方が身についたとしても，必ずしも不快な感覚がなくなるわけではない。しかし，それを嫌悪し，排除しようとすることから生まれる苦しみは随分緩和される。つまり，「不快な感覚はあるが，苦しんではいない」という状態が得られるのである。

4．第7，8セッション

　セッションの終盤では，困難が生じた場面や再発の予兆が認められた際の，マインドフルネスの上手な適用法について学んでいく。具体的には，グループディスカッションの形式で，参加者同士，気分が落ち込んだり不安が生じた場面で，マインドフルネス認知療法の技法を用いてうまく対処できた経験などを共有していく。そうすることで，今後生じるであろうこれらの困難な場面の対処法について理解を深め，こうした技法を日常生活の中で活用していけることを目指していく。

Ⅳ　不安症に対する マインドフルネス認知療法のエビデンス

　このような形で介入が実施されるマインドフルネス認知療法であるが，不安症に対する効果はどの程度なのだろうか。介入をマインドフル

ネス認知療法に絞った場合，先行研究の数は非常に限られるが，マインドフルネスストレス低減法など，マインドフルネス認知療法と類似するマインドフルネス的介入にまでその対象を広げると，メタアナリシスの結果も認められる。Strauss ら（2014）は，2014 年に 8 本の RCT でメタアナリシスを実施しているが不安症状の改善にマインドフルネス的介入では有意な効果を見出せなかったことを報告している〈post treatment の clinical scale の standard mean difference（95% confidential interval）：−0.55（−1.18,0.09）〉。しかし，その後，不安症を対象としたマインドフルネス的介入の RCT で，症状の有意な改善を認める報告がいくつか認められている（Goldin et al., 2016, Koszycki et al., 2016, Wong et al., 2016）。こうした RCT も含めたメタアナリシスが仮に実施された場合，有意な改善効果が認められる可能性があると考えられる。上記の結果は，諸外国の研究成果によるものであるが，日本人を対象としたエビデンスについても，Ninomiya らが報告している（2019）。この研究では，パニック症，社交不安症の患者 40 名を対象にマインドフルネス認知療法による介入群（n=20）と，待機群（n=20）の 2 群に分けて 8 週間の介入後の State-Trait Anxiety Inventory（STAI）の変化量の群間差を評価している。その結果，状態不安を表す STAI-state の mean difference（95% CI）は，−10.1（−16.94，−3.19），特性不安を表す STAI-trait の mean difference（95% CI）は，−11.7（−17.0 to −6.4）と，いずれも有意な改善が得られることが明らかとなっている。この研究では，対象者がパニック症と社交不安症の混合グループになっており，それぞれのサンプル数が少ないという限界があるが，社交不安症 25 名（マインドフルネス認知療法：n=11，待機群：n=14）を対象にした sub-group 解析では，介入後の LSAS には有意な改善が見られており〈mean difference（95% CI）：−19.6（−31.9，−7.3）〉，社交不安症については疾患特異的な症

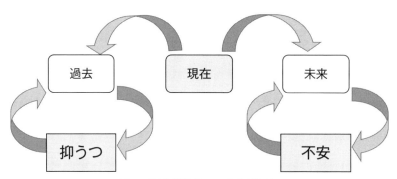

図1　過去は抑うつ，未来は不安

状も改善することが明らかになっている。一方，パニック症15名に関しては，MIAで評価が行われているが，mean difference（95% CI）：0.16（−0.24, 0.57）と有意な差は認められていない。ただサンプル数が非常に限定的な中での解析であるため，この結果から，マインドフルネス認知療法がパニック症に効果があるのか，ないのかを議論することは困難であり，こうした臨床疑問に答えていくことが今後の課題の一つと言えるだろう。

V　マインドフルネス認知療法の効果機序

　このようにマインドフルネス認知療法は不安症を始めさまざまな疾患に対して効果が実証されているが，その効果の発現機序は一体どのようなものだろうか？　マインドフルネス認知療法の場合，不安症であっても，うつ病であっても，また慢性疼痛であっても基本的に効果の発現機序は，不快な体験に対する関わり方が変わることにあると考えられている。私たちが不快な体験に対してとる一般的な関わり方とは，これを嫌悪し，排除しようとするものである。しかし，多くの不快な体験はそう簡単に排除できるものではない。排除しようとしてもなくならないため，「なぜなくならないのか」といった思考の反芻が起き，かえって症状が増悪することになる。マインドフルネスではこのような嫌悪の姿勢を手放し，代わりに「優しい好奇心」を向けようとする。これは，不快な感覚をある

がままに捉え，受容する関わり方と言い換えることもできる。こうした姿勢を身につけるための方法について，Teasdaleら（2011）は自身が提唱するICSモデル（Barnard & Teasdale, 1991）をもとに三つの方法をあげている。以下では，その三つの方法の解説をする。しかし，これらは必ずしも互いに独立したものではなく，相互に関連しながらプロセスが進んでいくものであることを理解しておくことが必要である。

1．注意をシフトする

　一つ目は，今注意が向いている対象から別のものに注意の対象をシフトする方法である。私たちは誰でも落ち込んだり不安になったりする。そのような時，私たちの注意は「今」にない。どこにあるのかというと，「過去」か「未来」である（図1）。例えば，自分の不用意な発言から顧客を怒らせてしまい，上司に多大な迷惑をかけている場面を想定してみよう。もしかすると上司から叱責され，ひどく落ち込んでいるかもしれない。そのような場合，注意は「過去」に飛んでいる。そして，「なんであんなことを言ってしまったのだろうか」「あんなこと言わなければよかった」といった考えがグルグルと頭の中を反芻し，思考の渦に飲み込まれてしまう。そして思考が反芻すると，さらに落ち込み，落ち込むのでますますネガティブな思考が反芻するという悪循環が生じる。一方で注意が未来に飛ぶと，今度は不安になる。「また同

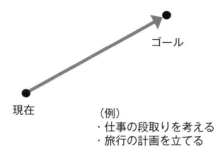

ゴールにどのように到達するか

ゴール

現在

（例）
・仕事の段取りを考える
・旅行の計画を立てる

図2　することモード（doing mode）

今の感覚に注意を向けつづける

現在

（例）
・しっかり味わいながら食事する
・鳥のさえずりにじっと耳を傾ける
・呼吸の際，おなかが動く感覚を
　感じ取る

図3　あることモード（doing mode）

じ失敗をしたらどうしよう」「今度失敗すると
クビになるかもしれない」，そうした思考が頭
の中を反芻し，不安がさらに増すことになる。
そうした場合の対応策として，注意の対象を
「今この瞬間」の何か別のもの——例えば食事
をしているのであれば食事そのものとか，呼吸
とか，体の感覚など——にシフトするという方
法がある。そして，そこに注意を留め，直接的
な感覚としてこれらを体験するのである。そう
することで反芻は収まる。なぜなら，脳のワー
キングメモリーの容量には限界があるため，今
注意を注いでいる対象物についての情報処理で
メモリーを使ってしまうと，反芻の情報処理で
使われていたメモリーがなくなってしまうから
である（Teasdale et al., 1995）。

　しかし，思考の反芻がおきている時に，注意
をコントロールし，自分の意図するところにそれ
をとどめておくことは容易ではない。だからこそ，
トレーニングが必要なのであり，そのトレーニン
グの方法として，瞑想が使われるのである。

　瞑想というと私たちは，「頭の中を空っぽに
する」というイメージを抱きがちであるが，必
ずしもそうではない。瞑想では，呼吸や身体，
音などの感覚に注意を向けていくが，そこに注
意をとどめておくのは，普段でも簡単ではない。
ものの1分もしないうちに他のことを考えてい
ることに気づく。しかし注意が彷徨うのは脳の
自然な現象であり，決して失敗ではない。マイ

ンドフルネスでは瞑想中に注意が彷徨ったとし
てもそれを失敗と捉えず，注意がそれても，ど
こにそれたのかを認識し，そしてまた注意を元
の場所へ戻す。何度それてもただ戻す。そうす
ることで徐々に注意をコントロールする力が身
につき，仮に思考の反芻が始まったとしても，
注意を意図するところにとどめることで反芻を
抑えることが可能になるのである。

2．「あることモード」で対応する

　二つ目の方法は，注意を別の場所にシフトさ
せず，そこにとどめたまま，情報処理のモード
を切り替えるというアプローチである。このこ
とを説明するために，最初に二つの情報処理モ
ードについて説明する。

　私たちが，ワーキングメモリーで情報を処理
する際には二つのモードがある。一つは，「す
ること」モード（doing モード），もう一つが，
「あること」モード（being モード）である
（図2，3）。「すること」モードとは，われわれ
が体験を概念的，言語的，論理的に処理してい
る時に使われるモードである。例えば，論文を
書くためにその構成や内容を考える時や臨床デ
ータや画像所見をもとに患者の診断を考察する
時などである。しかしこのモードは論理的に物
事を考える時にだけ使われるわけではない。感
情的な問題を処理する際にも，このモードが活
性化することは多い。例えば，前述の仕事上の

失敗について悩んでいる時にこのモードが活性化すると,「なぜあんなことを言ってしまったのか」「今度失敗するとクビになるに違いない」といった思考が活性化する。これは,出来事を「直接的に経験している」のではなく,「経験について考えている」状態と言える。そしてこうした思考が怒りや傷つきといった感情を強め,さらに思考が反芻するという悪循環が生じる。

ICS モデル（Barnard & Teasdale, 1991）では,ワーキングメモリーには,Propositional Memory と Implicational Memory の二つのメモリーがあるとされているが,「することモード」は Propositional Memory の機能に該当する。これに対して,マインドフルネスによって育まれるもう一つのモードである「あること」モードは,「瞬間瞬間の体験を,より直接的に,直感的に,体験的に知る」（Watkins & Teasdale, 2004, Farb et al., 2007）モードといえる。例えば食事であれば,食事についてあれこれ考えるのではなく,その風味,味覚,口の中での感覚,体の反応といった直接的な感覚をそのまま感じ取ることを意味する。「あること」モードで観察する対象は,何も味覚など外的な刺激から受ける感覚だけではない。自分の感情,体の感覚も「あること」モードで捉えることができる。前述の人間関係であれば,人間関係について「考える」のではなく,人間関係の結果生じた「怒り」や「傷つき」といった感情,それに伴う「胸のあたりの重さ」「肩のコリ」といった体の感覚などを直接的に体験する。なお,そうした感覚に注意を向ける時に大切なのは,「優しい好奇心」（affectionate curiosity）とともに注意を向けることである。注意の対象にこうした態度で接することで,その状況を価値判断することなくありのままに受け入れることが可能となる。このように体験していることを言語的・概念的に処理するのでなく,Implicational Memory を用いて経験の結果生じる身体感覚,感情,思考を直接的,体験的に処理することで,思考の反芻が収まり苦しみがなくなるのである。

3．脱中心化で対応する

三つ目の方法は「脱中心化」のアプローチで,自分の思考や感情に接する方法である。脱中心化とは,「思考を,必ずしも真実であるとか,自分そのものの一部として捉えるのではなく,ネガティブな考えや感覚を頭の中を流れ行く出来事としてみる捉え方」（シーガル他,2007）とか,「意識の中身（思考そのもの）から切り離して,瞬間瞬間の体験として,明晰さと客観性をもってそれを眺めること（原著の筆者訳）」（Shapiro et al., 2006）などとされている。筆者は,「思考を動かしがたい『現実』と捉えるのではなく,脳が作り上げる一つの『現象』と捉え,これと関わる態度」などと考えている。

「あんなことしなければよかった」「なんであんなことしてしまったのだろう」こうした考えがグルグルと頭の中を反芻し,それに飲み込まれている時,私たちはあたかも思考が動かし難い事実で,まさに「思考＝自己」と無意識のうちに認識している。しかし,思考や感情と少し距離を取り,これを「脳が作り上げる一つの現象」として捉えられると,否定的な思考や感情が浮かび上がってきたとしても,それに巻き込まれるのではなく,「『あんなことをしなければよかった』という考えが,今頭に浮かんでいる」というように思考や感情を観察できるようになる。そのため,思考や感情に対して冷静に関われ,適応的な思考が生まれる可能性が高まるのである。

マインドフルネスではこのことを瞑想を通して体験的に学んでいく。具体的には,身体や呼吸,音などを丁寧に観察するトレーニングを十分に積んだあと,自分の思考や感情についても身体感覚や音と同じように観察していくのである。そうすると,頭に浮かぶ思考やイメージ感情も,10秒後には別のものに変わっていたり,内容は同じでもその強さやトーンに微妙な変化が起きていることに気づく。そのような体験を通して,思考や感情もまた,身体の感覚や音と同じように時々刻々と常に変化するものである

ことを体験的に理解できるようになるのである。

こうしたプロセスは，主体（subject）と客体（object）に関する大きなパラダイムシフトを実践者にもたらす。つまり，思考とは自分自身である（自分が考えているもの＝主体）というスタンスから，思考とは，脳が作り上げる現象で観察できる対象（客体）であるというスタンスに移行するのである。このことをTeasdaleら（2011）は，『脱中心化は，われわれがそれを通して経験を見るレンズ（筆者注：めがねのレンズをイメージするとよいであろう）を抜本的に変えて，これまで習慣的に「主体」として捉えてきたものを「客体」として捉えられるようにする』と説明している。

実際，マインドフルネスストレス低減法やマインドフルネス認知療法などの参加者から「考えって，移り変わっていくんですね」とか「考えって“私”ではないんだ！」といった新たな気づきの声が聞かれることがある。これはまさに，思考が「自分が考えているもの」という「主体」から，「自分が観察できるもの」という「客体」に変容したことを示すエピソードである。このように脱中心化を体験的に学んでいくプロセスから，不快な体験への新たな関わり方が身につき，それが起きたとしても，嫌悪が減り，苦しみが和らいでいくのである。

Ⅵ　不安症に対する
マインドフルネス認知療法の課題

これまで述べてきた通り，不安症に対してもマインドフルネス認知療法が一定の効果があることが示されつつある。その一方で，今後解決していくべき課題もいくつか認められる。ここでは，紙面の都合上，暴露と長期的効果の二点に絞ってこれを議論する。

マインドフルネス認知療法を不安症に適用した場合の課題の一つに，暴露の要素の少なさがあげられる。パニック症や社交不安症を対象にした認知行動療法では，段階的暴露は治療上大きな意味を持つ。一方のマインドフルネス認知

療法では，プログラムがそもそもうつ病の再発予防をターゲットにして開発されたという経緯もあり，暴露の課題がプログラムの中に定型的に盛り込まれているわけではない。もちろん，マインドフルネス認知療法でも日々の生活で不安が生じる場面で，マインドフルに不安に関わることが促されている。しかし，認知行動療法のように，不安階層表に基づき暴露行動を設定して取り組むという流れが定式化していないので，こうした暴露の要素は少なくならざるを得ない。このように考えると，マインドフルネス認知療法の中に暴露の要素が定型的に導入されることで，マインドフルネス認知療法の不安症に対する効果は増強される可能性があると考えられる。さらにいうと，そうした要素を加えた場合の効果の有無，またその大きさについて評価をしていくことも今後の課題になるだろう。

二つ目の課題は，マインドフルネス認知療法の長期的な効果検証の不足である。パニック症や社交不安症は，10年の累積寛解率が30〜50％程度と低く，慢性的に症状が継続することが知られている（Keller, 2006）。一方で，これまでの実証研究では，観察期間が数週間から数カ月程度のものが大半であり，それ以上となると1年のものが一本あるだけである。慢性的に経過するという不安症の特性を考えると，より長期的な視点で効果を評価する必要性が高く，観察期間を長期に設定した介入研究の実施も重要になると考えられる。

Ⅶ　おわりに

不安症に対するマインドフルネス認知療法について考察するために，最初にマインドフルネスの定義とマインドフルネス認知療法の開発の経緯を簡単に示し，そのあとでマインドフルネス認知療法の構造について説明した。さらに，マインドフルネス認知療法の不安症に対するエビデンスを概観し，その効果機序についても議論した。最後にマインドフルネス認知療法の課題として，暴露の要素の少なさ，長期的効果の

評価の不足をあげ，こうした課題が今後解決される必要性について指摘した。本稿が，マインドフルネス認知療法について理解するための一助になれば幸いである。

文　　献

Barnard PJ & Teasdale JD（1991）Interacting cognitive subsystems：A systemic approach to cognitive-affective interaction and change. Cognition and Emotion, 5(1)；1-39.

Farb NA, Segal ZV, Mayberg H, Bean J, McKeon D, Fatima Z & Anderson AK（2007）Attending to the present: mindfulness meditation reveals distinct neural modes of self-reference. Social Cognitive and Affective Neuroscience 2(4)；313-322.

Goldin PRA, Morrison H, Jazaieri F, Brozovich R, Heimberg & JJ Gross（2016）Group CBT versus MBSR for social anxiety disorder：A randomized controlled trial. Journal of Consulting and Clinical Psychology, 84(5)；427-437.

Keller MB（2006）Social anxiety disorder clinical course and outcome：Review of Harvard/Brown anxiety research project (HARP) findings. Journal of Clinical Psychiatry, 67 Suppl 12；14-19.

Khoury B, Lecomte T, Fortin G, Masse M, Therien P, Bouchard V, Chapleau MA, Paquin K & Hofmann SG（2013）Mindfulness-based therapy：A comprehensive meta-analysis. Clinical Psychology Review, 33(6)；763-771.

Koszycki D, Thake J, Mavounza C, Daoust JP, Taljaard M & Bradwejn J（2016）Preliminary investigation of a mindfulness-based intervention for social anxiety disorder that integrates compassion meditation and mindful exposure. The Journal of Alternative and Complementary Medicine, 22(5)；363-374.

熊野宏昭（2012）新世代の認知行動療法. 日本評論社.

Ninomiya A, Sado M, Park S, Fujisawa D, Kosugi T, Nakagawa A, Shirahase J & Mimura M（2020）Effectiveness of mindfulness-based cognitive therapy in patients with anxiety disorders in secondary-care settings：A randomized controlled trial. Psychiatry and Clinical Neurosciences, 74(2)；132-139.

大谷彰（2014）マインドフルネス入門講義. 金剛出版.

Segal, Z, Williams JMG & Teasdale JD（2013）Mindfulness-Based Cognitive Therapy for Depression. Second Edition. Guilford Publications.

シーガル ZV, ウィリアムズ JMG & ティーズデール JD 著／越川房子監訳（2007）マインドフルネス認知療法：うつを予防する新しいアプローチ. 北大路書房.

Shapiro, S. L., L. E. Carlson, J. A. Astin and B. Freedman (2006). "Mechanisms of mindfulness." J Clin Psychol 62(3): 373-386.

Strauss, C., K. Cavanagh, A. Oliver and D. Pettman (2014). "Mindfulness-based interventions for people diagnosed with a current episode of an anxiety or depressive disorder: a meta-analysis of randomised controlled trials." PLoS One 9(4): e96110.

Teasdale, J. D. (2011). "How does mindfulness transform suffering? II: The transformation of dukkha." Contemporary Buddhism 12(1): 103-124.

Teasdale JD, Segal Z & Williams JM（1995）How does cognitive therapy prevent depressive relapse and why should attentional control (mindfulness) training help? Behaviour Research and Therapy, 33(1)；25-39.

Teasdale JD, Segal ZV, Williams JM, Ridgeway VA, Soulsby JM & Lau MA（2000）Prevention of relapse/recurrence in major depression by mindfulness-based cognitive therapy. Journal of Consulting and Clinical Psychology, 68(4)；615-623.

Watkins E & Teasdale JD（2004）Adaptive and maladaptive self-focus in depression. Journal of Affective Disorders, 82(1)；1-8.

Wong SY, Yip BH, Mak WW, Mercer S, Cheung EY, Ling CY, Lui WW, Tang WK, Lo HH, Wu JC, Lee TM, Gao T, Griffiths SM, Chan PH & Ma HS（2016）Mindfulness-based cognitive therapy v. group psychoeducation for people with generalised anxiety disorder：Randomised controlled trial. The British Journal of Psychiatry, 209(1)；68-75.

強迫性障害における認知行動療法活用術

Tomohiro Nakao

中尾　智博*

I　はじめに

　強迫性障害（Obsessive-Compulsive Disorder : OCD）に対して認知行動療法（Cognitive Behavioral Therapy : CBT）が有効であることは論を俟たない。治療ガイドラインにおいてCBTは選択的セロトニン再取り込み阻害剤（Selective Serotonin Reuptake Inhibitor : SSRI）を用いた薬物療法とともにOCDのファーストラインの治療として推奨されている。過去30年余に実施された精神療法・薬物療法の無作為割り付け試験を対象とした最新のネットワーク・メタ解析（Skapinakis et al., 2016）の結果もCBTを用いた精神療法が，SSRIを主体とする薬物療法より有意に効果が高いことを示した。大うつ病や各種不安障害への精神療法と薬物療法のメタ解析を実施したCuijpersら（2013）によれば，精神療法の効果が薬物療法の効果を有意に上回ったのはOCDを対象にした研究のみにみられた特徴であったという。

　OCDに対するCBTの有効性は，他の疾患以上に高いと考えられる一方で，本邦におけるその普及はまだ十分とはいえない状況にある。その原因には，CBTそのものの普及の問題とともに，OCDという疾患の特殊性ゆえに，そ

の治療を請け負う医療機関自体も限られているという問題がある。しかしながら，2013年にDSM-5（2013）へと改訂されOCDが不安症から独立したことや，2016年にOCDを含む不安障害へのCBTの診療報酬が適応拡大されたことなど，OCDに対するCBTは，精神科医療の現場において今高い注目を集めている。筆者はOCDの診療を専門としており，CBTを中心とした治療を実践している。本稿では，初診面接，外来治療，入院治療，薬物療法との併用といったさまざまなシチュエーションで筆者がどのようにCBTを活用しているかについて紹介したい。

II　初診面接におけるCBTの活用

　OCD患者の行動規範は，あらゆる面で強迫の縛りを受けている。診療においてもその影響は大きく，病歴聴取や症状の把握，治療法の説明，治療の実施，至る所でそのこだわりのゆえに時間を要することになる。この項では，OCDの初診面接において，限られた時間の中で可能な限り治療効果を高めるために行っているCBTを応用した工夫について記述したい。

1．病状の把握

　初診の患者については，強迫症状のチェックと程度を測ることができる自記式Y-BOCS，う

＊九州大学大学院医学研究院精神病態医学
　〒812-8582　福岡市東区馬出 3-1-1

つや不安の自記式尺度などを事前に記載しても
らっている。また，「現在お困りの症状は」「い
つ頃から」「生活への影響は」といった短い質
問用紙も準備し，こちらには自由記述をしても
らう。まさに強迫的にびっしりと書かれたもの，
CBT への期待を綴ったもの，悲観的なもの，
書き殴ったようなもの，誤字脱字が多く知的な
問題を感じさせるものなど十人十色であり，患
者の様子をイメージするのに役立つ。診察を始
める際には，診察室に呼び入れるまでの様子に
も注目し，声かけをした時の反応，表情，家族
とのやり取り，診察室での着席の様子などを見
る。汚染恐怖の症状が強い患者さんは手袋をし
ていたり，手を中空に浮かせ，ドアに触れるの
を避け，椅子に座るにも座面を凝視した後にご
く浅く座るなど，症状の程度を推し量れる所作
が多くみられる。また，過失の不安が強い患者
さんは，財布などの大事なものを紛失すること
を気にしてであろう，立ち上がっての移動の際
に自分が座っていた場所を何度も目で追って確
認している。

　診察でまず話題にするのは，主訴である。
OCD 患者の場合，多くは強迫症状そのもの，
それによる生活障害が主訴となる。「手洗いが
多い」「ものを汚く感じて触れない」「トイレや
入浴に時間がかかる」「鍵や火元の確認が止め
られない」「人とぶつからなかったか，何度も
ふり返る」などである。本人の言葉を参照しな
がら，『手洗いは，どのような場面で行うので
すか？』『どのくらいの時間，どのようにして
洗うのですか？』と，より詳細に尋ね，患者の
強迫症状がどのように成立しているか具体的な
イメージを掴む。「ものに触れる度に手を洗っ
ている」「外出から帰ると玄関ですべての服を
脱ぎ，お風呂場へ直行する」「トイレで用を足
すのに儀式化された手順があり，小であれば
20 分，大では 2 時間程度要する」などといっ
た具合である。

　次いで現在の症状に続いて，いつ頃から始ま
ったか，生活歴とともに遡っていく。この際，

発育発達の様子，小中高での学校生活などから
ASD の併存や，tic の既往について推し量る。
家族関係や家庭，学校，職場での適応状況など
についても尋ねてゆき，症状が生活に及ぼす影
響をマクロ的に掌握していく。強迫症状はさま
ざまな形で患者の生活に影響を及ぼす。10 代
では強迫症状によって不登校を生じやすく，容
易にひきこもりに至る。20 代以降は仕事や家
事の能率を低下させ，しばしば休職や退職，家
事不能の状態に陥る。強迫症状が持続した結果，
本来の健康的な生活とは程遠い状態が生まれる。
逆に言うと『強迫症状がなければどのような生
活が送れるのか？』という問いが生まれるので，
生活歴を詳しく尋ねることは治療への動機付け
を高める意味も持つ。

　ここまでで患者の全体像をイメージできたら，
本人に対して『この疾患は OCD とよばれる比
較的頻度の高い精神科の病気であり，強迫観念
や強迫行為は自然には解消しにくく，治療をし
ないと慢性的に持続することが多い』というよ
うにわかりやすく伝える。本人や家族が遺伝や
育て方の影響を心配している場合，『関係がな
いわけではないがまだはっきりしたことはわか
っておらず，原因を突き止めるよりもむしろ発
症早期からの対応，治療が非常に大事である』
ことを伝える。筆者は初診時の説明においては，
主には脳の神経回路の話と，学習行動理論を組
み合わせて行うようにしている。例えば汚染恐
怖であれば，『何らかのきっかけで「あるもの
を汚い」と感じて，不安や嫌悪が生じると，そ
れを収めようとして一生懸命に手洗いをする。
すると一時的には気持ちが楽になるのでまた同
じように行動する。そうすると次第に「そのも
のは（本当に）汚い」というように脳が間違っ
た認識をするようになります。脳の中では，間
違った認識と繰り返しの行動によって，前頭葉
や基底核と呼ばれる部位の神経に連続的な発火
現象が起きて，よりいっそう手洗いを頻回に，
長くしないと気が済まなくなってくるのです』
といった具合である。この説明によって，今起

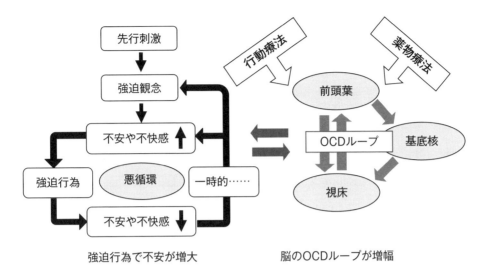

強迫行為で不安が増大　　　　　　脳のOCDループが増幅

図1　学習行動理論と脳病態モデルによる心理教育

強迫行為を繰り返すことで不安はむしろ増加し，脳レベルのエラーを引き起こし OCD ループといわれる神経の連続発火が起きる。行動と脳，両者が相互に影響し強迫症状は増悪しており，行動療法や薬物療法はこの悪循環に歯止めをかける手段であることを説明する

きていることは，間違った学習行動によって生じた脳レベルのエラーであるという疾患モデルを，図1のようなシェーマを用いて示すようにしている。さらに，行動療法による治療や薬物療法による治療は，このエラー状態を，行動，脳，それぞれのレベルで解消する働きがあることを説明する。症状に振りまわされ生活が破綻し，こうなったのも育て方が悪い，いや甘え・わがままだと，時に激しく対立していた患者や家族も，このような説明によって，いったん休戦し，解決への希望を持ちやすくなると考えている。

2．治療への導入

　初診面接の後半では治療法についての情報を提供する。大別すると精神療法と薬物療法があり，両者は相補的に作用するものであることを伝える。その上で，どちらにより重点を置くかは患者の気持ちを尊重しながら決める。CBTを希望した場合は，学習された不安を軽減するには，一定の手続きが必要であり，その代表的な方法として曝露反応妨害法（Exposure and

Relapse Prevention：ERP）があることを説明する。ERP も，簡単な図（図2）を書いて，『不安は，強迫行為をすればするほど逆に生じやすくなり，閾値が下がっていきます。ERPではあえて不安を高めるような課題を行い，その際に強迫行為で不安をすぐ下げようとせず，その不安な状態をそのままにする練習をします。時間はかかりますが不安は必ず下がります。この体験を繰り返すことで，それまでひどく不安に感じていたものがだんだんと恐るるにたらないものになってくるのです』という具合に説明するようにしている。

　次に治療によって期待できる変化について説明する。強迫症状は直接的に患者の生活のそのものに影響を与え，洗面，更衣，入浴，排泄，あるいは家事，外出，勉強，仕事，あらゆるものの能率を低下させている可能性がある。ここまでの面接で明らかになった患者の生活障害を話題にし，まず近い目標を一つ設定することにしている。それは例えば「お風呂に入る時間を1時間以内にする」とか，「確認の症状に打ち勝って毎日外出する」とか，である。この目標

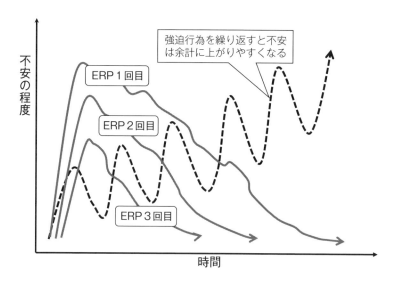

図2　行動療法における曝露反応妨害法の治療イメージ
強迫観念で生じた不安を強迫行為で無理に下げると，かえって強い不安が生じやすくなる（点線）のに対し，不安を生じさせる刺激にあえて曝露する体験を繰り返すことで不安は次第に軽減していく（実線）

によって，治療への動機づけを高める。さらに，『もし強迫症状がなくなったらどういう生活を送りたいか？』についても話す。「大学に進みたい」「美容師の仕事をしたい」「結婚したい」などなど，今の生活ではイメージしにくい将来のビジョンについて，症状がなくなったらという仮定の下で話題にし，これから治療を頑張ることでそれらの目標がかなう，という希望を持ってもらうようにしている。

　より積極的な精神療法的介入についての合意が得られたら，次回以降の診察に向けて話をする。OCD を治すには症状としっかり向き合うことが大事であることを説明し，どのような場面で，どのような強迫症状が出ているかを，なるべく具体的に，記録してきてもらうようにする。数回の診察で症状を十分に把握しつつ，それに基づいて不安階層表を作成し，ERP の実施へとつなげてゆく。不安階層表は，本人が不安を感じるものの程度を10段階程度の尺度で評価するものである。また，記録をつけていくために，ノートを1冊購入してもらう。そして，治療初期はなるべく1〜2週間に一度，受診す

ることを提案する。ここまで，筆者の新患診察にかける時間はおよそ50〜60分程度である。時間の関係で不十分であった場合は次の診察で補完する。

Ⅲ　CBT の治療技法

1．ERP

　CBT の中でも OCD の中心的な治療技法となるのは ERP である。1960 年代に開発された ERP は OCD に対する最も有効な治療法としての位置を確立し現在に至っている。ERP は不安惹起状況への長時間の曝露を行うことで不安の条件づけは消去されることを利用した治療法である。OCD の患者は，強迫観念で生じた不安を強迫行為で無理に下げようとするが，その効果は一時的で，強迫行為を繰り返すごとに不安の閾値は下がり，強い不安が生じやすくなる。つまり不安の学習が生じる。図2で示したように，ERP は患者が強迫観念と不安や恐怖の出現を恐れ回避している刺激状況に対し，あえて自らを曝し（曝露），その際不安が高まってもそれを無理に抑え込むための強迫行為をとらず

（反応妨害）にいると，時間経過につれて不安が自然に収まってくることを繰り返し体験することで，それまでの不適切な不安の学習を解除する方法である。治療者と患者が，行動分析に基づいて作成した不安階層表をもとに，中等度の不安を起こす刺激状況から開始し段階的に強い刺激への曝露を行っていく。曝露法と反応妨害法は独立した技法であるが，それぞれを単独で行うよりも組み合わせて行った方が効果が高いことがわかっている。また，薬物療法よりも再発予防効果が高いことが知られている。

２．ERP が適応にならない場合や上手くいかない場合の対応

　ERP は，不安を媒介として強迫症状が成立している場合に，曝露によってその不安を低減するための解学習の手続きである。そのため，OCD の概念が多様化している現代においては，その適応を慎重に検討する必要がある。後述する厚生労働省のマニュアル（2015）では，ERP がうまくいかない場合には，①診断に問題がある場合，② OCD が主診断であるが，ERP が適応できない強迫症状である場合，③ ERP が適応であり，治療意欲もあるが，曝露が十分でない場合，④ ERP を行ってはいるがどこかで完全な曝露を避ける行為をして曝露を不十分にしている場合，⑤ ERP を行ってはいるがその後自分で強迫観念を打ち消して不安を下げている場合，⑥ ERP が適応であるが，治療意欲が十分でない場合，といったパターンがあることを示し，それぞれへの具体的な対処法を示している。

　ERP が適応にならないケースとして，特に強迫性緩慢や ASD に併存する OCD などが不安の介在は少ない場合が多い。これらのケースの強迫症状は強迫観念に伴う不安を下げるというより，"しっくり感" や "すっきり感" をもとめることが強迫行為の主たる目的となっている。患者をとりまく環境（家庭，学校，社会など）で適応状態の改善を図りつつ，症状についてはそれぞれの行為に対して適応的な新しい儀式を身に着けてもらうシェイピング（行動形成法）と呼ばれる手法や，少しずつ適応的な行動を学習するための技法（モデリング，ペーシング，プロンプティングなど）を援用することを勧めている。実際の治療の進め方については後述の入院症例を参照されたい。

Ⅳ　治療マニュアルを用いた治療

　近年では，ERP を組み込んだ短期集中型の OCD に対する CBT プログラムの開発や自己治療への CBT の応用も積極的に行われている。Baer & Rapoport（1992）や Foa & Wilson（1991）によって作成された患者，家族に対する一般向けの治療ガイドブックでは，強迫症状のメカニズムや治療の行い方についてわかりやすく説明している。特に，自宅での ERP の行い方，短期集中型の ERP の行い方，純粋強迫観念に対するオーディオテープを用いたイメージ曝露など，さまざまなタイプの強迫症状への対応について，具体的に言及している。本邦では，飯倉（1999）によるガイドブックがよく用いられ，患者，治療者双方が行動療法を行いやすくするために役立っている。

　筆者らのグループ（2005）では短期集中型の CBT プログラムを開発している。1 クールは 12 回のセッション（週1回，約3カ月）で構成され，計3クールまで，薬物療法も含めた治療内容の見直しが行われる。1 クールごとに治療の目標が設定され，その達成のために各セッションで治療者と患者がどのようなことを行えばよいかがある程度定められている。セッション1～2では，病態の把握に始まり，症状が維持されるメカニズム，ERP の果たす役割，ホームワークの重要性についての説明が重点的になされる。これらは治療の成否を左右する重要なポイントであり，特に強迫観念と強迫行為が不安を媒介として悪循環しながら増幅する模式図（図3）を本人が書けるようになることが重要である。さらに，どのような状況でどのよう

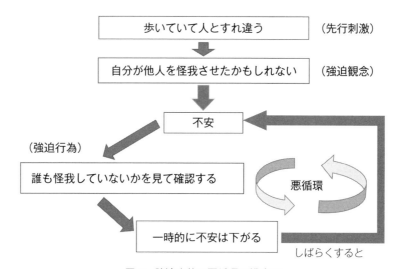

図 3　強迫症状の悪循環の模式図
強迫観念と強迫行為が不安を媒介として悪循環しながら増幅する模式図を本人に書いてもらう

なことを心配して，どのような症状が生じるか，症状発現状況についても本人に記載してもらう。それをもとに ERP の課題を話し合いながら設定していく。一般的には，一定の頻度を満たし，本人が困っていて，かつ課題として取り組みやすい症状を取り上げる。その後はホームワークを主体とした ERP を週 1 回の外来面接を通して評価と修正，ステップアップを繰り返しながら行う。また 1 回目と 11 回目のセッションでは任意の一日の生活スケジュールの記載をホームワークとして行ってきてもらい，生活状況がどれだけ変わったかを患者と治療者が一緒に確認し，治療効果を患者本人にフィードバックする。不合理感や症状に対する確信，最終的な心配（信念）の強さについても治療を行いながらその変化を観察し，症状改善の度合いをみるための参考としている。セッションを重ねながら，最初は治療者主体の治療から，徐々に課題の内容を患者本人にも考えてもらい，患者主体の治療，セルフコントロールへと移行していくことを重視している。さらに再発防止のため，症状が悪化した場合の対処法を前もって考えてもらうようにしている。症状が軽減してほとんど日常生活に影響がなく，また服薬も不要になった

患者の場合，一旦外来の治療は終了し，本人に自己治療を継続して行ってもらう。そして，電話やメールで定期的に連絡を入れてもらいながら，治療終了 1 カ月後，3 カ月後，6 カ月後…という形で，follow-up 面接を行い再発予防を心がけるとともに，ERP をしっかりと実施しセルフコントロールに移行した患者の場合，十分適応的，健康的な生活を送っていけることを確認する。

近年ではさらなる CBT 普及のために，厚生労働省科学研究費補助金の助成を受け，このプログラムを発展させたものが，一般の精神科医向けに「強迫性障害（強迫症）の認知行動療法マニュアル」（中谷，2015）として公開されている。本マニュアルによる治療は 16 セッションが想定され，症例の理解，診断面接，心理教育，行動分析，ERP の説明や実施についてセッションごとに，具体的な進め方が解説されている（表 1）。筆者らはこのマニュアルを用いた治療について研修会やワークショップを定期的に開いているので機会があれば参加をお勧めしたい。

表1　治療マニュアル全体の流れ（ERP 主体の場合）

セッション	目的	概要
1　初回面接	症例の理解，診断，疾患の心理教育	患者の人となりを把握
2　対象の把握	症状の把握・評価，不合理感の心理教育	強迫症状の評価（内容，巻き込み，回避）
3　対象の把握， 行動分析	生活の把握，生活と症状の関係を把握，心理教育，動機付け	社会生活状況と症状との関係，適応を把握
4　行動分析	ERP 適応の確認，ERP の説明，動機付け	心理教育（症状の仕組みと ERP の内容，効果），治療目標の設定
5　治療開始	治療同意の最終確認，最初の課題決め	ERP の説明を含む心理教育の復習，ERP 課題決定と開始
6 ～ 14 治療	ERP の実施	効果の検証，課題の修正
15 ～ 16 治療終結	終結と再燃予防	フォローアップの話し合い

V　CBT と薬物療法の併用

1．単独療法か併用療法か

　CBT による治療を希望して他の医療機関から紹介される患者さんの多くはすでに各種SSRI，場合によっては抗精神病薬による強化療法なども実施されており，いわゆる薬物治療抵抗性 OCD の割合が少なくない。実際の治療では，種々の理由で薬物療法に消極的な患者さんには CBT 単独による介入を行うが，多くの場合はそれまでの投薬内容を踏襲し，そこにCBT 的な介入を上乗せする。投薬内容を見直す価値があると思えば，CBT を行う前，もしくは併行して調整を行う。半分程度の患者さんには大なり小なり薬物療法の効果がある印象を持っている。

　SRI を用いた薬物療法と CBT は多くの OCD治療ガイドラインでともにファーストラインの治療法として推奨されている。しかしその有効性については，CBT が薬物療法より優れた治療効果を示すとする研究が多く，冒頭で触れたSkapinakis ら（2016）の論文でも，CBT を含む精神療法は薬物療法よりも治療効果が有意に高いことが示されている。しかしその一方で，精神療法を実施した群の 8 割には抗うつ薬の併用が行われており，精神療法は薬物療法との併用によって効果が上積みされている可能性も指摘されている。そして実臨床においては，上述

のように多くの精神科医療機関でまず薬物療法が単独実施され，十分な効果が得られなかった場合に CBT を実施可能な専門施設に紹介されてくることが多いため，CBT と薬物療法は併用される場合がほとんどというのがわが国の実情である。ではそのことは好ましくないことなのか。コストのことを除けば筆者はむしろ好ましいことと考えている。その理由を次の項で記す。

2．脳病態からみた行動療法と薬物療法の協働

　2000 年代前半，筆者らが行った functionalMRI を用いた CBT や薬物療法前後の脳機能評価研究の結果，治療後には前頭前野や帯状回，小脳といった部位の活動に変化が生じ，健常者の脳活動パターンへと近づくことが示された。この結果から，CBT や薬物療法は治療手段としてはまったく異なるものの，OCD 患者の脳に類似の変化を起こし得ることがわかった。SSRI が脳内神経終末に作用しセロトニン活性を高め症状を緩和する一方，CBT は強迫行為の直接的な制御を試み，結果として脳活動をも正常化することが推測されている。両者は異なるアプローチを取りつつ，結果的には双方ともに脳と臨床の両水準に連動的な改善をもたらす。つまり CBT と薬物療法の併用は相補的になり得るといえよう。

　このことについて，筆者は先に触れたように学習行動理論と脳内 OCD ループの簡単な図

（図 1）を描いて，患者さんに疾患教育を行っている。反復される強迫行為は悪循環的に症状を強め，同時に頭の中では OCD を増幅する回路がぐるぐるとまわる。この悪循環を維持する力はとても強いので，薬物療法だけでは止められないことも多く，患者さん自身が立ち向かう必要があることを繰り返し説明する。この説明を理解した患者さんは，単純に投薬だけを受けていた時よりも，投薬によって強迫症状や不安が下がったその時に自らも症状を止めようとする意思に沿った行動選択を行うようになる。そのことによって回復への動きが強められる。ERP などの CBT 的な介入も薬物療法によって取り組みやすくなるというメリットがある。CBT と薬物療法はこのように協働し，お互いの効果を高めあえると考えている。

VI　入院による CBT

筆者らの施設では，診断が難しい症例，難治例，重症例を主たる対象として，入院によるOCD 治療を積極的に行っている。入院治療のメリットは，入院環境において詳細な行動観察を行えることと，治療者−患者が治療関係を築きやすく，より濃厚な治療的介入が行えることにある。その際，CBT による行動分析，ケースフォーミュレーション，ERP をはじめとする様々な介入技術は入院治療の効果を高めるのにきわめて有効に作用する。ここでは，筆者らが以前体験した強迫性緩慢重症例の入院治療（堀川，2008）を紹介する。

【症例】20 歳男性
【主訴】自分が汚いと思ったものにさわれない。
【既往歴・家族歴】特記事項なし
【生活歴・現病歴】

元来友人は多く成績は良いものの融通がきかない性格。中学校から高校までバスケット部に所属し，主将を務めたこともあった。10 歳の時に祖母が癌で死去し，その後「自分のしたいたずらのせいで祖母が亡くなったのではない

か」と繰り返し考えるようになった。14 歳の時，道端で成人向けの雑誌を拾ったことをきっかけに，自らを不潔と感じるようになった。以来長時間の手洗いを繰り返すようになった。15 歳でクリニックに通院し，薬物療法を受けたが改善しなかった。高校の部活を引退した後から数字へのこだわり・儀式的な反復行為（手洗い・入浴行動に 6 回を 1 セットとして納得するまで行う）が目立つようになった。自分では止められないため，家族が付きっきりで本人の日常動作を手伝わねばならず，日常生活が困難となった。20 歳時，当院を初診し入院となった。

【入院時所見】

引き締まった体型で，年齢相応の外見。少し緊張した表情ながら，口調は穏やかで礼儀正しい。自分の持ち物を手元に置くと，理由なくそれを不潔に感じてしまい，自分の箸・コップさえ使用できない状態であった。手を洗う時は 6回カウントするという儀式的な決まりを作り，その動作を本人が納得するまで繰り返した。一旦始めると自分の意思では終了できず長時間となるので手洗いを回避することもあった。同様の理由で排泄や入浴も極限まで回避した。6 回カウントする儀式は，ドアノブに触る回数など，あらゆる日常生活動作の場面でも同様に行われた。その結果，あらゆる日常生活動作で多大な時間を要した。本人は「自分でも馬鹿げていると思う」「絶対治したい」といい，不合理感および治療意欲を口にした。明らかな幻覚妄想や知的水準の低下は認めず，器質的な疾患の関与も認めなかった。

【治療経過】

入院当初，不潔恐怖に伴う強迫症状が主体と考え，ERP を試みた。本人に「手洗いを途中で止めて生じた不安感を放置して，時間と共にスッキリしてくることを実感しよう」と指導したが，それは実感できず，所要時間も短縮できなかった。筆者らが主催する CBT カンファレンスで治療方針を再検討したところ，①不潔の対象や介在する不安や強迫観念の内容が不明瞭

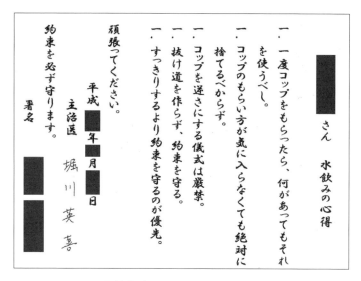

図4 御触書（ルールを守りやすくする工夫）
本人が日常生活の取り決めを守りやすくするため，スタッフはあえて厳しい態度で接することをこの御触書で示した

でERPの適応・効果が得られ難いこと，および②あらゆる日常生活動作に関して儀式的なこだわりがあり，それを納得いくまで繰り返すことが症状の主体であること，から主診断としては強迫性緩慢が妥当と考えられた。この診断に基づき，更衣・入浴・歯磨きなどの生活動作について約束事を作り，その場面でスタッフが号令をかけながら本人の行動を修正した。この技法はプロンプティング（号令かけ）・シェイピング（行動形成）と呼ばれる。入院治療ではこれを主要な治療技法として用いるよう治療方針を転換した。

そこで，例えば「手洗いはスタッフが20秒カウントして蛇口を閉める」「入浴は30分と決め，残り10分で声かけ，時間になれば強制終了」というように具体的な数値を用いたルールを設定した。このルールに従って実際に行うと，本人の不全感がきわめて強く，約束とわかっていても次の動作に移るのに抵抗することが頻繁にあった。その場面では「すっきりしなくても次に進む」，と繰り返し伝えつつ，スタッフは厳格な態度をとる必要があった。そうすると比較的スムースにできるので，本人はスタッフが

厳しい態度をとることを，むしろ望んでいた。参考として，本人が日常生活の取り決めを守りやすくした工夫を図4に示す。この「御触書」のようなプリントを本人に手渡し署名させることで，本人が納得して決めたこと・厳格に守るべきことを意識させるよう工夫した。入院前は回避していた入浴もできるようになり，日常生活動作の所要時間も短縮したため，初回入院後4週間で退院となった。

【考察】

まず本症例の病態に関するケースフォーミュレーションを図5に示した。まず，強迫観念とは無関係に各種の日常動作を始めるが，いざ始めるとどこで止めるべきかわからず，すっきりしない感じ（ここでは不全感と表現）が生じて動作を最初からやり直すのが特徴的であった。動作をやり直しても，やはり止めるタイミングがわからず，長時間繰り返した。何らかの理由で動作が中断すると，それがささいな事でも不全感が一気に強まり，最初からやり直した。どうしたらすっきりするかは完全に本人の感覚的なものにゆだねられ，時まかせであった。そして，本症例でみられた数字へのこだわりや，

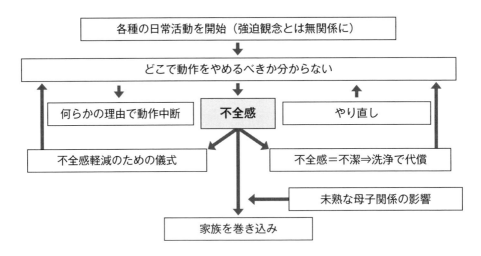

図5　ケースフォーミュレーション

本症例は各種の日常動作を始めた際すっきりしない感じ（不全感）が生じると動作を最初からやり直しており，すっきりする・しないは完全に本人の感覚的なものにゆだねられていた

次々と作り出す儀式的行為は，この不全感を解消しようとするためのものと考えられた。だがこの儀式的行為もどこでやめるべきかわからないので，結局は不全感が消失せず，延々と動作を続けた。治療経過で，対象の不明瞭な不潔感があったことを述べたが，これも不全感を基にすると考えた。すなわち，本人は「得体のしない不全感」を「不潔」と置き換える，つまり「洗えばすっきりするかもしれない」と思って手洗いをするのだが，これもどこで止めるべきかわからなくなっていた。

自宅生活が破綻する要因となった家族の巻き込みも本人が不全感を解消したいがために用いた手段であった。これは一見すると「ただのわがまま」にみえることもあった。症状にとらわれていない時の本人の行動は年齢相応の若者らしさがあるため，いっそうそう捉えられやすかった。しかし，症状の中心にあるのはあくまでも日常動作をきっかけに生じる不全感と考えられ，それをスタッフが理解することも重要であった。「すっきりしなくても先にすすむ」ことは，不全感から生じる無限ループを断ち切り，症状にとらわれる時間を短くして，健康な部分

を増やすことを意図していた。

本症例の病態は強迫性緩慢の特徴を有すると考えた。典型的な OCD では，汚いと思うものに触れるなどの先行刺激をきっかけとした強迫観念があり，それによって生じた不安を打ち消すため，洗浄・確認などの強迫行為を繰り返す。つまり不安が介在すると言える。ERP が有効で，これにより不安が軽減するのを患者は実感できる。これに対し強迫性緩慢は，先行刺激・強迫観念・不安が生じる過程が不明瞭で，日常生活動作を一旦始めるとやめるタイミングがわからず，納得するまで繰り返される。日常生活動作そのものが刺激となる点，強迫観念や不安の介在が少ないという点で典型的な OCD とは異なる。ERP の効果があまり期待できず，介入としては合図や号令を与えるプロンプティング，行動がスムースに行えるように行動形成をするシェイピングが有効であった。

筆者らが入院で治療を行う OCD 患者は，本症例のように ERP が適応にならないケースが少なくない。このケースは 10 年ほど前の治療例であるが，近年多くみられる ASD 特性の強

い患者への対応としても参考になる部分が多い。本症例のようにERPが適応にならない場合でも，CBTを活用した行動分析と介入は十分に効果を発揮する。

VII　おわりに

OCD診療において，筆者がふだん実践しているCBTについてシチュエーション別に紹介した。OCDは学習によって獲得され，強固に維持される行動パターンが特徴であり，そのため薬物療法の効果は不十分となりやすく，また自然軽快も望みにくい。しかし病状に応じてCBTの技術を柔軟に活用することで症状改善の可能性は大きく高まる。今後も実践を重ねながら治療効果の向上を目指してゆきたいと考えている。

文　献

American Psychiatric Association（2013）Obsessive-Compulsive and Related Disorders. Diagnostic and Statistical Manual of Mental Disorders, Fifth Edition. American Psychiatric Publishing. pp.235-264.

Baer L & Rapoport JL（1992）Getting Control：Overcoming Your Obsessions and Compulsions. Plume. Cuijpers P, Sijbrandij M & Koole SL et al.（2013）The efficacy of psychotherapy andpharmacotherapy in treating depressive and anxiety disorders：A meta-analysis of direct comparisons. World Psychiatry, 12；137-148.

Foa EB & Wilson R（1991）How to stop overcome your obsession and compulsions. Bantom.

堀川英喜・村山桂太郎・實松寛晋他（2008）思春期に発症した強迫性緩慢の1例. 強迫性障害の研究(9), pp.37-43. 星和書店.

飯倉康郎（1999）強迫性障害の治療ガイド. 二瓶社.

中尾智博・中谷江利子（2005）強迫性障害の外来治療.（飯倉康郎編著）強迫性障害の行動療法, pp.85-131. 金剛出版.

中谷江利子・加藤奈子・中川彰子（2015）強迫性障害（強迫症）の認知行動療法マニュアル. 厚生労働省障害者対策総合研究事業「認知行動療法等の精神療法の科学的エビデンスに基づいた標準治療の開発と普及に関する研究」.

Skapinakis P, Caldwell DM & Hollingworth W et al.（2016）Pharmacological and psychotherapeutic interventions for management of obsessive-compulsive disorder in adults：A systematic review and network meta-analysis. Lancet Psychiatry, 3；730-739.

精神療法　増刊第7号 2020

PTSD に対する持続エクスポージャー療法

Keiko Ino
Yoshiharu Kin

井野　敬子[*1]，金　吉晴[*2]

I　PTSD とは

　命を脅かすようなトラウマ出来事，性被害などを直接，間接的に体験すると，多くの人に精神的不調を生じるが，その影響は数週から数カ月で自然に軽快することが多い。フラッシュバック，過覚醒，回避麻痺などの中核的 PTSD 症状は，体験の種別に応じてさまざまな頻度で出現し得るが，その過半数は半年以内に自然回復し，それを過ぎると回復率は減少する。こうした背景を踏まえ，DSM-5 で出来事基準の定義を定めるときには体験の半年後に PTSD 症状が残ることが多いか否かということが重視された。

　すなわち現在の PTSD 概念は，回復しないトラウマ反応という立場に移行している。こうした立場は DSM-5 の制定以前にも，すでに多くの臨床家によって表明されており，本稿で取り上げる持続エクスポージャー療法もその前提に立って開発されている。エクスポージャーというと驚かれる読者も多いと思うが，何か変わったことをしているわけではなく，自然回復の道筋を患者と治療者が歩き直しているだけのことである。ただし慢性化した症状を動かすため

＊1 名古屋市立大学精神・認知行動医学
　〒467-8601　名古屋市瑞穂区瑞穂町川澄 1
＊2 国立精神・神経医療研究センター 精神保健研究所
　〒187-8551　小平市小川東町 4-1-1

には厳密な技法と治療構造が必要であり，乱暴なエクスポージャーを行うと悪化させる危険もあるので，正規の教育とスーパーバイズが必要である。とはいえ，この治療から日常臨床にとって得られる示唆も多いので，以下に実例を挙げながら治療の要点を紹介し，回復の道筋を読者と共有したいと思う。

II　PTSD の治療と背景理論

　PTSD とは過去の被害が今この場で再現されているかのように感じられることである。したがって PTSD からの回復とは，記憶が過去のことであることに気づき，それを想起しても再被害を受けるわけではないことが納得されることである。多くの患者はこのようなことは理屈としてはわかっているが，PTSD の中核症状である侵入性想起には DSM-5 で明言されているように解離症状としての性質があり，その中では過去の記憶と今ここでの現実とが区別されなくなる。

　主観的に被害が続いていることを考えると，被害の最中に生じる過覚醒や解離（回避麻痺）が随伴することは当然ともいえるが，後述するようにトラウマ記憶が断片化し，誤った関連が形成されているために，これらの症状は目的とする記憶表象に対する有効な防衛機制として機能することができない。むしろ慢性化した

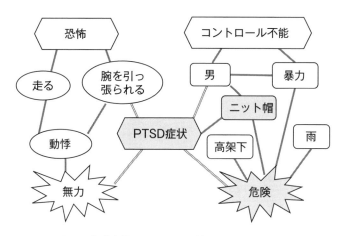

図1　非適応的なトラウマ記憶のスキーマ

PTSD では体験が想起されると，これらの症状も悪化するために，トラウマ記憶についての回避行動を強化する。

　慢性化していない PTSD に対しては，支持的精神療法やリラクゼーションを用いて心理的保護を与えて自然回復を待っても良い。災害など，多数の対象者が出る場合の初期対応としてPFA（サイコロジカル・ファーストエイド）が推奨されているのはそのためである。その一方で被害後数カ月以降の自然回復の可能性は低いので，積極的な PTSD 治療が必要となる。PTSD の薬物治療としては，日米で保険適用となっている paroxetine, sertraline 以外に，ガイドラインによっては NaSSA，SNRI，それ以外の抗うつ薬が推奨されている。精神病的なフラッシュバックに対しては非定型抗精神病薬が推奨されることもある。抗不安薬は経過を改善せず，依存を形成しやすいため，運用は推奨されない。また過覚醒症状の強い患者にはprazosin, propranolol が有効なことがある。しかしそれ以上に効果が高いのがトラウマに焦点化した心理療法 Trauma Focused Psychotherapy であり，その中でも持続エクスポージャー療法（Prolonged Exposure Therapy；PE）が最も早くから多くのエビデンスが出ている。他にも認知処理療法や EMDR（Eye Movement

Disensitization and Reprocessing）がある。薬物療法の効果量（effect size）サイズが 0.5 以下であるのに対し，PE や認知処理療法では 1.5 を越えており，諸事情が許すならば，確実な効果を得るためにこうした心理療法を行うのが望ましい。なお PE はアルコール・物質依存，境界性人格障害，脳器質障害の併存を対象にした効果研究や遠隔治療でも有効性が示されている。

　PE を初めとするトラウマ焦点化治療法の有力な理論的根拠は情動処理理論（Foa&Kozak,1986）である。それによれば慢性 PTSD のトラウマ記憶は，断片化された体験（刺激），反応，意味づけが適切な関連を失い，誤って過剰に結びつけられた恐怖構造と呼ばれる記憶のネットワークを形成している（図1）。その一部が賦活されると，過剰に結びつけられた多くの要素が同時に賦活されるが，その関連付けが合理性を欠いているために，こうした賦活を予想したり制御することができない。そのために賦活それ自体への不安が生じ，トラウマ記憶を回避し，想起刺激から逃避する傾向が生じる（Foa et al., 1989）。

　恐怖構造に含まれる要素は些細なものであっても他の要素と過剰に関連付けられているために，恐怖記憶の広汎な賦活をもたらす。例えば，点滅信号を渡るときに交通事故に遭った PTSD

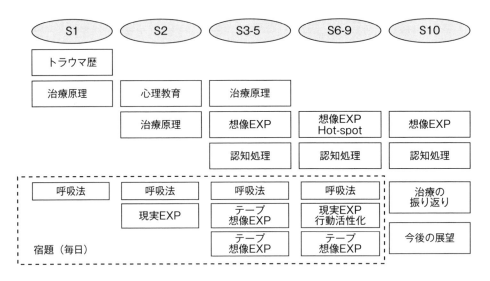

図2　持続エクスポージャー療法の治療構造

患者が，交差点に恐怖を感じるだけではなく，点滅するデジタル時計にさえ恐怖を感じるようになる。情動処理理論が示すのは，この恐怖構造における誤った関連（「点滅するもの」は「危険」である）を適応的に修正することによって，恐怖記憶の病的な活性化が軽減され得るということである。この修正のプロセスを進めるためには，病的な関連を上書きするような新しい情報が提供されなければならない（危険なのは「点滅するもの」ではなく，「猛スピードで突進してくる車」であること）。その修正を効果的に進めるためには，恐怖構造が治療的範囲で賦活される必要がある。このことは，概念的枠組みに相違があるとはいえ，多くの不安症の治療に共通しており，恐怖症，パニック症，強迫症においても，適切な不安の惹起は重要な治療要素である。

　PE ではこの情動処理理論に基づいて，想像エクスポージャーによって恐怖構造を賦活し，プロセシングによって恐怖構造の修正を行う。なお過去の不安に関する想像エクスポージャーは，各種不安症の治療で有効性が認められており，PE の創始者である Foa が作成した強迫症の認知行動療法にも取り入れられている。ちな

みにこのマニュアルは米国心理学会に最も強く推奨されている強迫症の治療となっている。

　本稿では，PE の実践がイメージできるように，架空症例を紹介しながら PE の治療原理と要素について解説していく。

Ⅲ　PE の治療構造

　不安症の認知行動療法として一般に行われているものは，①心理教育，②リラクゼーション（不安コントロール），③エクスポージャー，④認知再構成であり，持続エクスポージャー療法の治療構造もこれと同じである。PE は 90 分のセッションを毎週または週に 2 回，全 12 〜 15 回行う。セッションは図 2 のようにスケジューリングされている。次にそれぞれの治療要素を解説する。

1．治療原理の説明

　第 1 セッションでは患者のトラウマ歴を確認し，上述の恐怖構造モデルを踏まえた治療原理を説明して，症状の発生の原因はトラウマ的出来事であったが，慢性化の要因は回避であることを話し合う。この治療原理の説明は，それ自体が治療同盟の構築であり，患者の不安や疑問

を十分にくみ取り，患者の自尊感情を高め，これまでの努力を十分に評価することが重要である。多くの患者は回避を乗り越えるために何らかの努力をしているが，それが乱暴な直面化であったことから不安が悪化し，挫折している。そうした自己努力を共感的に取り上げ，PE がそれらとはどのように違うのかを例を挙げて説明する。また回避を乗り越え，トラウマ記憶に触れていくという作業それ自体に不安を抱く患者も多い。そこで，過剰な回避はいわば自分の心にフタをしているようなものであり，それによって自分自身の健全な回復力も遮断されていること，治療作業は患者からのフィードバックを重視して，安全と安心を確認しつつ，回復の手応えを感じながら進められることを説明する。

それと同時に，PE の治療効果についてのエビデンスを紹介する。PE だけではなく多くの認知行動療法は，一定期間中の症状の改善を目標とし惹ており，悩みや苦しみを受け止める通常のカウンセリングとは異なる（そのような支持的要素は PE を成立させるための重要な要素ではあるが）。がんに罹患したときには誰しも効果の高い治療法を望むであろう。PTSD に対する治療選択もそれと同様である。また PE では治療者が患者を治すのではなく，患者が能動的に治療に参加し，宿題をする必要があること，いわば治療者は水泳のコーチのようなものであることを説明する。毎週 90 分のセッションを行い，毎日 1 ～ 2 時間の宿題を通常は 9 ～ 12 週，時には 15 週程度行うことが現実的に可能であるかどうかを慎重に検討する必要がある。

治療原理についての説明の要点は以下の通り。

1）馴化

何らかの刺激によって不安などのネガティブな感情が生じた場合，その刺激に触れ続けることによって感情には馴化が生じる。馴化が生じる以前に刺激を回避してしまうと，制御できない感情に圧倒されたというネガティブな認知が生じ，回避が強化されてしまう。治療者の支援によって安全にトラウマを想起したり現実の刺激に触れることによって馴化が生じると，トラウマ記憶に触れたとしても「世界が危険」になるわけでもなく，触れることができたということは「自分が無力」ではないことが実感される。すなわち記憶は現実の被害とは異なっていること，「記憶は人を傷つけない（memory does not hurt you）」ことがわかるのである。そのことによって落ち着いて記憶を考えることができるようになり，記憶の整理が容易になる。

2）記憶の整理

恐怖構造に見られるように，記憶の諸要素は断片化しており，適切に関連付けられていない。この誤った関連を修正することで，記憶が刺激されても，さまざまな要素が一気にあふれかえるという事態を改善することができる。あたかも，引き出しに物品が雑然と詰め込まれ，半ばはみ出している状態だと，些細な刺激によってこぼれ落ちてしまうが，整然と収納すれば安定することに似ている。患者にはこのような比喩を交えて説明することが多い。

このような作業が進むと，より本質的なトラウマ体験の意味の整理が行われる。たとえば被害の最中に自分が抵抗を止めてしまったことについて，それは自分が被害を受け入れたことであると誤認し，自分を責めている患者は少なくない。しかし治療が進むと，被害の最中に周トラウマ期解離が生じ，身体感覚が麻痺していたために，体を動かすことができなくなっていたことが明らかになることが多い。そのような新たな情報を踏まえると，それは骨折のために体が動かなかったことと同じであり，決して能動的に被害を受け入れたわけではない，ということがわかる。また解離体験の中で強い離人感が生じ，自分が誰ともつながっておらず，孤独で見捨てられたように感じ，それが被害後の無力感の源泉となり，そこから事後的に自分は無能であるという認知が形成されることがある。このような場合でも，体験の子細な内容を踏まえて考察することで，無力感，無能感の修正が容易となる。

２．心理教育

　DSM-5のPTSD診断基準にあるように，ネガティブな認知および感情は，患者に生じることの多い重要な症状である。そのため，自分の行動が被害を引き起こしたという罪責感や，被害後の症状に関する劣等感，被害による社会的生活の困難による疎外感が増強しやすい。それらは上記のようにエクスポージャーの作業を通じて修正されるが，セッション2ではまず，PTSD症状は異常な体験に対する正常な反応であるというノーマライゼイションを行う。それと同時に，被害がどれほど広汎に患者に影響を与えているのかを説明し，治療の目標が診断基準にみられる症状の改善だけではなく，患者の生活，精神機能の全般的な改善であることを説明する。PEのマニュアルの副題に「自分の人生を取り戻すために」と書かれているのはそのためである。いささか逆説的ではあるが，正常な反応が生じているということは患者の精神機能がごく普通であることの証左であり，であるならば適切な治療によって回復する可能性が高いことも言い添えるとよい。

　心理教育をすることで，自分は気が変になったのではなく，命に関わるような異常な体験に対して身を守るための正常な反応が出現している，しかし周囲が安全になったにもかかわらずその反応が続いてしまっているのが問題なのだという自覚が促される。PTSDの回復過程は，患者が危険だと感じていた多くのものを，安心して良いと感じられるようになることである。心理教育をすることで，危険なのはトラウマ出来事そのものであって，患者の経験している症状そのもの，記憶そのものは危険ではないことを理解してもらう。心理教育もまた，治療同盟，動機付けの強化の貴重な機会であり，一方的に説明するのではなく，患者の体験や感情を引き出しながら対話的に行うように留意する。

　ところで，怒りの制御困難で悩んだり，対人関係に問題が生じている患者は少なくない。恐怖と比べるとトラウマ被害との関連がわかりにくい感情であるので，自分はおかしいのではないか，人に迷惑をかけている，といった罪責感を生じたり，もともとおかしい人間だから被害にあったのだ，などといったスティグマを生じることもある。したがってこの症状については，特に強調して心理教育を行いたい。怒りが本人の人柄によるものではなく，本人の意思とは関係なく出現してしまう過覚醒症状であることを説明し，可能ならば周囲にも理解してもらい，支援者が離れていかないようにすることが大切である。以下に症例を引用して心理教育の例を紹介する。

【症例】　28歳　女性　診：PTSD

　成長発達に特記すべきことなし。4年生大学を卒業後は，IT企業の営業をしていた。2年前に現夫と結婚し，都内で二人暮らしをしている。半年前，夜遅く帰宅したときに，急に後ろから見知らぬ男性数名に囲まれ，殴打され，鞄を強奪された。それ以降，被害現場近くの駅を利用できなくなり，夫に会社まで送り迎えしてもらっている。犯人と似たような背格好の男性を見ると強い動悸がして，被害の場面が蘇ってくる。睡眠中に殴られる悪夢を見て中途覚醒し，大量の発汗があり，悪夢への不安から入眠困難となった。3カ月前にメンタルクリニックを受診し，PTSDとの診断を受けた。SSRIの投与を受けたが，侵入症状が改善せず，カウンセリングの併用も希望してPEを開始となる。併存精神疾患なし。身体健康は良好。飲酒，喫煙，カフェイン摂取なし。精神科既往歴なし。

【心理教育：怒りの制御困難について】

Th：治療者　Cl：患者

Th：Aさんはトラウマの後で，怒りっぽくなるなどの変化はありましたか？

Cl：あります。この前もほんの些細なことで，ひどく夫に怒ってしまって……。

Th：気にされているのですね。そういったこ

とが，“怒りのコントロール困難”というトラウマ症状です。命の危険に曝されるようなトラウマを体験したときには，動物は自分の身を守るため最初は逃げようとしますね。でも逃げ切れないときには，戦うという反応が出てきます。例えば，ネズミでも猫に追い詰められれば，最後には反撃しますよね。こういう身を守るために必死で逃げたり，全力で反撃しようとする反応は，動物としての人間にプログラムされているものなので，Aさん自身の性格が悪くなったとか，我慢ができない人だという訳ではないんです。

Cl：ええ。でもだからといってひどく怒ってしまうのは，夫に申し訳なくて。

Th：命が危険にさらされたときの反応なので，少し怒るだけでは身を守るには不十分で，全力で怒らないと身を守れないんですよね。あれだけの事があったのですから，当然の反応だと思います。そう聞くとどう思われますか？

Cl：そう言われれば，そうかなとは思います。私はどうすれば良いんでしょうか？

Th：ご主人には，ご主人とAさんの間がうまくいっていないと勘違いしてしまわないように，怒ってしまうのは症状であると伝えておきましょう。これはPTSDの症状ですから，これからの治療に取り組むことで改善していくことが多いのですよ。

　繰り返しになるが，心理教育の要点は，患者の苦痛の多くはトラウマに対する正常な反応であって治療可能であることを伝え，患者の自責感を軽減し，将来への希望と治療動機を高めることである。

3．リラクゼーション（不安コントロール）

　PEではリラクゼーションとして呼吸法を採用している。呼吸法では，副交感神経優位になるように呼気を長くするよう指示をする。患者は良かれと思って深呼吸をすることが多いが，それでは換気量が多くなり，かえって過換気に伴う身体症状（動悸・気が遠くなる感覚など）が出現しやすい。治療者は，呼吸法について説明し，患者に練習をさせてその様子を観察し，必要に応じて助言をする。PEのマニュアルには呼気とともに「リラーックス」と自分に語りかけても良いと記載されているが，これは患者が不安を観察し，不安が下がっていくことに気がつきやすくする工夫でもある。この呼吸法は宿題として1回10分，毎日3回行う。このように練習をしておくと，不安が高まったときに自分で呼吸法を用いて不安を和らげることが容易になる。なおPTSDの過覚醒症状のために呼吸数が増加しがちであることを考えると，普段からゆっくりとした呼吸をできるように習慣づけていきたい。呼吸法は，現実，想像エクスポージャーを行うときに不安を適切にコントロールするための貴重なスキルでもあり，適切に取り組むべき治療要素である。

4．現実エクスポージャー

　PEでは現実エクスポージャーと想像エクスポージャーという二つのエクスポージャーを行う。現実エクスポージャーでは，患者の実生活の中でトラウマを想起させ不安を感じる状況や行動を題材として，それらに通常は30分程度触れることによって，不安の馴化とそうした刺激の回避につながる認知の修正を行う。開始にあたっては，SUDs（Subjective Units of Discomfort：苦痛の主観的評価点数）を用いて苦痛を数値化し，患者が避けている状況や行動についての不安階層表を作成することから始める（表1）。SUDsという表現を用いるのは，患者が感じる苦痛の言語表現は，不安，恐怖，恥，など多彩であり個人差も大きいため，どれか一つだけの表現を使用すると（たとえば不安の得点，など），患者の苦痛が正しく評価できないからである。患者は毎日現実エクスポージャーを実施し，実施前，実施後，実施中の最高のSUDsを毎日記録し，次回のセッションでその

表1　不安階層表

SUDs 100	殴られた時 知らない男性に声をかけられた時
90	被害のあった最寄駅に行く
80	一人で近所を歩く（夜） 暴力のニュースを見る
70	一人で近所を歩く（昼） 右腕を引っ張られる
60	全速力で走る 暴力の新聞記事を見る
50	暗い部屋で寝る 会社のエレベーターで男性と一緒になる
40	後ろに人がいる状態で座る， エスカレータに乗る
30	近所のスーパーに一人で行く（昼）
20	カーテンを開けて部屋で過ごす おしゃれする
10	友達とラインで連絡をとる
0	お風呂に入る 好きな音楽を聞く

変化を確認する。

　現実エクスポージャーの課題は患者の行動範囲が広がり，生活の質が改善するようなもの中から，開始時のSUDsが40-50程度のものを選ぶ。課題は患者が不安に思っているが実際は安全であるものに取り組むので，危険の伴う課題（例えば，被害のあった場所を夜一人で歩くなど，現実に再被害の危険があるもの）は行わない。最初は，家の中で窓や戸口に近づいて座る，被害を想起させる画像を見る，といった課題から始めるのが安全である。現実エクスポージャーの課題を患者と相談するときに，患者の生活をよく把握しておくことは大切である。課題の選択にあたっては，PTSD患者が回避する典型的な状況について予備知識を持っておくと良い（出版されているマニュアルに例が掲載されている）。

　SUDsを40-50程度に設定しているのは，想像エクスポージャーでSUDsをそれ以上に高めることとは対照的である。その理由は，現実エクスポージャーは患者が単独で行うので，不安が予想外に高まって対処できなくなるリスクを避けるためである。長年回避している場面については実際に取り組んだ際のSUDsを予測することができないため，いざ取り組んでみると不安が高く圧倒されてしまうことがある。特にセッション2での初めて現実エクスポージャーの課題に失敗すると，エクスポージャーによる不安改善を実感することができず，次回のセッション3で想像エクスポージャーに取り組む動機を高めることが困難になる。そのために，初回の現実エクスポージャーではさらに低いSUDsの課題から始めることも多い。現実エクスポージャーの課題は，実施困難の場合の予備を含めて，2種類設定する。続けて同じ課題を行っても良いが，認知行動療法後の再発率を比べると，より多くの種類の暴露課題に取り組んでいる群の方が再発が少ないために，週ごとに多彩な課題を用いることが望ましい。

　これとは別に，不安を感じるものではなく，患者が以前は楽しめていたが興味が持てなくなった活動に取り組むという課題を設定することもある。これは行動活性化と同じメカニズムを期待しており，PTSD症状としての重要な活動への興味喪失・感情麻痺に対して，患者の好んでいた行動をとることで，ポジティブな感情を体験させようとするものである。社会的に孤立している患者が人や世界との繋がりを取り戻すことを促進する意図もある。この場合のSUDsは，ポジティブな活動をするときの抵抗感を記入する。この宿題を通じて患者の感じたポジティブな感情を記入し，それについて話し合う。

【現実エクスポージャーの宿題設定】
セッション2
Th：では今週の宿題を何にするか相談していきたいと思います。この不安階層表を参考にして，生活を送る上でできなくて困っていることや，やれるようになりたいことのうち，今週取り組めそうな課題は何でしょう？
Cl：ええと……
Th：取り組んでいこうと言われて緊張されて

いますか？

Cl：はい。実はこの表を作っている最中から，けっこう不安になっていて。

Th：そうでしたか，よく頑張って取り組まれましたね！　実はもう A さんは不安に触れるというエクスポージャーをやったことになります。ちなみに今の感じは SUDs 何点ですか？

Cl：SUDs40 くらいです

Th：うんうん。そうやって自分の不安を客観的に観察する習慣が，エクスポージャーにはとても大事です。ちなみにいま SUDs40 の課題を何とかやれてしまったということでは？

Cl：（笑）先生，だから宿題頑張りなさいってことですね？

Th：（笑）今 A さんは，せっかく自分の不安と付き合えたのですから，診察室の中だけでは勿体ないなと思いました。生活の中でこの表に書いた状況に取り組むと，本当に不安がよくなるのか試してもらえると良いなと思います。

Cl：実際やってみて確かめましょうということですよね。では，この（表 1 の SUDs40 を指して）自分の背後に人がいるのがダメだと，座る席が限定されてしまって営業で困ることがあるので，できるようになりたいです。ランチで社食を使うと大抵背後に人が座るので練習にはなるかなと思うんですが，SUDs55 くらいはあるかなあ，うーん。

Th：初めて取り組むにはちょっと難しいですかね。どうやって調整すると取り組めそうですか？

Cl：好きな音楽聴いているときはちょっと気が落ち着くので，音楽を聴きながら社食で食事でも良いですか？

Th：いい案ですね。A さんは音楽好きだから，気持ちの安定のツールとして使えるかもしれないですね。そうすると，予想の SUDs はどれくらいでしょうか？

Cl：40 くらいに下がります。頑張ればやれるかな。

Th：その気持ち，素晴らしい！　音楽で少し和らげつつも，不安なことに触れてみようという気持ちを持って取り組んで下さいね。実際やってみたときの SUDs を記入して，取り組んで気がついたことを教えてください。

　次回セッションは宿題の振り返りから開始する。治療者は宿題の記録用紙を患者と一緒に見ながら，宿題からどのようなことを学び，どのような効果があったと思っているのかを尋ねる。また患者の努力を十分に褒める。SUDs の改善を認めたら，馴化が生じていることについて話し合う。ちなみに他の不安症の治療（例えばパニック症）では，エクスポージャーの初期から安全保障行動を解除することに重点を置いているが，PE ではその点は重視しない（ここでは音楽を聴くのを許している）。これはトラウマ性の不安が，安全保障行動によって回避が成功しにくいことと，治療者と話し合った上で安全保障行動を行うことで課題の SUDs を適切に調整し，効果的にエクスポージャーを行うことが可能なためである。認知行動療法の宿題設定は，患者自身が治療を進めていくので，忙しい外来でもある程度は取り入れやすいという利点がある。しかし PE の治療要素のうち，通常外来に取りこめるのは，呼吸法，心理教育，現実エクスポージャーまでであろう。なおこの部分だけを行うことの効果研究はなされていないことに留意されたい。

5．想像エクスポージャー
　想像エクスポージャー（Imaginaly Exposure：以下 IE）とは，トラウマ体験を繰り返し語る方法を用いて，トラウマにまつわる不安・恐怖などの感情に触れていくことである。IE では，閉眼，現在形でイメージしながら詳しくトラウマ体験を語る。侵入性の想起には解離症状としての性質があり，過去の記憶と今ここでの現実とが区別されなくなることは先に述べた。これ

とは対照的に，IE では過去の記憶に触れる一方で，現実には安全に診察室にいるという自覚を保ちながらトラウマを想起することで，記憶は過去のものであり，今ここにいる自分は被害を受けていないことを学習する。前述したように，慢性化した PTSD では体験が想起されると被害の最中に生じる過覚醒や解離症状も悪化するためにトラウマ記憶についての整理が妨げられる。IE では解離や過覚醒が恐怖構造の整理を妨げない程度に留めつつ想起させることで，トラウマ記憶の自覚的な整理を促進しようと試みるのである。このため治療者は患者の記憶に対する感情的関わりの強さ（エンゲージメント）を患者の様子からモニターし，治療域に収まるように声をかける。感情的関わりが乏しい場合をアンダーエンゲージメントと呼ぶ。すなわち，苦痛な内容を話しているにもかかわらず，他人事のような話し方をしたり，表情に苦痛が見てとれなかったり，SUDs が低い場合がそれである。その場合は意図的な回避や非意図的な解離，あるいは治療への不安や意欲の低下を疑う。ただし日本の患者の多くは内心で強い感情を体験していてもそれを抑制して表情に表さないことも多いので，その点はプロセシングで十分に話し合い，患者への支持的な工夫をする必要がある。逆にオーバーエンゲージメントは，患者が不安に圧倒されコントロールを失った状態である。このようなことを書くと，やはり PE は怖い治療だと思われるかもしれない。でも考えてみていただきたい，感情は人間にとって，どうすべきかを教えてくれる羅針盤のような存在だと言われる。羅針盤がなくなったら航海は永遠に終わらないだろう。同様にトラウマ体験を理解し整理するためには，恐怖という感情はむしろ必要な羅針盤であり，何の感情も感じず記憶を整理するのは不可能なのである（恐怖構造のネットワークで恐怖と他の要素が結びついている図 1 を今一度参照されたい）。次に想像エクスポージャーの例を挙げる。治療者がエンゲージメントの調整のために声をかけてい

るのを見ていただきたい。

【初回　想像エクスポージャーの実施】
セッション 3

Th：それでは，開始は帰り道を歩いているところ，終了を自宅に走って辿り着いたところにしましょう。目を閉じて，現在形で，文を短く区切って話していきます。初めて取り組まれるので，話し進めにくそうだったら私が時々促しの声をかけていきますね。では，始めましょう。

Cl：駅を出て高架下を歩いています。周りは暗くて，少し肌寒いです。

Cl：自転車置き場にたむろしている男の人たちが，こちらを見たように思います。でも私は気にせずに，道を歩いています。

Cl：何となく背後が気になります。嫌な感じがして振り返ると，もう男の人がすぐ後にいて。

Th：よく見て

Cl：近さにびっくりして……ブワッと全身の毛穴が開くのが分かります。とにかく逃げなくちゃって思います。なのに体が前に進まない。相手にカバンを引っ張られているのに気がつきます（呼吸が荒くなり，声が震えている）。

Th：SUDs は？

Cl：80。

Th：（Th が）横についていますよ。

Cl：カバンを引っ張られた勢いで男の人たちの中に倒れこみます……どんって。見上げると相手が拳を振り上げるのが見えます。顔が……ニヤッと笑って……

Th：大変なところですよね，よく頑張っています。（後略）

　この場合，治療者はエンゲージメントを下げるように試みる。具体的には，「患者は今安全な診察室にいる」ことが分かり，トラウマ記憶から距離をとれるような声かけをしていく。呼吸法を用いても良いし，場合によってはごく短

いプロセシングを挟むこともある。

　セッションが進み，一連のトラウマ記憶のうち患者が順化を感じる部分がでてきたら，IEはホットスポットという手続きに移る。ホットスポットではトラウマ出来事の中で最も苦痛を感じている部分を5分程度切り取り，さらに何度も繰り返し話していくことで，効率的にトラウマ記憶の情動を処理させていく。ホットスポットにはトラウマの核となる情動や否定的認知が詰まっており，扱うことでこの体験が患者にとってどんな体験だったかを理解でき，大きく認知が変容するので治療のダイナミズムが感じられる部分である。

6．プロセシング（認知再構成）

　IEの直後は，恐怖構造が賦活化されているために，新しいことを学習する絶好の機会である（恐怖記憶の消去学習：extinction leaning）。このタイミングで，患者が記憶を語ったことについてどう感じているか自由に話してもらう。そして，コントロールを失わずに記憶に向き合えていること，トラウマを話すこととで被害が実際に起こっていないことを確認し，記憶そのものを恐れる必要はないこと，順化が起こり不安が下がることなどを患者の語りに応じて確認する。またトラウマ体験の際にしたこと，しなかったことで否定的な感情を持っているのであれば，現在の視点から考え直し肯定的な学びを得るように助ける。

【初回プロセシング】
セッション3

Th：本当によく頑張ってお話になられましたね。話してみてどう感じましたか？

Cl：不安でしたけれど，何とか話し終わったって感じです。話せると思わなかったので。

Th：しっかりできていましたよ。話せると思っていなかったのはどうしてでしょう？

Cl：どんどん不安になって，どうにかなってしまうと思っていました。

Th：実際のところはどうでしたか？

Cl：不安にはなりましたけど，そこまでではなかったです。

Th：トラウマの不安と付き合えていたのですね。ところで何度もトラウマの話を繰り返すと違いは何かありますか？

Cl：さっきも話したところだって思うと，その部分はちょっと楽です。

Th：繰り返すと不安が下がっているのを少し体験されています？

Cl：はい。

Th：今までのAさんがしてきたトラウマ記憶との付き合い方とは，少し違った付き合い方かも知れませんね。話を繰り返すことで不安が下がっていくならいいなという気持ちはありますか？

Cl：ええ，そうだといいなと思います。

Th：宿題で録音を繰り返し聴いてもらいますが，自宅でもこういう変化が起こるか，実際にやって確かめてみて，また教えてくださいますか。

Cl：はい。

（中略）

Th：この出来事について，いまAさんが思うことはありますか？

Cl：どうして最初からカバンを置いて逃げなかったんだろうって思いました。そうしたら暴力を受けずに済んだかもしれないと後悔しています。

Th：自分を責めてらっしゃるのですね。どうしてそうしたと思いますか？

Cl：うーん。もう何も考えられなくて，反射的に逃げてて。

Th：正に危険が身に迫っている状況だったと思います。こういうときに「よしカバンを置いて逃げれば，殴られないかもしれない」と考えて行動するのと，もう反射的に逃げるのと，どちらが身を守れると思いますか？

Cl：確かに考える時間があったら逃げた方がいいですよね。

Th：A さん，エクスポージャーで「とにかく」逃げなくちゃと言っておられましたものね。そのときの A さんは，本当に逃げるべき危険に対してはむしろ思考停止して逃げるという動物としての身を守る反応が，うまく出ていたのだと思います。考えが足らなかったのではないと思います。そう聞いて，A さんはどう思いますか？

Cl：無我夢中で逃げようとしていて，カバンをもっていることすらわからなくなっていました。なので思考停止していたなって思います。そこでカバンを置いていく判断は難しいですね。

Ⅳ　実践にあたって

本稿では PE について概説し架空症例を紹介した。架空症例ではあるが，セッションの雰囲気を少しでも感じて下されれば幸いである。既に述べたように，トラウマを扱うことは，容易に賦活化するトラウマの恐怖構造を扱うことと同義であるので，技法と治療構造を守り安全に進めなければならない。本稿を読んで，安易にエクスポージャーをしないようにお願いしたい。PE では治療の質を担保する目的で，開発者の Foa によってトレーニングシステムが設定されている。まずは研修会を受講し，2 例目までセッション毎にスーパーヴィジョンを受けながら取り組み，その後に治療者認定を受ける。時間と労力はかかるがそれに見合ったスキルとやりがいが得られると思う。最後に，PE に限らずトラウマ診療に携わる治療者が増えることを，さらにはトラウマ治療者が本邦に増え，トラウマに苦しむ人が一人でも減ることを願ってやまない。

文　　献

Edna Foa 他著／金吉晴・小西聖子監訳（2009）PTSD の持続エクスポージャー療法―トラウマ体験の情動処理のために．星和書店．

Foa EB & Kozak MJ（1986）Emotional processing of fear：Exposure to corrective information. Psychological Bulletin, 99(1)；20-35.

Foa EB, Steketee G & Rothbaum BO（1989）Behavioral/cognitive conceptualizations of post-traumatic stress disorder. Behavior Therapy, 20(2)；155-176.

心的外傷後ストレス障害に対する認知処理療法の進め方とポイント

Masaya Ito
Akiko Kikuchi
Mitsuhiro Miyamae
Tomoko Masaki

伊藤　正哉*1，菊池　安希子*1，
宮前　光宏*2，正木　智子*3

I　はじめに

　認知処理療法（Cognitive Processing Therapy；CPT）は，心的外傷後ストレス障害（PTSD）に対する認知行動療法の一つである。Patricia A. Resick 博士が開発し，Kathleen M. Chard 博士や Candice M. Monson 博士など，女性の臨床心理学者が中心となって研究が進められ，発展してきた（リーシック他，2019）。対面の個人形式で週に1〜2回，50〜60分のセッションを12回行うのが基本的な実施法である。もともとは，性暴力被害に遭った女性に対する集団療法として開発された。そのため，集団形式や，個人と集団を組み合わせた形式でも実施できる。患者の回復状態に応じて回数を調整する実施法や，テレビ電話を用いた遠隔での実施法に関しても有効性が検証されている。

　研究知見はアメリカの退役・現役軍人を対象としたものが最も多い。他にヨーロッパ，アジア，アフリカなど，世界各国でCPTの臨床試験が報告されている。PTSDは，さまざまなトラウマティックな出来事を経験した場合に起こりうる。これまでの研究では児童期の性被害者，暴行被害者，対人トラウマ，児童期に虐待を受けた青年，アルコール依存を併存するPTSD患者，閾値下のPTSD患者なども対象に検証されている。他にも，自然災害，交通事故，テロ，難民，投獄，拷問，ドメスティック・バイオレンス，虐待など，アメリカ精神医学会の診断と統計マニュアル第5版（DSM-5）の基準Aに該当するトラウマティックな出来事によるPTSDであれば，適用可能である。

II　全体の流れ

　CPTは，否定的な認知を見つけてほぐすスキルを身につける治療である（図1）。これは，認知が感情（やPTSD症状）を作り出している，というシンプルな前提に基づく。トラウマティックな出来事，自分，世界，これから先の人生について，自分の頭を使って落ち着いて考えられるようになることで，PTSDから回復し，その人の人生が取り戻されていくと考える。CPTでは，まずこのような発想（否定的な認知を見つけてほぐせるようになることが大事）を心理教育する。その上で，状況－思考－感情の3側面から，自らの心の動きを捉える練習を行う。この練習により，状況と思考は異なるものであることと，思考によって感情が生まれる仕組みを理解してもらう。次に，自分が状況を

＊1 国立精神・神経医療研究センター 認知行動療法センター
　〒187-8551　小平市小川東町4-1-1
＊2 国立精神・神経医療研究センター 神経研究所
　〒187-8551　小平市小川東町4-1-1
＊3 武蔵野大学 心理臨床センター
　〒135-0063　江東区有明3-3-3

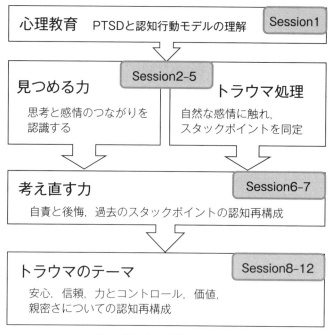

図1　認知処理療法の治療段階
注）伊藤ら（2016）より転載

どう解釈しがちなのか，というパターンを本人が把握できるようにする。本人特有の否定的な認知を「スタックポイント」と呼び，それを考え直す練習を始めていく。CPTの前半（セッション6まで）では，トラウマティックな出来事の原因はどこにあると考えているのかを明確にして（ほとんどの患者は「自分に非がある」と信じ込んでいる），それが客観的に正しいのか，ほかの可能性はないのかをともに考えていく。この間，セッションでは，患者に自分で考えてもらえるようにセラピストは問いかけをしながら対話を進める（すなわち，ソクラテス式問答）。治療の後半では，トラウマティックな出来事によって大きく変化した自己認識（例えば，「私は一生汚れてしまった」）や世界観（例えば，「男は信用できない」）などを考え直していく。後半へ進むにつれて，セラピストの問いかけなしに，患者が自分自身で考え，語っていく側面が強くなる。

Ⅲ　各セッションの内容

セッション1は心理教育を通して治療関係を築く。再体験，過覚醒，陰性の気分と認知の変化，回避というPTSD症状を示し，トラウマティックな出来事を体験した人は誰もがそのような症状で困難を抱えうることをノーマライズする。特に，回避によって記憶や認知の処理ができなくなるために，PTSD症状が維持されることを強調する。さらに，否定的な認知を抱くようになる仕組みを納得してもらうとともに，回避せずにスタックポイントについて考えていくことで回復が期待できることを明示する。セッション2までの練習課題として，トラウマティックな出来事がなぜ起こり，それによって自分の人生がどう変化したかを筆記してきてもらう。セッション2ではこの筆記を読み上げてもらい，話し合う中で，スタックポイントを特定していく。

治療序盤（セッション2〜5）では「見つめ

る力」（客観的に思考や感情を区別して見る力）をつけてもらう。そのために，セッション2では“ABC用紙”を紹介し，患者が自らの体験を俯瞰してモニタリングし，状況（Activating event）・思考（Belief）・感情（Consequence）を区別できるように練習してもらう。また，トラウマティックな出来事も“ABC用紙”を用いて取り組んでもらうとともに，セッションの中でセラピストが認知再構成を促すような問答（すなわち，ソクラテス式問答）を行うことで，徐々にトラウマティックな出来事についての認知処理を始める。

　CPTの前半（セッション6まで）は，トラウマティックな出来事に関する“過去”の認知，特に，自責感や罪悪感を生み出す認知に焦点をあてる。典型的には「もし私がXXしていれば（していなければ），その出来事は防げた」「その出来事が起こったのは私のせいだ」といった認知に取り組む。ソクラテス式問答にはさまざまな問いかけ方があるが，8割ほどは明確化の質問となる。「どうしてそう思ったのですか？」「実際，その場面ではどう判断していたのですか？」「それから，なにが起こったのですか？」などと問いかけて，出来事が起こった当時の状況やその時の本人の判断を明確にしていく。こうした問いかけが重なることで，患者は「あの時は，あれほどの事態になると思っていなかった」「抵抗していたけれども，どうしようもなかった」などと，少しずつ当時の文脈に基づき，出来事を現実的に捉え直すことができるようになっていく。今現在や将来に関するスタックポイント（例えば，「私は汚れた」「誰も信頼できない」「世界は危険だ」）のほうが患者の口から語られやすく，目立つので注意が向きがちになるが，まずは過去のトラウマティックな出来事に関するスタックポイントの考え直しをしっかりすることが重要になる。

　事実（状況）と認知（思考）を区別し，認知が感情を生み出していることに気づけるようになったら，次は「考え直す力」をつける。その

ために，セッション4と5で“考え直し用紙”と“問題ある思考パターン用紙”を導入し，徐々にスタックポイントの考え直しに取り組む。“考え直し用紙”には10の質問が書かれており，それに答えるかたちになっている（例えば，“そのスタックポイントの根拠となるものと，反証になるものはなんですか？”）。“問題ある思考パターン用紙”は，結論への飛躍，過大・過小評価，重要な部分の無視，過度の単純化，過度の一般化，読心術，感情による理由づけといったパターンにあてはまっていないか，あてはまっているとすれば，どのようなかたちであてはまっているかを考えてもらう用紙である。“考え直し用紙”は，認知処理の中核を担うスキルなので，もしもCPTの進行に遅れが出るような時でも次に進まず，しっかりとこの“考え直し用紙”を活用できるよう支援することがポイントとなる。

　CPTの後半では，“現在や将来”にまつわる認知の考え直しに取り組んでいく。考え直しのために，セッション7では“信念を考え直す用紙”によって練習を行う。この用紙は“ABC用紙”，“考え直し用紙”，“問題ある思考パターン用紙”を組み合わせたものであり，患者がこれまでに培った認知的なスキルを活用して，スタックポイントの考え直しを自ら進め，より事実に即した適応的な考えを生み出せるように設計されている。セッション8から12においては，5つのテーマ（安全，信頼，力とコントロール，価値，親密さ）のそれぞれに焦点をあてながら，考え直しに取り組む。繰り返し強調したいポイントとなるが，トラウマティックな出来事に関するスタックポイント（「トラウマはわたしのせいで起こった」などの自己非難）を患者が依然として信じている場合には，そちらを優先して練習課題に取り組んでもらうようにする。

　セッション10以降では，コンプリメント（受けた人がうれしくなったり，あたたかい気持ちになったりする行動や言葉）を与え・受け

るという宿題と，自分にとって嬉しく楽しい活動に取り組むという行動的な課題も行っていく。これらの行動課題に取り組むことで，PTSD 症状のために限定されていた生活の幅を広げ，新たな経験をしながら，認知的処理を進めてもらう。たとえば，安全や信頼に関するスタックポイント（例えば，「世の中は危険だ」「他人は信じられない」）を抱いている患者にとっては，他人をほめるというコンプリメントの課題を通して肯定的な対人的関わりを経験することで，そのスタックポイントの考え直しが劇的に進む機会となり得る（例えば，「世の中には危険でない場所もある」）。また，これらの行動課題は，PTSD 患者としてではなく，自分自身として人生を歩んでいくための練習でもある。

　セッション 11 では，出来事の意味に関する筆記に再度取り組んでもらい，トラウマティックな出来事がなぜ起こったか，5 つのテーマについて現在ではどう考えているかを筆記してきてもらう。最終セッションではその筆記を患者自身が読み上げ，続いて，治療初期に書かれた筆記をセラピストが読み上げる。これにより，治療を通してどれだけ認知が変化したかを話し合う。治療がうまくいく場合には，多くの患者が「自分がそんなことを考えていたなんて信じられない」「こんなに短期間でこんなに変わるなんて信じられない」と言ったことを口にする。以上のように，CPT では PTSD 症状を維持させていた認知を見つけてほぐすスキルを段階的に身につけることで，患者が PTSD 症状を自ら治療できるように導く。

Ⅳ　CPT 実施に伴う査定のポイント

　治療と査定は不可分であり，それは CPT も例外ではない。ここからは，査定のおおまかな流れと留意点を CPT ①開始前，②実施中，③終了後に分けて述べる。なお，CPT は疾患特異的な治療法であり，適切な対象に実施することが重要であるため，開始前の査定を中心に概説する。

1．開始前

　CPT 実施に先立って，査定のためのセッションを 1 ～ 3 回程度行う。全般的な査定を行い，PTSD が主診断として疑われる場合に，トラウマ歴の聴取，インデックス・トラウマ（現在の PTSD 症状をもっとも引き起こしているトラウマティックな出来事）の同定，PTSD の評価を行う。また，PTSD は他の疾患（例えば，うつ病，不安症）を併発することが多いので，併存疾患の有無も評価する。そして，主たる困りごとが PTSD であり，CPT 実施を著しく妨げる／優先して治療すべき他の疾患や症状がないと確認された場合に，CPT を導入する。

　全般的な査定　所要時間や内容，目的などを丁寧に説明し，同意を得た上で，「今，どんなことでお困りですか？」と主訴を尋ね，現病歴，既往歴，生育・生活歴などを聴取しながら，おおよその見立てをたてる。十分な信頼関係がない段階でトラウマティックな出来事を話すことは，患者にとって二次的な受傷体験となりかねないため，まずは共感的・支持的に対応し，「話しても良い」と思ってもらえる程度の信頼関係を築く。ただし，信頼関係を構築するため"だけ"のセッションは必ずしも必要ではなく，上記査定の手続きを，患者に敬意を示しつつ，専門性を持って丁寧かつ確実に行うことで十分な関係性を築くことが多い。

　トラウマ歴の聴取　DSM-5 対応のライフイベンツ・チェックリスト（LEC-5：Weathers et al., 2013a）を用いると良いだろう。LEC-5 とは，PTSD 発症に寄与しうる出来事（例えば，自然災害，身体的・性的暴行）が列挙されている自己記入式尺度で，各出来事をどのように体験したか（すなわち，自分の身に起きた，直接目撃した，親しい人の身に起きたことを知らされた，仕事上繰り返し曝露させられた，定かではない，体験していない）を患者に回答してもらう。回答後，体験した出来事の概略（例えば，16 歳の時，交通事故で足を骨折した）を確認する。その際に，横軸を時間としたタイムライ

ンを作成し，そこに時系列に沿って書き込みながら整理すると，全体像が理解しやすい。

インデックス・トラウマの同定　LEC-5またはタイムラインをもとに，インデックス・トラウマを一つ同定する。インデックス・トラウマは，一つの出来事（例えば，16歳の時の交通事故）でも一連の出来事（例えば，10-12歳頃の父親からの性的虐待）でも良い。もし，複数の種類の出来事を体験していて，一つの（または一連の）出来事を選択するのが難しい場合は，「もっとも頻繁に再体験される（例えば，悪夢，フラッシュバック）のはどの出来事か」「話すのに一番抵抗がある出来事は何か」「PTSD症状を最初に引き起こした出来事は何か」などの観点から協働的に同定していく。なお，PTSD（DSM-5）の基準A（すなわち，生命の危険，重症，性的暴力を伴う）を満たさないストレスフルな出来事（例えば，言葉による暴力，離婚，暴力的でない死別体験）をもっとも悩まされる出来事として挙げる患者もいる。その場合は，その出来事についても治療で取り組めることを伝えた上で，まずは基準Aを満たしうるトラウマティックな出来事を同定する。

PTSDの評価　構造化面接式尺度であるDSM-5対応のPTSD臨床診断面接尺度（CAPS-5：Weathers et al., 2013b）を用いて，最近1カ月間のPTSD診断およびその重症度を査定する。CAPS-5の実施にあたっては，事前に講習会を受講した上で，PTSDの診断基準（DSM-5）およびCAPS-5の運用に習熟しておく。もしさまざまな理由でCAPS-5を実施できない場合は，自己記入式尺度であるDSM-5対応のPTSDチェックリスト（PCL-5：最近1カ月版：Weathers et al., 2013c）やその他のPTSD症状評価尺度で代用する。その場合でも，事前もしくは事後に，各項目が示す内容について患者と話し合う時間を設けて，正しく理解して回答しているか，確認しながら実施することが望ましい。

併存疾患の評価　CPT導入の可否という点では，CPT実施を著しく妨げる／優先して治療すべき他の疾患や症状がないか確認することが重要である。具体的には，解毒治療や薬物療法を受けておらず，症状がコントロールされていない物質使用障害，双極性障害，精神病性障害などがある場合は，まずはそれらの治療が優先される。また，切迫した自傷他害の恐れがある場合は，安全確保の計画が優先される。ただし，ある程度症状が安定しており，PTSDの症状（例えば，回避，自己破壊的行動）として事例定式化できる場合には，CPTで改善されることも多いので，経過を注意深く見守りつつ，導入を検討する。

2．実施中

　PCL-5（最近1週間版）等を毎週実施し，症状をモニタリングする。その目的は主に二つある。一つは，治療の進捗を把握して介入につなげるため，もう一つは，患者にPTSD症状を自ら評価できるようになってもらうためである。前者に関しては，毎週のPTSD症状得点を確認し，回復傾向にあるか否か，どの症状が改善し，どの症状が残遺しているか等，治療の進展を判断する材料とする。なお，CPTで学んだことを生かし，回避を止めるよう努めている患者において，PTSD症状（例えば，侵入症状）が一時的に増えることもある。6-7セッションを終えてもPTSD症状得点がまったく改善しない場合は，回避がないか，治療上重要なスタックポイントを見落としていないか等，患者とともに検討する。また，後者に関しては，CPTでは患者が自ら治療できるようになることを目指すため，その第一歩として，「自分がいま，どのような症状に悩まされているか」を評価できることは重要である。ただし，複雑で理解が難しい症状もあるので，PTSD症状の評価尺度の各項目が示す内容についてあらかじめ説明・共有した上で実施し，（特に序盤は）正しく理解して回答できているか，適宜確認すると良いだろう。

3．終了後

CAPS-5（難しい場合は PCL-5；どちらの場合でも最近 1 カ月版）を再び実施し，PTSD 症状の変化を患者とともに話し合い，再発予防や今後の治療につなげる。

V　個人 CPT を進める上でのポイント

以下には個人 CPT を進める上で治療者が意識すべきいくつかのポイントについて，事例（複数事例の統合）を通して説明する。

1．事例の概要：20 代女性 A さん
診断は PTSD（DSM-5）

高校時代にバスケットボール部のコーチからの厳しい指導を受けて以来，年上の男性や集団が怖くて仕事を続けられないという主訴で来談。

2 歳上の兄と二人きょうだいで，両親が元運動選手というスポーツ一家で育った。兄に比べると大人しい性格だったが，小さいときから運動全般が得意だった。小学校 5 年の時にいじめに遭って不登校気味になったことはあるが，それ以外，特記すべきトラウマはない。バスケットボールは中学から始め，高校は強豪校に進学した。しかし，コーチの指導が厳しく，何かあれば突き飛ばされ，蹴られ，「馬鹿」「死ね」と罵倒された。「気を入れる」と称して部員同士で平手打ちをさせられることも日常だった。帰宅後も指導の LINE が来て自己分析を迫られ，心の休まる時がなかった。公表されていないが，同部活ではその後，自殺未遂者も出ている。服で見えないところは痣だらけで，頭を殴られて失神したことも，鼓膜損傷のけがを負ったこともあったが，「勝つためには仕方がない」「悪いのは自分」と思い，誰にも相談しなかった。運動選手だった親は厳しく，弱音を吐いていると思われたくなかった。大学進学後，部活場面のフラッシュバックがひどくなり，人の集まりが怖くて出席もままならず，卒業まで 6 年かかった。イベント会社に就職したが，上司に話しかけられるだけで恐怖で体が震えてしまい，徐々

に出勤できなくなって退職した。働きたいが，ほとんど引きこもった生活をしている。来談時の CAPS-5 は 43 点，PCL-5 は 55 点であった。

2．A さんの治療経過から見た
個人 CPT のポイント

ポイント 1：回避を助長しない

PTSD の心理教育に対して「メカニズムがこんなにわかっているんですね」と言っていた A さんだったが，第 2 セッションまでの練習課題であるトラウマの筆記は「思い出すと具合が悪くなる」と手を付けていなかった。このようにトラウマを思い出させる刺激を避けている場合は，回避が回復を妨げる点を改めて説明することが重要である。やってこなかった練習課題はセッション中に口頭で取り組み，書く作業は次週までの練習課題に付け加えるなど，治療の全期間を通じて治療者が回避を強化しないように気を付ける。第 3 セッションに持参した A さんの意味筆記には，トラウマが起こったのは「自分がダメだから」「委縮してミスをしたから」といった自己非難や，「他人は信じられない」「いつも警戒していないと危ない」など，現在および将来の信念が書かれていた。

回避の現れ方は多様であり，トラウマを思い出させるリマインダ刺激の回避はもちろん，練習課題を避ける以外にも，加害者の名前を言わない（A さんがコーチの苗字を言えるようになるまでしばらくかかった），被害内容を婉曲表現する（暴力を「指導」と呼ぶなど），過活動で考えないようにする，過食など，一見すると回避とわかりにくいものもあるため，注意する。

ポイント 2：最初にインデックス・トラウマを
処理する

A さんは小 5 のいじめ以来，「自分がダメだからやられる」と思うようになったという。この場合，いじめのトラウマを先に扱う必要があるだろうか？複数のトラウマを体験しているクライエントの場合，どのトラウマをどの順番で扱うかは，提供するトラウマ焦点化療法の種類

によって異なる。CPTでは最初にインデックス・トラウマに取り組むことを推奨している。そのトラウマの処理が完了することでPTSD症状が急速に改善し，他の似たテーマのトラウマにも般化する可能性が高いからである。インデックス・トラウマに関連したスタックポイントに十分な変容が得られた後に，他のトラウマに由来する非合理的な自己非難が残っていれば，別途，扱う。Aさんの場合，コーチからの暴力のトラウマを扱った後は，いじめの記憶を思い出しても気にならなくなっていた。

ポイント3：非合理的な自己非難や他者非難のスタックポイントを扱ってから現在や将来のスタックポイントを扱う

Aさんは第3セッションまで体験を状況・思考・感情に分けて見つめる練習をして，第4，5セッション以降はスタックポイントの認知再構成にとりくんだ。スタックポイントを扱う時には，まず，トラウマという過去についての非合理的な自己非難や罪悪感の認知を先に扱い，これらが処理されてから，現在や将来に関するスタックポイントを扱う。自己非難や罪悪感が変われば，そこから派生した現在や将来についての非合理的信念にも影響が及ぶからである。Aさんの場合も，「自分がダメだから」を考え直せたことで，「他人は信じられない」などの認知にも取り組むことができるようになり，その頃には現在の生活上のフラッシュバックや恐怖も減っていった。

ポイント4：「考え直し」しやすいようにスタックポイントの形を整える

CPTにおいて考え直しをする際は，スタックポイントを認知再構成しやすい表現に整えることが有用である。より明確化したり，内心でつぶやいているときのように「絶対」や「いつも」などの極端な言葉を含めるようにしたりする。

Aさんは「自分がダメだから叩かれた」という自己非難を明確化して「もしもまったくミスをしなければコーチに叩かれずに済んだ」と表現しなおしたところ，認知の矛盾に気付くことができた。「まったくミスをしない人はいない」し「ミスした選手を指導する際に殴っても上手くならない」ことが腑に落ちたのである。一連の自己非難の認知が処理されてくると恐怖が減少し，コーチへの怒り（不当な仕打ちに対する自然な感情）もわいてきた。もはやコーチの苗字を口にしても震えることもなくなった。その後，「他人は信じられない」という認知も，「誰のことも信じられない」と表現しなおすことを経て，「信じられる人もいる。部活で殴られている頃も気遣ってくれる人はいたし，今もいる」と現実に即した認知へと変わっていった。

ポイント5：治療者のスタックポイントに注意する

CPT治療者が陥りやすい，いくつかのスタックポイントが存在することが知られている。例えば，「クライエントはトラウマ焦点化療法への準備ができていない」「自分のクライエントは研究プロジェクト参加者よりも複雑だ」「マニュアルを見えるところにおいておくと無能だと思われる」「PTSD尺度の得点が減らないのは自分が悪い治療者だからだ」等々である。こうした思考はCPT治療を妨げかねない。たとえば，「クライエントはトラウマ焦点化療法への準備ができていない」と考えることは，治療者が関係構築や安定化に時間をかけることにつながり，クライエントに「あなたは脆弱すぎる」「トラウマ処理は危険」といったメッセージを伝え，回避を助長してしまう結果になりかねない。CPTに伴いやすい治療者のスタックポイントについてはマニュアルで確認し，自覚することが役立つだろう。

3．Aさんの治療終結

AさんはCPTの後半で5つのテーマ（安全，信頼，力とコントロール，価値，親密さ）に即して現在の生活の中で残っているスタックポイントに取り組み，セッション11・12では嬉しさや楽しさにつながる行動課題に取り組んだ。その結果，第10セッションの頃に始めたアルバ

イトでは，上司に一瞬恐怖を覚えても，コーチとは異なる人物であると考え直したりして気持ちを整えられるようになった。また，久々に友人と会ったり，植物を育てたりするなど，自分を喜ばせる時間を取り戻していった。最終回で治療初期に書いたトラウマの筆記を治療者が読み上げるのを聞いた A さんは，その変化に驚き，「○○（コーチの名）が異常でした。あんなに自分を責めなくてもよかった」と当時を振り返った。全 12 回セッション終結時の CAPS-5 は 26 点，PCL-5 は 21 点であった。

Ⅵ　集団 CPT を進める上でのポイント

集団 CPT は，1 グループに 5 名から 9 名の患者と，1 名から 2 名のセラピストで構成されるクローズドグループである。また，集団 CPT には，個人 CPT と同じくトラウマ筆記を含む形式がある他，個別 CPT と交互に行う形式を選ぶことができる。ここでは，集団 CPT を進める際にグループ特有のポイントについて述べる。

ポイント 1：まず，個人 CPT と集団療法の訓練を受ける

集団 CPT は，通常 1 グループにメインセラピストとコセラピストの 2 名が介入するものの，複数の PTSD の患者の状態に注意しながらプログラムを進めることは容易なことではない。セラピストがセッション中にある程度の余裕をもって患者の状態に気づき，タイミングを逃さずに介入するためにも，事前に各セッションで決められているアジェンダに十分に慣れておく必要がある。セラピストが少なくとも数ケースの個人 CPT を終結し，複数の患者を対象とする何らかの集団療法を経験することが望ましい。

ポイント 2：開始前の患者の集団への不安を緩和する

グループを開始するにあたり，個別のスクリーニングセッションによる患者の情報収集が重要となる。集団 CPT では，患者はトラウマとなる出来事の詳細は語らないが，出来事を想起した際の認知や感情についてグループ内で語る

必要がある。そのため，集団 CPT を選んだ患者であっても，この段階で集団の中で課題に取り組むことに強い抵抗を示す患者には，グループは不適切かもしれない。

ただし，グループの経験がない患者にとって，集団に対し一定の不安が存在することは自然な反応といえよう。そのため，セラピストは患者の集団への抵抗の理由や程度について確認する必要がある。ほとんどの患者は，セラピストから治療内容の説明を受けることで，グループへの抵抗感が減り，問題なく集団治療を進めることができる。その他に，集団 CPT の紹介セッションを集団のオリエンテーション形式で行うこともよいとされている。実際のグループが行われる環境で紹介セッションができると，他の患者に出会うことになり，実際のグループのイメージが明確になり，グループへの漠然とした不安が解消されることにつながる。

ポイント 3：患者の特性に合わせ個別対応について事前に検討する

重度のパーソナリティ障害などで，他者への操作性や，攻撃性が認められる患者は，セッション中にグループを振り回し，敵対的な言動が生じ，治療プロセスを進める上での支障となることがある。本人のみならず，他の患者の回復の妨げとなることは避けなければならない。スクリーニングセッションでは，患者らが適度に相互交流でき，一つのグループとして機能しうるかを判断しなければならないため，グループのメインセラピストがそれを行うことが望ましい。集団 CPT は，患者の要望や状態に応じてセッションの前後の短時間で個別にフォローすることができる。そのため，極端なケースでなければ，上記のような特徴がみられる患者も除外することなく治療をする。また，そのような患者が多い場合は，集団 CPT と個人 CPT を交互に行う形式を導入することも可能である。

ポイント 4：グループの患者の組み合わせに配慮する（性差，トラウマ歴）

集団 CPT は，一つのグループに男女を混在

させることが可能な治療法である。その際には，類似したトラウマ歴のある患者らで構成するよう推奨される。同性のみのグループを形成するのであれば，トラウマ体験が異なる患者らで構成することも可能である。筆者もDV被害や性犯罪被害などを受けた女性のグループを実施しているが，異なる被害内容であれ，スタックポイントは類似している場合が多く，患者同士の学びあいが可能となる。一方で，年齢や学歴や経歴などに共通点が多い患者でグループを構成すると，比較的早くから患者同士の関係性が築きやすい。

ポイント5：回避症状に対して，患者同士が学びあえるよう促す

　集団CPTの治療においても，治療初期の段階から多くの患者に回避症状が出現する。そのため，セラピストは患者の回避的な言動がどの程度出現しているのかについて注意する必要がある。グループに遅刻する，欠席する，宿題をしない，セッション中の関与が乏しいなど，回避症状はさまざまな形で現れる。特に初期の段階は，患者はトラウマ体験に向き合うことを始めたばかりで，恐怖心や不安感などの不快感情が高まる時期である。治療への抵抗が生まれることも少なくない。その際，個人のペースが重視される個人CPTの治療環境に比べ，全体の進行が重視される集団CPTのほうが，患者にとって回避しやすい環境ともいえる。回避の出現は，患者の自然な反応ではあるが，その状態を見逃せば，それでも良いという間違ったメッセージが他の患者に伝わり，グループ全体としての回復を遅らせることにもなる。セラピストは，早い段階で患者の回避に気づき，回避がPTSD症状を長引かせるメカニズムについて心理教育を繰り返し行うことが必須となる。その際，セラピストが一方的に行うのではなく，内容への理解度が高い患者や躊躇なく発言できる患者を促していくことも効果的である。患者は，専門職であるセラピストではなく，自分と類似した回避の症状を抱える患者が治療に向き合う姿から学び，徐々に回避せずに課題に取り組めるようになる。

ポイント6：橋渡しの質問を活用しグループ全体の関与を高める

　集団CPTでは，グループ全体の関与を高める方法として橋渡しの質問をすることが推奨される。セラピストは，橋渡しの質問により，複数の患者の経験を結び付けることで，グループ内の患者全体がグループに関与できるように働きかけるのである。グループへの関与が乏しい患者がいる一方で，話を独占する患者にも働きかけが必要である。

　セラピストは，それぞれの患者の状態を理解した上でグループ全体に働きかけ，セッションを進めることが重要である。その結果，患者がCPTの課題への取り組みを継続し，徐々に回避を含むPTSDによる症状をコントロールできるようになり，回復が進むのである。ここで，5人の女性で構成されたグループでの橋渡しの質問の様子を示す。橋渡しの質問そのものは複雑なものではないが，セラピストはグループ全体の状態を見極めた上で，質問のタイミングを合わせることが必要となるため，セラピストの力量が問われるポイントである。以下は，橋渡しの質問を活用した実際の場面例である。

事例

　多弁傾向がみられる40代のDV被害者Aさんのグループは，Aさんが語ることで自分がグループに関与せずにすむことに安心している30代の性犯罪被害者Bさん，Aさんに不満のある50代のDV被害者Cさんを含む女性の患者5名で構成されていた。

　Aさんは，長年のDVによるトラウマによって，治療に向き合う恐怖心が強く，課題に関係のない話題に逸脱し，向き合わず回避する様子をみせていた。

　セラピストは，第3セッションの頃から，Aさんの語りの合間で，「Aさん，ありがとうございます。では，他のみなさんは，こんな時に，

どう考えますか？　どう感じますか？」と橋渡しの質問を頻繁に行い，Ａさんにストップをかけるようにした。Ｃさんは，橋渡しの質問をすると即座に反応し，積極的に発言する機会が増えた。セラピストはさらに他の患者に向けて橋渡しの質問をなげかけるようにしたところ，徐々にグループ全体の発言が増えるようになった。さまざまな発言に触れる中で第 6 セッションの頃にはＢさんも発言できるようになり，後半のセッションではグループ全体が課題に向き合えるようになった。

さいごに

本稿では，CPT の全体的な流れと，査定，個人療法，集団療法の実施上のポイントを紹介した。CPT の特長として，さまざまな実施法での有効性が確認されている点が挙げられる。

プロトコルをしっかりと習得し，忠実に実施することは無論重要なことであるが，アメリカ退役軍人局では部分的な活用などもかなり広く行われている。今後は，さらに多様な介入の仕方の有効性も報告されてくると予想される。わが国においても，さまざまな臨床現場において，留意点やポイントを抑えつつも，ここの臨床家が患者の状態やニーズに応じて CPT の治療要素をうまく活用していくことも，現場に即した臨床実践を展開していく上では重要であろう。

文　献

伊藤正哉・堀越勝・牧野みゆき・蟹江絢子・成澤知美・片柳章子・正木智子・髙岸百合子・中島聡美・小西聖子・森田展彰・今村扶美・樫村正美・平林直次・古川壽亮（2016）心的外傷後ストレス障害に対する認知処理療法：犯罪被害後のトラウマ治療を中心に．精神科治療学, 31(2)；221-225.

リーシック PA，マンソン CM，チャード KM 著／伊藤正哉・堀越勝監修（2019）トラウマへの認知処理療法：治療者のための包括手引き．創元社.

Weathers FW, Blake DD, Schnurr PP, Kaloupek DG, Marx BP & Keane TM（2013a）The Life Events Checklist for DSM-5 (LEC-5). Available from the National Center for PTSD at https://www.ptsd.va.gov/

Weathers FW, Blake DD, Schnurr PP, Kaloupek DG, Marx BP & Keane TM（2013b）The Clinician-Administered PTSD Scale for DSM-5 (CAPS-5) Available from the National Center for PTSD at https://www.ptsd.va.gov/

Weathers FW, Litz BT, Keane TM, Palmieri PA, Marx BP & Schnurr PP（2013c）The PTSD Checklist for DSM-5 (PCL-5). Available from the National Center for PTSD at https://www.ptsd.va.gov/

成人期の ADHD の認知行動療法

Misuzu Nakashima

中島　美鈴*

I　はじめに

　注意欠如・多動症（Attention-Deficit / hyperactivity Disorder；ADHD）は，成人期にも症状が継続し，職業，家庭，社会生活など広範囲におよぶ機能障害を引き起こす発達障害である。児童期に見られた ADHD 症状は，多動は約 50%，衝動性は約 40%程度が年齢とともに減少するが，不注意は約 20%程度しか減少しない（Wilens et al., 2002）ことや，ADHD の三つの症状の中でも不注意が特に成人期まで持続しやすい（Biederman et al., 2000）ことから，成人期の ADHD 患者は不注意症状に起因した機能障害を抱えやすいと言える。薬物療法だけでは，成人期患者の 20 ～ 50%が薬物療法に反応が見られないか，副作用等の有害な反応が見られる（Wilens et al., 2002）ことから，追加または代替の心理的支援が必要とされている。

　これまでの心理的支援は，ADHD の原因仮説に基づいて構築されてきた歴史がある。いくつかの原因仮説のうち，最近の有力なものでは，ADHD の症状および機能障害を神経心理学基盤の特徴によって説明した Sonuga-Barke ら（2010）の三重経路モデル（Triple Pathway Model）が挙げられる。これに沿って，ADHD 患者を理解し，介入する治療的枠組みが注目を集めている。

　国際的な治療ガイドラインでは，2020 年時点で存在する薬物療法から心理的支援までカバーしたものは NICE：The National Institute for Health and Clinical Excellence（2018），CADDRA：The Canadian Attention Deficit Hyperactivity Disorder Resource Alliance（2018），BAP：The British Association of Psycholopharmacology（2014），DGPPN：The Deuutche Gesellshaft fur Psychiatric, Psychotherapie und Nervenheilkunde（2003）の定めている 4 つである。それらに共通して推奨されている心理的支援は，「心理教育」と「機能障害への対処スキルの習得」である。成人 ADHD 患者に対する認知行動療法は，1990年代後半にはマインドフルネスを用いる試みがなされ，次第に整理整頓や，認知再構成法，問題解決技法，衝動コントロール，アンガーマネジメントおよび時間管理，記憶力の補助など多様な技法が追加され，2010 年頃からは無作為比較試験で効果が実証されるようになった。ADHD 患者への認知行動療法は，うつ病の認知行動療法と比較すると，生活指導的な要素も見られ，古くは認知行動療法に含まないとする見方もあったが，現在ではこれらの技法を広く認知行動療法と呼んでいる。

＊九州大学大学院人間環境学府
　〒 819-0395　福岡市西区元岡 744

本稿では，この二つを含む認知行動療法の中でも，三重経路モデル（Triple Pathway Model）を用いた，時間管理に焦点づけたプログラムを紹介する。

Ⅱ　Sonuga-Barke ら（2010）の三重経路モデル（Triple Pathway Model）

先に述べたとおり，成人期の ADHD に対する認知行動療法では，まず心理教育が重視される。患者にこれまでの困りごとは，「怠け」でも「だらしなさ」でもなく，ADHD の特性に起因するものであることを伝えることは，自責感から生じる気分障害などの二次障害の予防にも効果的であるだけでなく，自己理解を促し，その後の対処法が総合的に展開できる点で利点が多い。

具体的にいえば，「会社に遅刻してしまう」という問題に対して，場当たり的に「朝の仕度をするときにテレビがついていることが問題ですね。テレビを消しましょう」と対策を話し合ったとしても，「化粧をしながらシミが気になり始め，コンシーラーを塗っていると，そのうち鏡についた水垢が気になり掃除を始めてしまう。そうしているうちに 1 時間経過して遅刻してしまった」のような時間感覚に関する問題で再び遅刻をするかもしれない。このように ADHD の症状は非常に多彩であり，それらを網羅した心理教育を行わなければ，日常生活はなかなか改善しない。効果が得られなければ，ADHD 患者はすぐに治療を中断する。

ADHD の症状を網羅し，かつ対処法を講じやすい心理教育を行うにあたって，本稿では Sonuga-Barke ら（2010）の三重経路モデルを紹介する。彼らは，ADHD の子どもとそうでない子どもに対して神経心理学検査を実施して，その差異から，ADHD の機能障害の説明を試みた。彼らは次の三つの神経心理学的基盤を挙げている。

1．Inhibitory Control（抑制制御の障害）

一つ目は，Inhibitory Control（抑制制御の障害）と呼ばれるもので，これは，集中力を求められる課題に集中できず，他のことに気がそれてしまう障害を指す。いわゆるブレーキのきかなさのことをいう。Sonuga-Barke ら（2003）の研究の対象は児童であったが，成人期の ADHD 患者の多くにも，共通して，この抑制制御の障害で説明が可能となる，日常生活における困りごとが多く見られる。表 1 は，成人期の ADHD 患者の抑制制御の障害で説明される困りごとである。（　）内は抑制制御の障害によるプロセスの説明である。この表に沿って，いわゆる「ADHD あるある」を患者の生活の中から探しながら，その背景の理由を紐解く作業が心理教育である。患者の多くが，「だからつまずいていたんですね。やっとわかりました」とこれまでの困りごとを説明できることに驚きながらも，喜ぶ様子が見られる。この過程で，良好な治療関係を構築することができる（表 1）。

次に，三重経路モデルに基づいた対処法の原則を提示する。抑制制御の障害への対処法の原則は，ブレーキのきかなさそのものに介入するよりは，主として集中すべき事柄以外の刺激をシャットアウトする環境調整を行う。具体的には，ネット環境のある場所で書類を作ろうとしても，ついついネットニュースを見たり，SNS に気をとられたりして，それに飛びついて脱線してしまう場合には，「ネット」という余計な刺激を減らすためにネットのつながらないカフェに移動して書類を作成するといった方法を指す。また，それができない時には，思わずしそうになる行動と拮抗するような行動をとるようにすることである。例えば，会議中に失言してしまうことで職場での評価を落としている患者の場合には，失言と両立しないようなミントタブレットを口に含みマスクをして会議に出席するなどの対策をとることで，衝動的に発言しそうになる行動に多少ではあるが歯止めをかけることができる。

表1　抑制制御の障害で説明される ADHD 症状（筆者が DSM-5 の基準に沿って作成）

不注意（a）	学業，仕事，または他の活動中に，しばしば綿密に注意することができない，または不注意な間違いをする。（目の前の課題以外に気をとられているのでミスをする。）
不注意（c）	直接話しかけられたときに，しばしば聞いていないように見える。（他のことに気を取られ，抑制が難しいので，話を聞くことに集中できていない。）
不注意（g）	課題や活動に必要なもの（例：学校教材，鉛筆，本，道具，財布，鍵，書類，眼鏡，携帯電話）をしばしばなくしてしまう。（所定の位置に戻す前に他の活動に気をとられて始めてしまう。例えば，帰宅後鍵を所定の位置に置くことに集中しないまま，手近な場所に放置しテレビを見ようとする。）
不注意（h）	しばしば外的な刺激（青年後期および成人では無関係な考えも含まれる）によってすぐ気が散ってしまう。（あまりに腹が立って気づいたら辞表を出していた，のように行動の制御が困難である。）
多動・衝動性（b）	席についていることが求められる場面でしばしば席を離れる。（会議室や映画館など動いてはいけない状況でも，身体を動かしたい衝動が抑えられない。）
多動・衝動性（g）	しばしば質問が終わる前に出し抜いて答え始めてしまう。（相手の質問を最後まで聞き終わるまで，答えたい気持ちを抑えて待つことができない。）

各項目は，DSM-5 の診断基準の番号と対応。
（　）内は，抑制制御の障害によるプロセスの説明。

2．Delay Aversion（報酬遅延の障害）

　報酬系とは「意欲」，欲求を満たした時に「快」「満足感」の感情を生み出す脳部位で，こうした報酬獲得のために行動調整を行う回路である。Delay aversion（報酬遅延の障害）である。これは，時間的に遅く手に入る報酬よりも，すぐに手に入る報酬を好む性質のことを言う。Sonuge-bark ら（2003）の研究の対象は児童であったが，筆者の接する成人期の ADHD 患者の多くにも，共通して，この報酬遅延の障害によって説明を可能とし，日常生活における困りごとが多く見られる。表2は，成人期の ADHD 患者の報酬遅延の障害で説明される困りごとである。（　）内は報酬遅延の障害によるプロセスの説明である。ここでも前項と同様に，この表を示しながら，患者にあてはまる困りごとはないか，それが ADHD 症状で説明ができるかを検討していく。対処法としては，行うべき課題を小さな単位に分けることで，課題を遂行し終えるという達成感という報酬を得るまでの時間を短くして，モチベーションを維持することが挙げられる。例えば，家事の進まない患者に対して，「家事」という2時間ほど要する課題を，「洗濯」，「掃除」，「炊事」と小分けにして提示することで，小刻みに達成感を味わえるようにするのである。また，報酬を自ら

意図的に，小刻みに設定する自己報酬マネジメントも教える。先ほどの家事の例でいけば，小さなチョコレート一粒ずつに「洗濯」，「掃除」とマジックペンで書き込んで，一つ終わるたびに頑張る仕組みも有効であろう。他にも，「3年後の高校卒業」という時間的に遠過ぎる報酬の代わりに，勉強すれば時間単位でその成果が記録に残る学習時間管理アプリを用いて，ポイントがたまったり，他のユーザーから賞賛されたりという仕組みを活用する現役高校生は多い（表2）。

　この報酬遅延の障害は，脳画像の研究からも裏付けられており，Scheres ら（2007）は，12～17歳の青年を対象に，報酬の期待を伴う課題を実施時の腹側線条体の活性化を fMRI にて測定し，報酬系機能について検討した。その結果，ADHD 患者は，定型発達者と比較して，側坐核を含む腹側線条体の活性が有意に低下していることが明らかになった。

　それまでの抑制制御の障害および報酬遅延の障害の二つでは説明できなかった「課題や活動を順序立てることがしばしば困難である」等の計画立ての困難を説明する背景として時間処理障害が注目されるようになった。時間処理障害と統合失調症，自閉スペクトラム症，うつ病，そして ADHD との関連はごく最近指摘され始

表 2　報酬遅延の障害で説明される ADHD 症状（筆者が DSM-5 に沿って作成）

不注意（f）	精神的努力の持続を要する課題（例：学業や宿題，青年期後期および成人では報告書の作成，書類に漏れなく記入すること，長い文書を見直すこと）に従事することをしばしば避ける，嫌う，またはいやいや行う。（長時間続く課題は，完遂した達成感とう報酬が得られる時期が遅延し，結果がなかなか得られないので嫌がる）
多動・衝動性（g）	しばしば質問が終わる前に出し抜いて答え始めてしまう。（答えることで得られる報酬の遅延を待てない）
多動・衝動性（h）	しばしば自分の順番を待つことが困難である。（自分の順番が回ってくるまでの時間，報酬が遅延することを嫌がる）

各項目は，DSM-5 の診断基準の番号と対応。
（　）内は，報酬遅延の障害によるプロセスの説明。

められたばかりであり，不明な点が多いものの，時間処理障害は期限までにタスクを遂行できないことや遅刻といった機能障害と直結し説明し得る概念であるため，後からモデルに追加されることとなった。

3．Temporal Processing（時間処理障害）

　時間処理障害（Temporal Processing）とは，ADHD 患者に見られる，ある課題を遂行するための所要時間の見積もりの不正確さや，タイミングのとれなさ，現在進行形もしくは現在から未来に経過する時間感覚の不正確さである。時間の見積もりは仕事や家事の計画立てに関連し，タイミングは即時に反応を求められるような課題への困難と関連し，時間感覚は数分後に課題を忘れずに行う等のスケジュールを覚えていることや時間や期限のある仕事の進捗状況のモニタリングに関連する。

　Sonuga-Barke ら（2010）の研究の対象は児童であったが，筆者の接する成人期の ADHD 患者の多くにも，共通して，この時間処理障害で説明がつく，日常生活における困りごとが多く見られる。表 3 は，成人期の ADHD 患者の時間処理障害で説明される困りごとである。（　）内は時間処理障害によるプロセスの説明である。

　時間処理障害への対処は，他の二つの障害に比べると高度で複数の技能が関連する分，習得は大変である。計画立てのスキル，記憶力を保持するためのスケジュール帳などの補助ツールの活用，タイムログによる時間感覚の補正，リマ

インダーの活用などが挙げられる。具体的には次項の時間管理プログラムの中で述べる（表 3）。

　時間処理障害に関連する脳画像研究の知見は蓄積されつつある。Castellanos（2002）は，ADHD における尾状核や小脳の体積の発達変化を比較した研究で，ADHD 患者は，定型発達者と比較して，小児期では小脳，尾状核ともに容積が有意に小さいが，尾状核は年齢とともにその差は消失しているのに対し，小脳容積の差はむしろ開いていることを報告した。つまり，時間の処理に関係する小脳が，成人期になると，ADHD でない人の脳の成長に追いつけずに，顕著な差が表出することを示している。つまり，抑制制御の障害や報酬遅延の障害に比べて，時間処理障害が，成人期には残存しやすいということになる。

　また，成人期の ADHD 患者は，数分単位においても（Prevatt et al., 2011；Valko et al., 2010），1 日単位の時間の流れにおいても（Baird et al. 2012），時間の見積もりが正確でないために計画立てに失敗しやすく，内分泌および遺伝子的要因がサーカディアンリズムを調整することが困難であることも報告されており，時間処理障害に起因する機能障害が顕著である。以上の背景により，時間処理障害を中心に介入する「時間管理」という技法が注目を集めている。

Ⅲ　時間管理プログラムの概要

1．時間管理という介入技法

　ここまで述べてきた時間処理障害に対する介

表3 時間処理障害で説明される ADHD 症状（筆者が DSM-5 に沿って作成）

不注意（d）	しばしば指示に従えず学業，用事，職場での義務をやり遂げることができない。（締め切りのある課題を遂行するための計画を立てられない）
不注意（e）	課題や活動を順序立てることがしばしば困難である。（課題遂行のための所要時間の見積もりが不正確で，計画に無理があり，進行を妨げている。計画に無理がない場合でも，課題進行中の時間感覚が速く，報酬が遅延しているように思えるため動機付けを下げ，作業を放棄する）
不注意（i）	しばしば日々の活動（例：用事を足すこと，お使いをすること，青年期後期および成人では，電話を折り返しかけること，お金の支払い，会合の約束を守ること）で忘れっぽい。（実行の日時の決まっている課題の場合，その日時までの時間経過に関する時間の見積もりが不正確であるため，リマインダーが遅れるもしくは忘れてしまう）

各項目は，DSM-5 の診断基準の番号と対応。
（ ）内は，時間処理障害によるプロセスの説明。

入技法に，「時間管理」がある。時間処理障害は，数ミリ秒単位から1日単位までの時間経過の体感の不正確さ（時間感覚の不正確さ），数分後にやるべきことを覚えていてそれを思い出せないこと（作業記憶の低さ），作業中に時間がどのくらい経過したかをモニタリングできないこと（作業中の時間経過のモニタリング不足）が含まれる。これらの時間処理障害を補完することで適応を促す仮定され，この時間処理障害を補完するスキルを教示する介入技法が時間管理である。小児を対象にしたものでは時間管理による介入研究（Wennberg et al., 2018）も報告されている。時間管理では，時間感覚の不正確に対してはタイムログに基づき生活場面を構造化するスキルを教示する。また，作業記憶の低さに対しては，やるべきことを思い出すためにリマインダーを活用するためのスキルを形成する。さらに，作業中の時間経過のモニタリング不足に関しては，時間の経過に気付くためのアラームの活用などのスキルを教示する。これらの時間管理は，具体的には，カレンダーやスケジュール帳，アラーム機能のある電子機器の使用を促すことによって行われるだけでなく，実際に制限時間内に宿題や身支度などの課題をこなすといった行動課題を練習する点が特徴である。

2．時間管理プログラムの概要

　各セッションの内容を表4に示した。プログラムは，三つのステップで構成されていた。第

1ステップでは，夜，朝，夕方，昼といった数時間単位の時間帯別管理が目標とされた。第2ステップでは，24時間全体の時間管理スキルが，第3ステップでは1週間単位の時間管理スキルが目標とされた。以下に各ステップから1セッションずつ抽出し，具体的な内容を紹介する。なお，グループでは，ワークブック（中島・稲田，2017）を用いて進行した。

　第1ステップ（1セッション〜4セッション）の時間帯別管理の中でも第2セッション「夜更かしをやめる／やる気を出す方法を学ぶ」では，夜更かしの場面を主題とて時間管理スキルの習得を目指した。まず，夜更かししてネットショッピングのやめられない ADHD の女性の例を提示し，参加者の中で似た経験をした人はいないかを尋ね，自らの夜更かし体験について語ってもらった。また，前セッションのホームワークとして課していたスマートフォンを用いた睡眠記録アプリの記録を通して発見したことについて報告し合い，時間感覚のズレのある場合には補正して，自分の睡眠行動について認識させた。次に，夜更かしのよくある原因についてタイプ分けをしながら心理教育し，自らの夜更かしのメリット・デメリット分析を行うことで夜更かしの背景にある無計画さや時間感覚の不正確さおよび過集中などの問題を浮き彫りにした。最後に，こうした夜の時間管理を難しくする問題についての対策を講じた。具体的には，メリット・デメリット分析で明らかになった夜更かしの隠れたメリットについて，夜更かし以外の

表 4　時間管理スキルに焦点化した集団認知行動療法のプログラム

ステップと セッション	タイトル	習得する主な時間管理スキル
第 1 ステップ（数時間単位の時間管理）		
1	ADHD タイプが時間に追われる理由を知る	心理教育・目標設定
2	夜更かしをやめる・やる気を出す方法を学ぶ	夜更かしのメリット・デメリット分析・自己報酬マネジメント
3	朝準備を決められた時間までに終える	時間の見積もり・朝準備セットの作成・生活動線の見直し
4	夕方のバタバタを乗り切る	to-do リストの作成・整理整頓・短時間の計画立て
第 2 ステップ（24 時間単位の時間管理）		
5	日中を効率よく過ごす	優先順位づけ・隙間時間の活用・24 時間の計画立て
第 3 ステップ（1 週間単位の時間管理）		
6	大きな仕事の分解	数日間にわたる計画立て・スモールステップ・環境設定
7	あとまわし癖の克服	先延ばし癖の克服・1 週間単位の計画立て・行動計画
8	これからの自分とのつきあい方	目標到達確認・価値に基づく優先順位づけ

方法で満たすことはできないかを検討すること
を通して対策を案出した（表4）。

　第2ステップ（5セッション）「日中を効率
よく過ごす」では24時間単位の時間管理を学
ぶ。ここでは，日中にしなければならないこと
に優先順位をつけてこなすことで，漏れなく落
ち着いて取り組めるようになることを目指した。
また，後半には，すきま時間を活用するための
ワークを行った。このワークの目的は，5〜15
分程度で済ますことのできるような課題を，バ
スの待ち時間のようなちょっとしたすきま時間に
行うことで，より時間を有効に使うことであった。
ワークでは，付箋を用いて，バーティカルタイ
プのスケジュール帳にすでに書かれた予定と予
定の間にすきま時間で実施するタスクを書いた
付箋を貼付けるというものであった（図1）。

　第3ステップ（6セッション〜8セッション）
の第6セッション「大きな仕事の分解」では，
数日間にわたってとりかからなければならない
大きな仕事を，スモールステップに分解して，
行動計画を立てる場面を主題とした。ワークで
は，スモールステップに分解するコツを教示し，
スケジュール帳に貼付けたメモパッドに to-do
リストとして書き出した（図2）。さらにそれ
らに実施日時を書き入れてから，スケジュール
帳の該当するページに予定として記入した。実

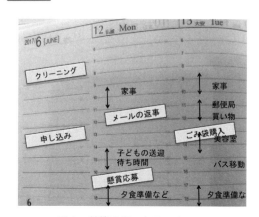

ワーク　すきま時間にちょうどよい小さな仕事

図1　付箋を用いたワーク

施日時を忘れないためにその場でアラームを設
定したり，手順のリハーサルを行うなどして，
その課題をホームワークとした（図2）。

　このように，プログラムには実際に付箋やメ
モパッド，スマートフォンアプリなどを操作す
るようなワークがふんだんに盛り込まれていた。
ワークで取り組んだ課題に関しては，日常生活
の中で試すホームワークとして課された。

3．ホームワーク

　セッションでは毎セッション，セラピストは
さまざまな行動的なホームワークを課すものと

手順4 週間スケジュールの実行日時に予定として書く

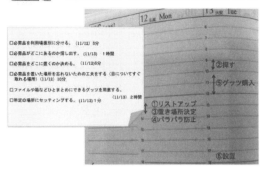

図2 メモパッドを用いたワーク

した。ホームワークは，たとえばタイムログを計測すること，タイムログをもとにして計画を立てること，先延ばししていることを実施するなど，セッション内で学んだ時間管理スキルをセッション外の生活で活かすものを配置した。各セッションの終わりのページには，ホームワークの実行日時やその日時を思い出すためのアラーム設定を促す文章，ホームワークに取り組んだ後の報酬を設定する欄，ホームワークに取り組む際につまずきがちな点と解決のためのヒントを記載した。 ホームワークの提出の際には，参加者はタイムログや記録物を写真に撮影し，次セッションの2日前までにファシリテーター宛にE-mailで提出した。締め切りまでに提出していない参加者には，ファシリテーターはE-mailにて，ホームワークの難易度を調整したり，ホームワークの遂行を励ましたりした。

Ⅳ 治療過程における治療者の懸念事項と解決策

ここでは，時間管理プログラムにおいて筆者が心配していた4つのことと，その解決策をお示ししたい。

1．患者がプログラムの日時を覚えていて，時間通りに参加できるか

治療者が時間管理プログラムを始めるにあたって，最も心配していたのは，「そもそもプログラムの日時を患者が覚えていて，時間通りに参加できるか」ということであった。それができれば，最初から課題を達成しているという矛盾が生じる。治療者は，次の三つを試みた。

1）事前に最寄り駅からセッション会場までの所要時間と逆算の方法を伝えた

治療者は，プログラム開始前に，患者にメールおよび郵送で，会場付近の地図（写真付きで情報療量を極力少なくしたシンプルなもの）を送った。そして，会場最寄り駅から会場までの所要時間，時間の逆算の仕方を示した資料も添付した。これは患者から非常に好評で「いつも最寄り駅到着時間＝会場到着時間だと勘違いしていた。初めて逆算の仕方を習ってはっとした。おかげで遅刻せずにすんだ」という意見もいただいた。結果，遅刻は皆無ではなかったが，セッションの進行についていけないほどの遅刻は見られなかった。

2）事前説明会を行い，会場まで行くリハーサルを実施した

プログラム開始前に，「プログラム事前説明会」を実施した。これには，患者の参加動機を尋ねたり，プログラムの概要を伝えたりする他にも，会場に時間通りに到着するためのリハーサルという目的もあった。

3）遅刻者を待たずにプログラムをスタートさせた

それでも遅刻する患者はいた。治療者は，遅刻者を待たずに，定刻通りにプログラムを開始した。遅刻した結果を責めることはしなかったが，遅刻の結果を受け止められるようにした。セッションの冒頭には，ホームワークのシェアの時間があり，それを参加者の多くが非常に楽しみにしていた。こうした冒頭の楽しみに間に合うためにも，患者の多くは遅刻をしたくないと思うようになった。セッションが進むにつれて，遅刻はほとんど見られなくなった。

2．患者がホームワークを履行できるか

治療者は，事前面接の時点で，参加者のほとんどが「学生時代の宿題は提出しなかった」

「宿題のプリントを紛失していた」「宿題が出たことさえ覚えていない」と答えていたことから，プログラムの宿題に対しても同様の事態になるのではないかと危惧していた。そこで，参加者にとって，宿題に対する報酬が遅延しない仕組みを次のように整えた。また，背景には「完璧主義」を持つ患者も少なくないため，ホームワークの履行を「できる／できない」の二分で捉えるのではなく，「調整する」ことができることも教えていく必要があると認識していた。

1）難易度の調整の例として，プランBやCを提示した

グループで一律に出されるホームワークの難易度が合わない参加者もいた。そこで，ホームワークの難易度の調整の仕方を見本として示した。具体的には，「今回は朝起きてから家を出るまでのタイムログをとるホームワークを出しましたが，どうしてもできそうにないという方もいらっしゃるかもしれません。その場合には，「洗顔」「食事」などの項目別に計測するのではなく，お部屋別でもかまいませんよ。台所にいるのが何分，洗面所にいるのが何分のように」などと呼びかけた。参加者の多くは，こうしたプランをいくつか事前に示されることで，「ホームワークをできなかった」のではなく，「プランBを選んだ」と前向きに捉えることができ，ホームワーク完遂率は94.79%（SD = 13.25）であった。

2）セッション内でホームワークを少し始めておき，手順をリハーサルした

ホームワークがタイムログをとる，部屋の片付けをする，計画どおりに用事をこなすといった非常に行動的なものであるため，手順についての確認を重視した。例えば，タイムログをとる際に，スマートフォンのストップウォッチの「ラップ」機能を使えば，朝準備の各項目にかかる所要時間を順に記録することを説明した上で，参加者にその場でスマートフォンを操作してもらい，慣れてもらった。

3）ホームワークを行う状況をおせっかいなほど聴取しイメージを促した

ホームワークが参加者の各家庭，各職場で実施されることを考えると，その手順はそれぞれの現場に応じて綿密に計画されなければならない。特にADHD患者の家や職場のデスクは，物で埋め尽くされている場合もあり，そのような環境でタイムログをとり，スケジュール帳をつかいこなすのは至難の業である。ホームワークを実施する環境についてよくよく患者から聴取して，おせっかいなぐらい実施可能性を共に検討した。前述した朝準備のタイムログをとるホームワークでは，前夜寝る前に，枕元にスマートフォンを置いて眠り，翌朝起きると共にストップウォッチ機能を起動させて行動に移らなければならないこと，その際，スマートフォンを身につけて朝の準備をしながら動作が一つ終わるごとに「ラップ」ボタンを押すことなどをイメージさせた。このようにイメージしておくと，「それじゃ，スマートフォンを身につけられるようにポケットつきの服を着ないといけませんね」「ダイニングテーブルに置いておく方が操作しやすいかも」など具体的な手立てを思いつくことができ，ホームワークの成功率が上がった。

4）アラームの活用を促した

いくらホームワークの手順を念入りにリハーサルしても，肝心の実行日にホームワークのあったことを忘れてしまうのがADHDの症状である。これをホームワーク設定時に皆で共有し，その場で実行日時を自分に知らせるようなスマートフォンのアラームを設定してもらった。これは非常に有効であった。

3．グループで話し出して止まらない患者がいるのではないか

1）ルールや心理教育の中で例示し，時間は参加者で平等に使うものであると伝えた

治療者は，プログラムの冒頭で次のようにルールを紹介した。「このグループの時間は，みなさんで平等に使いましょう。それでもついつ

い話が長くなりすぎてしまうことがあると思います。その時には，途中でお話を切らせてもらう場合もあります」また，プログラムの1回目に行う心理教育において，抑制制御の障害の例として「話し出すと止まらない人」の話を出し，それが症状であること，お互いにそうなってしまう部分はあるので，声を掛け合おうというグループの風土を作った。

2）タイムテーブルを参加者全員で共有した

また，毎セッションの冒頭では，スクリーンにアジェンダと所要時間を記載したタイムテーブルを映写し，参加者全員で時間を意識しながら進行できるようにした。

3）発言を求める前に，一人あたりの発表時間の目安を予告した

セッション中に，参加者ひとりひとりに回答を求める際には，「それでは一人1分間程度でお願いします」などと声をかけ，発表時間の目安を明確に伝えた。

これらが功を奏して，一部の参加者のみが時間を独占する事態には至らなかった。

4．途中でプログラムそのものやホームワークに飽きて脱落しないか

1）絵や写真を付箋を用いた非言語的で動的なワークを用いた

筆者が何より心がけたのは，「ぱっと見て感覚的にわかってもらう」ことであった。デジタル時計よりはアナログ時計（針と針の開いている角度で量を把握できる），クレジットカードよりは現金，複数ページにわたる資料よりはイラストや図を用いた見開き1ページにおさまる資料，講義の聴講よりは手を動かすワークが，ADHD患者の認知様式の特性に適合すると考えた。これらの工夫により，120分もの間，参加者は集中してワークに取り組むことができた。

ホームワークについても同様に，筆記課題ではなく，睡眠記録やタイムログをとるスマートフォンのアプリを用いた課題，実際に先延ばししていたことを実行して写真や動画に撮る課題

などを設定した。

2）新奇性のあるワークにした

ADHD患者の報酬系の特徴の一つに，「新奇性のある刺激に動機づけられやすい」ことがある。ワークブック作成当初，筆者らはオーソドックスな筆記課題をなるべく避け，最新のアプリや役立つサービス，便利グッズなどをワークに取り入れた。その結果，参加者は集中力を切らさずワークに取り組んだ。さらに，ホームワークを人気テレビ番組のパロディとして動画編集して提出する参加者，ホワイトボードとマグネットシールを用いるタスク管理などの独自の方法を生み出した参加者も出るほど，創意工夫が発揮されていた。この背景には，型にとらわれない風土がグループにあったことが関係していると思われる。

3）生活場面を時間帯別に切り出した

ワークブック作成作業の当時，筆者らは，従来の介入研究で用いられていたテキストと同じく，一つのセッションで一つの時間管理スキルを身につけることを目指すようなプログラムを想定していた。いわゆるスキル別学習の構造である。作り進める過程で，筆者らが「私たちもおもしろくない。飽きた」と感じ，大幅に構造を見直すことにした。表4にも示したとおり，朝の場面，夜更かしの場面などの場面別に複数のスキルを用いながら確実に改善を目指す方が，効果的かつ具体的な支援ができるのではないかと思ったのである。たしかに，スキル別構造では「タイムログをとってそれに基づいて計画立てをしましょう」という原則を朝，昼，夕方，夜のそれぞれの場面にあてはめながら改善を目指す必要がある。これでは参加者ごとにどの場面を想定しているのか定まらず，それゆえに具体的な手立てを話し合うことができない。場面別構造では，「朝起きてからまずは一番時間のかかる洗濯機をまわし始めるのがいい」とか「いや，洗濯は夜でもいいんじゃないか」といった非常に具体的な対処を講じることができ，グループが生き生きとしたものになった。

4）ホームワークをスクリーンに映写して共有する仕組みで強化した

　ホームワークは，参加者から画像や動画として提出される。筆者はそれらをスクリーンに映写して，グループで共有し，成果を讃え合った。これは参加者にとってホームワークの一番の動機付けになっていた。特に先延ばししている課題に取り組むホームワークでは，多くの参加者が「掃除」「服の修繕」「ご飯の作り置き」などの家事を選択した。これらは日頃「大人としてやって当たり前」とされていることで，他人から褒められた経験はほとんどなかったという。プログラム中に他の参加者から寄せられる賞賛は，当事者だからこそわかる「あたり前のことに苦労している自分たち」という一体感があるからこそのものであった。

　参加者の中には，ホームワークの他にも時間管理に役立った工夫について写真を持ち込んで発表する患者もおり，グループを「自分たちのもの」として主体的に捉えた参加者が多く見られた。

V　時間管理プログラムの効果

　対照群のない 8 名のグループを対象にパイロットスタディを実施した結果（中島ら，2019），プログラムのターゲットとしていた ADHD の不注意／記憶の領域において，本人評価で介入開始時－介入終了直後間および介入開始時－介入終了 2 カ月後間で有意な改善が見られただけでなく，家族評価でも介入開始時－介入終了 2 カ月後間で有意な改善が認められた。つまり，本人評価ではプログラム終了直後に不注意／記憶の問題を改善する大きな効果量が得られただけでなく，終了 2 カ月後にもその効果が維持していた。これらの変化は，介入開始時には CAARS で平均して 98 パーセンタイル以上で平均をはるかに上回る重症度であった参加者が，介入終了直後には 95 〜 98 パーセンタイルへ，介入終了 2 カ月後には平均して 86 〜 94 パーセンタイルで臨床域の境界点に至るほどの全般的な改善を示していた。

　その後，48 名と対象とした無作為化比較試験を実施した。結果については投稿中である。研究のプロトコールは，UMIN 臨床試験登録システム（UMIN Clinical Trials Registry：UMIN-CTR）（ID ＝ UMIN000026916）に登録しているのでご参照されたい。

VI　時間管理プログラムの課題と今後の応用可能性

　本稿で紹介した時間管理プログラムには次のような課題も見られた。一つは，参加者の中には，機能障害を引き起こしている中心的な治療課題が，時間処理障害ではない患者も一定の割合で見受けられ，そうした参加者はグループで時間管理の取り組む際に不適合感を抱く様子が観察された。また，時間管理プログラムが，技法の習得のため，実践的なワークおよびホームワークを多用し，高度に構造化されていたことから，参加者にとって「逃げ場のない」ものになっていた。そのため，プログラムの進行についていけない参加者にとっては，治療が肩身の狭い場となっていたと考えられ，特にうつ病を併発する参加者には参加継続を難しくしていた可能性が高い。

　本稿では，認知行動療法の中でも集団認知行動療法を用いた心理的支援について論じてきたが，他に，成人期の ADHD 患者に対する理解およびアプローチには多くの立場が存在する。成人期の ADHD 患者に対するアプローチとして初期の 1995 年頃から行われていたマインドフルネスによる介入は知見が蓄積され，システマティックレビュー（Poissant et al., 2019）によって効果がまとめられている。最新の研究知見では，睡眠障害の側面からニューロフィードバックによる特定の睡眠に関する神経回路網の強化による治療（Bijlenga et al., 2019）や，併存する気分障害に対する音楽療法のアプローチの無作為化比較試験（Zimmermann et al., 2019），産業領域における職務要求や職務管理などの心理社会的作業環境からのアプローチ（Nagata et al., 2019）など多様化している。

　本稿で紹介した時間管理プログラムは，時間管理をターゲットにしていたものの，見方を換えれば，遅刻や欠席，ホームワークの不履行といった治療妨害行動と見なされる患者の行動を主題として扱うプログラムとしても機能していたともいえる。本プログラムによって，患者が認知行動療法の構造に慣れることは，後続するADHD患者が持つ他の問題に焦点をあてた認知行動療法（たとえば気分の問題に対する認知再構成法など）の効果を促進することにも寄与するであろう。そうした意味で，さまざまな介入の「準備モジュール」としての活用も提案したい。

文　献

Baird AL, Coogan AN & Siddiqui A et al. (2012) Adult attention-deficit hyperactivity disorder is associated with alterations in circadian rhythms at the behavioral, endocrine and molecular levels. Molecular Psychiatry 17 ; 988-995.

Biederman J, Mick E & Faraone SV (2000) Age-dependent decline of symptoms of attention deficit hyperactivity disorder : Impact of remission definition and symptom type. American Journal of Psychiatry 157 ; 816-818.

Bijlenga D, Vollebregt MA & Kooij JS et al. (2019) Role of the circadian system in the etiology and pathophysiology of ADHD : Time to redefine ADHD?. Attention Deficit and Hyperactivity Disorders11 (1) ; 5-19.

CADDRA : The Canadian Attention Deficit Hyperactivity Disorder Resource Alliance (2018) Canadian ADHD practice guidelines.<https://www.caddra.ca/wp-content/uploads/CADDRA-Guidelines-4th-Edition_-Feb2018.pdf>

Castellanos F (2002) Developmental trajectories of brain volume abnormalities in children and adolescents with Attention-Deficit/Hyperactivity Disorder. JAMA 288 ; 1740.

DGPPN : The Deuutche Gesellshaft fur Psychiatric, Psychotherapie und Nervenheilkunde. (https://www.dgppn.de/leitlinien-publikationen/leitlinien.html)

Nagata M, Nagata T & Inoue A et al. (2019) Effect modification by attention deficit hyperactivity disorder (ADHD) symptoms on the association of psychosocial work environments with psychological distress and work engagement. Frontiers in Psychiatry, 10 ; 166.

中島美鈴・稲田尚子 (2017) ADHDタイプの大人のための時間管理ワークブック. 星和書店.

中島美鈴・稲田尚子・谷川芳江他 (2019) 成人注意欠如・多動症の時間管理に焦点を当てた集団認知行動療法の効果の予備的検討. 発達心理学研究, 30 ; 23-33.

Prevatt F, Proctor B & Baker L et al. (2011) Time estimation abilities of college students with ADHD. Journal of Attention Disorder, 15 ; 531-538.

Poissant H, Mendrek A & Talbot N et al. (2019) Behavioral and cognitive impacts of mindfulness-based interventions on adults with Attention-Deficit Hyperactivity Disorder : A systematic review. Behavioural Neurology 2019 ; 1-16.

Scheres A, Miham MP & Knutson B et al. (2007) Vental striatal hyporesponsiveness during reward anticipation in attention-deficit/hyperactivity disorder. Society of Biological Psychiatry, 61 ; 720-724.

Sonuga-Barke E, Bitsakou P & Thompson M (2010) Beyond the dual pathway model : Evidence for the dissociation of timing, inhibitory, and delay-related impairments in Attention-Ddeficit/Hyperactivity Disorder. Journal of the American Academy of Child & Adolescent Psychiatry, 49 ; 345-355.

Valko L, Schneider G & Doehnert M et al. (2010) Time processing in children and adults with ADHD. Journal of Neural Transm, 117 ; 1213-1228.

Wilens TE, Biederman J & Spencer TJ (2002) Attention Deficit/Hyperactivity Disorder across the lifespan. Annual Review of Medicine, 53 ; 113-131.

Wennberg B, Janeslatt G & Kjellberg (2018) Effectiveness of time-related interventions in children with ADHD aged 9-15 years : A randomized controlled study. European Child & Adolescent Psychiatry, 27 ; 329-342.

Zimmermann M, Diers K & Strunz L et al. (2019) Listening to mozart improves current mood in adult ADHD : A Randomized Controlled Pilot Study. Frontiers in Psychology, 10.

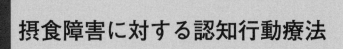

摂食障害に対する認知行動療法

Keisuke Kawai

河合　啓介*

I　摂食障害の概念

　摂食障害とは，拒食，過食後の嘔吐，下剤乱用などが持続し，意図的に体重を減少させる行動によって特徴づけられる疾患である。年齢と身長から期待される体重の正常の下限を下回る痩せをきたす神経性やせ症／神経性無食欲症（Anorexia Nervosa：AN）と，標準体重の範疇にある神経性過食症／神経性大食症（Bulimia Nervosa：BN）が摂食障害の中心疾患である。

　摂食障害の発症・症状の維持には，心理社会的背景・遺伝子学的因子・二次的に発生した身体的な症状など複雑な多因子が関与する（河合他，2020）。従来，精神疾患の分類に入れられていたが，最近，ANについては，2019年ゲノムワイド関連解析（GWAS／ジーバス：Genome Wide Association Study）の大規模研究の結果が発表され，精神疾患の遺伝子関与に加え，代謝異常調節が遺伝学的に寄与していることが明らかになった（Hunna et al., 2019）。つまりや痩せをきたしやすい遺伝的素因が，発症や症状の持続に関与している（河合他，2020；Hunna et al., 2019）。内分泌・代謝の遺伝的素因があるとはいえ，この疾患の治療は，その素因を患者さんや治療者が理解した上，精

神的な課題と身体合併症へのアプローチが主となる。本稿では，精神療法の一つである摂食障害に対する認知行動療法（CBT-E：Enhanced Cognitive Behavior Therapy）について述べる（Fairburn, 2008）。

II　摂食障害の認知行動療法のエビデンス

　英国のNational Institute for Health and Care Excellence（NICE）ガイドライン（2017）の摂食障害への認知行動療法の位置付けについてまず述べる。

　AN：成人ANに関しては，第一選択は英国オックスフォード大学のFairburn CGらが開発したCBT-E（2008），MANTRA（Maudsley Model of Anorexia Nervosa for Adults），さらにSSCM（Specialist Supportive Clinical Management）である〈National Institute for Health and Care Excellence（NICE），2017〉。子どもと思春期のANの第一選択は家族療法，第二選択はCBT-EとAFP（Adolescent-Focused Psychotherapy for Anorexia Nervosa）である。

　BN：成人のBNは，BN Focused Guided Self-Helpが第一選択，CBT-Eが第二選択である。子どもと思春期のBNの第一選択は家族療法，第二選択はCBT-Eである。このように，認知行動療法は有効性が証明された治療として幅広く推奨されている。

＊国立国際医療研究センター国府台病院心療内科
　〒272-8516　市川市国府台1-7-1

III 神経性過食症に対する認知行動療法の保険収載（精神科専門療法，2018）

わが国では，2018年4月1日より「神経性過食症に対する認知行動療法」の診療報酬算定が可能になった。この診療報酬申請には，当該療法に習熟した治療者が，厚生労働省による施設基準を満たす施設で，「摂食障害に対する認知行動療法CBT-E（Enhanced Cognitive Behavior Therapy）簡易マニュアル」（安藤他，2018）に従って認知行動療法を実施する必要がある。日本心身医学会，日本心療内科学会，日本摂食障害学会による三学会合同の「CBT-E簡易マニュアル運営ワーキンググループ」がCBT-Eの研修会を実施している。

IV CBT-Eの理念とその治療

1．Enhanced Cognitive Behavior Therapy（CBT-E）発展の歴史

1970年代後半から1980年代初めに英国オックスフォード大学のFairburn CGは，BNへの認知行動療法（CBT-BN）を開発・発表した。その改善率は50％程度であった。その後，治療の中断率や症状の再発率を改善し，摂食障害回復の妨げになり病状を持続させている要因を特定し，その維持因子の治療を中核としたEnhanced Cognitive Behavior Therapy（CBT-E）が2008年に発表された（Fairburn, 2008；切池監訳，2010）。BNの治療をCBT-Eの原法に忠実な方法で行った場合，他の治療法と比較して最も高い治療完遂率（85％）と寛解率（60％）となる。

2．CBT-Eの理論

CBT-Eは，摂食障害の重要な特徴とそれらを継続させる仕組みに対処するために考案されている。また，BNとANの精神病理は共通する部分が多く，またANとBNは，病状の経過によって病態が行き来するため，CBT-Eでは二つの病態を区別しないで，症状を持続させている精神病理の共通点に着目する。この治療プロトコールは，超診断的（Transdiagnostic）理論と呼ばれる。CBT-Eでは，摂食障害に固有で中心的な精神病理は，"体型や体重へのこだわりとそれらのコントロール"にあり，それ以外の摂食障害の症状の多くは，この精神病理に由来する二次的な現象と考える。

3．CBT-Eの特徴

従来使用する思考記録や正式な認知再構成法は用いない。患者さんが，治療開始時に，食行動問題の原因に現段階で取り組まないことに困惑しているなら，「それは概して必要ない」ことを伝え，「数年前に食行動問題の原因となった事柄は，もはやいまは関係ないかもしれないので，もし関連しているなら治療の後半で取り扱う」と説明する。CBT-Eは，他の疾患に用いられるCBTに比べて，患者さんが摂食障害の症状に対して"コントロールできるという手ごたえ感"を持つことの重要性が強調されている。摂食障害の患者さんは，体型や体重をコントロールすることで一時的な安心感を得ている。CBT-Eでは，摂食障害の症状をコントロールすることで安心感を得ることを治療者が援助する。

4．対象患者

CBT-Eは，主として外来治療で行う。低体重ではない患者さん（BMI $\geqq 17.5\mathrm{kg/m^2}$）は，20週間にわたり20セッションを行う。治療開始時の最初の時期（1カ月間）は，週2回のセッション，その後間隔を徐々に広げていき，半年間で修了する。CBT-EはBNだけではなくANにも有効であるが，低体重の患者さん（$15 \leqq \mathrm{BMI} < 17.5\mathrm{kg/m^2}$）には40週間にわたり40セッションを行う。

5．禁忌（すぐにCBTを導入することの禁忌）

BMI $15\mathrm{kg/m^2}$未満（欧米の基準であり，やせ型の多い日本人は変更可能である）。重篤な身体合併症，自殺の危険，重度のうつ病，持続

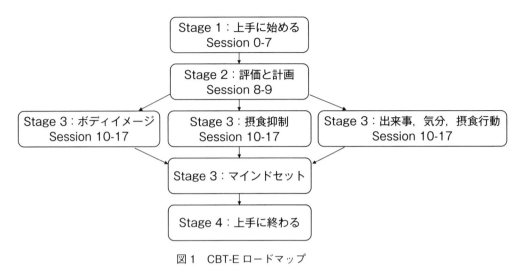

図1 CBT-E ロードマップ

的な物質乱用，死別や離婚など人生上の危機，妊娠，日常生活に支障をきたし解決できない課題がある場合，プロトコールにそった通院が困難，患者さんが治療に興味を示さない，重要な他者が治療の効果に懐疑的など，である。

6．CBT-E の治療プロトコールと種々の CBT-E

CBT-E のロードマップを図1に示す。治療プロトコールでの各 Stage の回数は以下である。

> Stage 1 － 8 回　週に 2 回
> Stage 2 － 2 回　週に 1 回
> Stage 3 － 8 回　週に 1 回
> Stage 4 － 3 回　2 週間に 1 回
> 再検討セッション 1 回　治療終了 20 週後

各セッションの時間は 50 分で，①患者さんと治療者が共同で行う体重測定，②進捗の吟味（モニタリングシートを通して），③アジェンダの設定，④アジェンダに取り組む，⑤宿題の確認とセッションのまとめを行う。

焦点版（20 セッション）が基本であり，大部分の患者さんに適している。拡大版は，より複雑な形式の CBT-E で，追加の戦略と手順が含まれている。次の問題の一つ以上を持っている患者さんのためにデザインされている。①病的な完全主義，②中核の低い自尊心，③著しい対人関係上の問題である。拡大版の使用可否は Stage 2 で決定する。若年版（17 歳以下）や強化版（入院患者さん用）もある。

7．治療の順番と段階

Stage 1：患者さんが治療に専念し，変化することを目標とする。それぞれの患者さんの食行動に合わせて，フォーミュレーション（病態図）を患者さんとともに作成する。これは，摂食障害の維持因子を示す図である。図2は，〈Ⅴ　症例の実際〉の章で用いた BN 患者さんフォーミュレーションである。この図を，治療初期に治療者とともに作成し，患者さんは症状から距離をとり，病態を理解，治療の対象を明らかになる。この図は CBT-E プロトコール中，治療者と患者に共有され，治療の進展が止まった場合に，この図に立ち返るようにする。また，食事内容や食行動等を記録したモニタリングシートを用いたセルフモニタリングにより，体型や体重へのこだわりに気付き，規則正しい食事の確立を目指す。

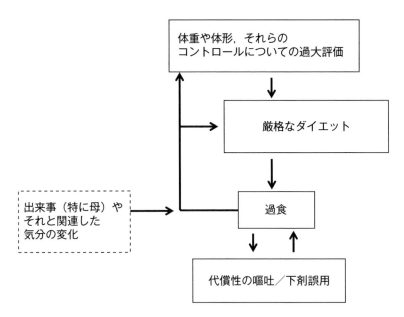

図2　神経性過食症のフォーミュレーション（本稿の事例）
摂食障害の維持因子の図式化。CBT-E では AN と BN を区別せず超診断的に治療を行う。AN, BN とも多くはこの図式
にあてはまる（AN では著しい低体重の項目が追加される）。AN:Anorexia Nervosa BN:Bulimia Nervosa
From Cognitive Behavior Therapy and Eating Disorders by Christopher G. Fairburn Copyright 2008 by The Guilford Press.

この Stage では，週2回のセッションを通じ
て，第一に取り掛かる課題は食事習慣に絞る。
フォーミュレーションに記されている他の部
分は多くは，その後（主に Stage 3）で取り
組む。この時期の週2回のセッションは患者
さんだけではなく治療者のエネルギーも必要
であるが，この短い期間に患者さんと治療者
が協力して食行動の問題に取り組み，長年患
ってきた摂食障害に対して早期の変化を患者
さんに実感してもらうことが重要である。

Stage 2：ここでの目的は Stage 1 での治療の
進行を評価をすることと，Stage 3 の計画を
作成することである。

Stage 3：摂食障害の維持メカニズムに取り組
む。この Stage が治療の中心である。本稿で
は a-d に分けて説明する。

a：ボディイメージ（体型と体重とこれらのコント
ロールに対する過大評価）

CBT-E 理論で「中核の精神病理」と表現され
る。この精神病理の別の表現型として，体形確認，

回避，肥満感，他の生活領域の過小評価がある。

〈体型・体重のこだわりに対する対処法の例〉
①患者さんが自覚する人生の中で重要に思う領
域を，スライスの大きさで示した円グラフを描
く。大きなスライスほど，患者さんに大きな影
響を及ぼしている（図3.1）。②摂食障害を有さ
ない健常者の一般的な円グラフ（図3.2）と比
較する。③体重や体型へのこだわりのスライス
が大きいと，その他の出来事が重要視できなく
なることを説明する。

b．摂食抑制

患者の食事規制が厳格でありすぎることを取
り上げる。

c．出来事・気分・摂食行動

食行動の変化につながった一連の出来事を再
現する。治療者はこのような悪循環を断つ行為
を支援する。ここでは，問題解決法も利用する。

d．思考様式

摂取障害の思考様式（マインドセット）のコ
ントロールを学ぶ。このモジュールの目標は，

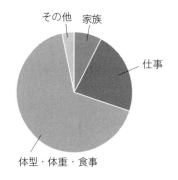

図3.1　円グラフ（患者A）

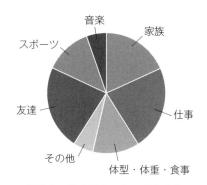

図3.2　摂食障害のない若年女性

図3　自己評価において生活領域の重要度を，各部分の大きさで示した円グラフ

図3.1 は典型的な摂食障害患者さんの円グラフである。自己評価はにおめる生活領域は，体型・体重，そのコントロールへの過大評価で大きく占有されている。その他の部分は過少評価され人生を楽しむことができない。図3.2 の摂食障害のない健康な若者が描く円グラフとは，大きく異なる。

From Cognitive Behavior Therapy and Eating Disorders by Christopher G. Fairburn Copyright 2008 by The Guilford Press.

摂食障害特有の思考（痩せた人を優先的に見つける等）や行動（極端な食事制限，自己誘発性嘔等）を，より健全で状況に適した考え方に自分自身で切り替えられるようにする。Stage 3 の終盤に行うことが多い。

Stage 4：治療を要約して変化の維持を確実にすることが目標である。治療終了の不安に対応し，治療は終わっても進歩は続くことを説明する。達成された変化は患者さん自身の努力によると強調し，再発のリスクを軽減する。

Ⅴ　症例の実際*

＊本例は幾つかの症例を組み合わせた架空事例である。

症例：20 歳代　女性
診断：神経性過食症
主訴：過食
病歴：母からの期待に応えようと中学生までは，ダンスを熱心に習っていた。周囲からは将来を嘱望されていたが，怪我で引退。その後体重は増加，クラスの男子から〈デブ〉と言われ「見返してやろうと思ってやせたら，周囲の態度が急に優しくなった」。18 歳から毎日複数回の過食・嘔吐，下剤を連日使用するようになる。現在の事務の仕事（非常勤）の休みがち。

受診時：身長 161cm　体重 52kg

初診時

患者さん：体重が増えたら，再び周囲に馬鹿にされそう。今は過食をしている時と体重が減ることが嬉しい。自分の性格では，周囲に溶け込めない。だから，痩せて可愛くなりたい。

評価と方針：やせ願望が強い。過食嘔吐だけ止めて，体重は低下させたいと願っている。嘔吐は不快な感情の解消ではなく，今は自動的に食べて，反射的に出てくるという。CBT-E の治療プロトコールに同意されたため，CBT-E を開始する。初回セッションでフォーミュレーションを共同で作成し，毎日のセルフ・モニタリングシートを開始する。体重は診察開始時に測定して，グラフに記載。治療中の体重の経過は図4 に示す。

以下に治療上，重要と思われる面接記録を抜粋して記載する。#は面接番号を指す。

Stage1

セッション＃ 2（2 週目）

（モニタリングシート＃ 2）体重 52kg

患者さん：体重は見たくないです（涙）

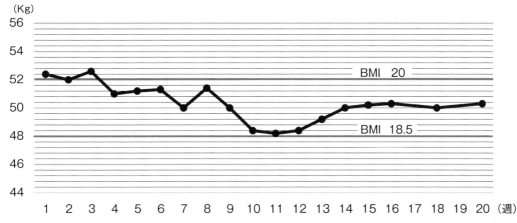

図4　症例の体重経過

BMI18.5kg/m² と 20kg/m² に事前に線を引き，体重はその間を維持するようにすすめる。受診時，体重測定後に患者
さんの前で記入する。

医師：少し心配そうですね。これはつらい作業
　　　かもしれませんが，得るものも多いです。思
　　　いきってやってみませんか？　それに自宅で
　　　毎日体重を測ることは，一喜一憂してしまう
　　　ので中止しましょう。一週間に一度ここで私
　　　と一緒に体重を測定しましょう。モニタリン
　　　グシートは，頑張ってつけていますね。食行
　　　動がよくわかります。

記録の吟味：記録していることを評価。小さな
　　　進歩を共有。

**アジェンダ：食事のリズム（規則正しい３回の
　　　食事と２回のおやつ）を取り戻す切っ掛けを
　　　つかむ。**

患者さん：胃が気持ち悪い

医師：（モニタリングシートを見ながら）朝食
　　　がブラックコーヒーだけなのは？　この食生
　　　活では胃が気持ち悪くなるかもしれないです。
　　　朝は，何でもよいので食べるようにしましょう。

患者さん：一度食べだすと，過食を止められな
　　　い，そういう自分が嫌です。意志が弱いのだ
　　　と思います。母に食事のこと指摘されると，
　　　イライラして過食してしまいます。

医師：意志が弱いというより，こだわりが強す
　　　ぎて，その結果，厳密なダイエットをしすぎ

ているのでは？　クッキーを食べた後，８時
間以上も食事の間隔を開けると，空腹感を自
覚して，それだけで過食を誘発します。これ
までのルールを破って，勇気をもって何か食
べてみましょう。また，過食を止めるために，
食事は寝室ではなく食卓でするようにしまし
ょう。改めて，脳に食事をする場所を認識さ
せることは大事です。課題は一つ一つ取り組
んでいくので，お母さんとの関係はあとで取
り扱いましょう。

患者さん：母との関係は気になっています。母の
　　　期待に応えることが，子どもの頃の喜びでした。

評価：体型への過度なこだわりがあり，厳密な
　　　食事コンロトロールを目指すことで，逆に，
　　　破たんしている。

Stage 2

医師：この一カ月で過食・嘔吐の回数や時間は
　　　減少しました。本当に大きな変化をなしとげ
　　　ましたね。このステージでは，これまでの変
　　　化を評価して，次の治療計画を立てましょう。

患者さん：ありがとうございます。先生にそう
　　　言っていただくと本当にうれしいです。

評価：定期的な外来通院やホームワーク（モニ

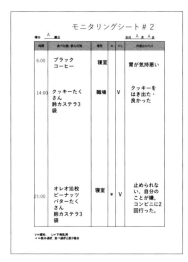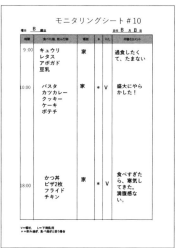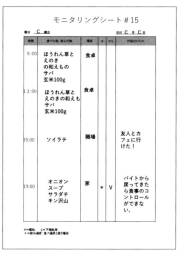

図5　セルフモニタリングシート

タリングシート）は着実に記録できている。これらの点も積極的に評価する。体型への過度なこだわりがあり，それが食行動異常に影響を与えている可能性がある。母の行動に容易に影響をうけることも明らかになった。フォーミュレーションと記録表を患者さんと共有して，食行動異常とこだわりの関係をフィードバックする。Stage 3では，体型への過度なこだわりをまず取り扱う。

Stage3

セッション#10～12（7～9週目）
（モニタリングシート#10）体重50kg

患者さん：一度食べだすと，相変わらず過食が止まらないです。食後に嘔吐しないとスッキリしない。自分は特技も無いので一般のヒトより特別に痩せていないとダメなんです。何度も体型確認をしてしまう。

アジェンダ：体型への過度なこだわり
「肥満感」を取り扱う

医師：食事をして，体重が少し増加した時に，どのような気持ちになりますか？

患者さん：自分の価値がないように思えます。昔，痩せたら，急に周囲が親切になった。

医師：なるほど。痩せたことは楽しい思い出に

もつながっているのですね。ただ，その楽しい思い出は長く続きしましたか？

患者さん：はい，うれしかった（涙）。でも短期間で，過食症になってしまいました。それは私の意志が弱いからです。

医師：意志が弱いのではなくて，目指す体重が厳し過ぎるように思えます。それに体重で完璧な理想を目指すのは，誰でも難しいです。

患者さん：なるほど，そうかもしれません。

医師：ところで，食後の不快な感情は，過去の思い出とつながっているようです。それは本当につらい体験だったでしょう。ただ，一歩引いて考えれば，いまは，いじめを受けているわけではないのです。この不快な感情はどのような時に強くなりますか

患者さん：そうですね。友達の集団の中で，孤立したりすると……強くなるような。

医師：いつも自覚しているわけではないし，その不快な感情は，環境で変動することが多いようです。

患者さん：言われてみるとそうですね。家に帰ってペットと過ごしていると減ります。

医師：この問題は，引き続き相談しましょう。嘔吐は次の過食を誘発しますので，段階的にでもよいので減らしていきましょう。一度失

敗しても努力は続けてください。

評価：完璧主義の傾向がある。また，ネガティブな体験が，体型のイメージと結びついているが，この二つは分けて対応するように進める。

セッション＃13（10週目）　体重 48.4kg

患者さん：痩せていないと，私は周囲から大切にされない。不快な気分になると，嘔吐してしますし，体型を何度も鏡を見て確認します。体重計にも何度も乗ってしまいます。太ももの太さが気になって，短いスカートはとても身に着けることはできません。

アジェンダ：体型への過度なこだわり
「体型確認」を取り扱う

医師：長期的な広い視野で見ると，あなたの食行動の問題を解決することよりも重要なことです。いまは，体型が気になるかもしれませんが，長期間な見通しで，変化すると良い点を一緒に考えましょう。

患者さん：頭では，変化した方がが良いとわかってはいるのですが……。

医師：少し変な質問かもしれませんが，何度も鏡を見て何を知ろうとしているですか？

患者さん：昨日より足が太くなったか，お腹がでたかなど……。

医師：体重は水分で変動するので体型を頻回に確認しても，得るものは少なく不安が増強するだけです。思い切って体型を確認する回数を減らしてみませんか。最初は不安で嫌な感じがあるかもしれませんが，続けていると段々楽になります。

患者さん：うーん　できるかわかりませんが，やってみます。でもとっても怖いそう。

医師：そうですね。私があなたを助けながら少しずつ進めていきましょう。

セッション＃14（11週目）　体重 48.2kg

患者さん：体型を確認することは，減らしています。過食の回数も減って，時間ができました！　でも，私は過食以外に他の楽しみが見

つけられないです。

アジェンダ：体型への過度なこだわり
「他の領域の過少評価」（図3）

医師：体型へのこだわりが，円グラフの中で大きいと，他のことに興味が向かなくなります。外見で自分を評価することは，本当に正しいのでしょうか？　例えば，あなたの友人の中で体型以外で尊敬できる部分を持っている人がいれば，どの部分が良い点か探しましょう。

患者さん：私は，思いやりがある人が好きです。でも私は特技がないので痩せてないとダメと思っていました。でも，この治療を受けて，過食の頻度が減って，時間と心に余裕ができました。先日，あるイベントに出たら，そこで趣味の合う彼ができました。その人には，気を遣わず接することができる。楽しいと思える時間が出てきました。

評価：食行動異常が改善した結果，対人関係に変化が表れつつある。本人はあまり自覚していないが，数年間続いていた，食行動異常は，大きく改善している。

セッション＃15〜16（12〜13週）
（モニタリングシート＃15）

患者さん：先生は良くなってきたと褒めてくれますが，それでも時々過食・嘔吐があります。ただ，体型を中心に生きてきたけれど，それは無理かなと思うようになった。気持ちは自分楽です。

医師：それは良かったです。欠点探しも減ってきましたね。痩せは一時的に気分をよくしますが，それは長続きしないです。趣味など他のことに目を向けましょう。

アジェンダ：残遺過食への対応

過食分析を行う。①規則を破る（不規則な食事），②アルコール等による脱抑制，③摂取量の低下，④外的な気分や嫌な出来事よる誘発，を説明。

患者さん：アルコールは止めて，ノンアルコールビールにして，バイト先の飲み会を乗り切

れました。過食が良くなってきたので，母と
の関係は改善しました。最近は，病気を治す
応援をしてくれます。
評価：低い自己評価は，治療とともに自然に改
善傾向にある。

セッション＃ 17（14 週目）体重 50kg
患者さん：もう割り切っているはずですが，以
前のダンス仲間が舞台で活躍したり，母から
少し批判的なことを言われると，過食したく
なります。
アジェンダ：思考様式の切り替え
　　　　　　（マインドセット）
医師：友人の活躍を見たり，お母さんから気に
なることを言われると，摂食障害の考えに戻
ってしまいそうな危険にさらされることがあ
ります。早目に気付いて，一緒に対応しまし
ょう。
評価：Stage 4 へ。モニタリングシートの記入
も終了。

Stage 4
　セッション ＃18（16 週目）体重 50.3kg
アジェンダ：現実的な課題を持つ
　　　　　　ぶり返しに対処するための
　　　　　　計画を立てる
患者さん：ダンスはもう一度始めたいです。で
も趣味にします。母には，意見が合わないと，
反論しています。自分のできることを探して，
家族に恩返しがしたい。過食は，最近ないです。
医師：あなたは，この半年間とても頑張りまし
たね。そして大きな変化を成し遂げたと思い
ます。わかっているかもしれないですが，外
来が終了後も規則正しい食生活が重要です。
評価：家族間の課題や低い自己評価は残存して
いるが，自然に改善することにも期待して
20 セッションで予定通りに終了。

Ⅵ　まとめ

認知行動療法は摂食障害に対してしして有効性

を示すエビデンスが多数報告されている。その
中でも，CBT-E はガイドラインで神経性やせ
症および神経性過食症に対する第一選択，第二
選択に位置付けられている。CBT-E は摂食障
害の維持因子を体型や体重，そのコントロール
についての過大評価であると考え，その摂食障
害固有の精神病理にアプローチする。CBT-E
は研修などを受け，原法に従いニュアルに添っ
て治療を行うことが必要である。

謝辞：数年間にわたり，適宜症例のスーパービジョン
していただいている Oxford 大学・Yale 大学 Zafra
Cooper 教授に感謝します。

文　献

安藤哲也・河合啓介・須藤信行他（2018）摂食障
　害に対する認知行動療法 CBT-E 簡易マニュアル
　（http://www.edportal.jp/pdf/cbt_manual.pdf）
　平成 29 年度国立研究開発法人国立精神・神経医
　療研究センター　精神・神経疾患研究開発費研究
　事業「心身症・摂食障害の治療　プログラムと臨
　床マーカーの検証」
Fairburn CG（2008）Cognitive Behavior Therapy
　and Eating Disorders. The Guilford Press.
Fairburn CG 著／切池信夫監訳（2010）摂食障害
　の認知行動療法．医学書院．
Hunna JW, Zeynep Y, Laura MT et al.（2019）
　Genome-wide association study identifies eight
　risk loci and implicates metabo-psychiatric
　origins for anorexia nervosa Nature Genetics
　VOL 51 AUGUST；1207-1214 . www.nature.
　com/naturegenetics
河合啓介・藤本晃嗣・杉山真也（2020）摂食障害
　を精神・代謝調整異常疾患として考える．こころ
　ろの科学，209；38-41 .
National Institute for Health and Care Excellence
　（NICE）（2017）guideline[NG69]. Eating
　disorders: recognition and treatment. https://
　www.nice.org.uk/guidance/ng69
精神科専門療法　診療報酬点数早見表（2018）［医
　科］2018 年 4 月現在の診療報酬点数表；596-
　597 . 医学通信社.

睡眠障害における認知行動療法

Isa Okajima
Yuichi Inoue

岡島　義*1，井上雄一*2

I　はじめに

　現在，睡眠障害の中で最も有効性が明らかに
なっているのが不眠症に対する認知行動療法
（CBT-I）である。アメリカ心理学会（APA）
の Division 12 （https://www.div12.org）では，
CBT-I が不眠症に対する強いエビデンスがある
ことを明らかにしている。また，アメリカ内科
学会やヨーロッパ睡眠学会のガイドラインでは，
不眠障害に対する第一選択治療として CBT-I
の実施が推奨されている（Qaseem et al., 2016;
Riemann et al., 2017）。わが国では，薬物療法
が無効もしくは部分寛解の場合，および休薬す
る際の併用療法として CBT-I の実施を推奨し
ている（三島，2014）。また，CBT-I によって
睡眠薬の長期服用者の減薬についても一定の促
進効果が期待できるし（Takaesu et al., 2019），
精神疾患や身体疾患に伴う不眠症の改善および
精神／身体症状の軽減効果も期待できることが，
メタ分析によって示されている（Okajima &
Inoue, 2018）。本稿では，CBT-I について中心
に紹介するとともに，薬物治療の効果と CBT-I
との棲み分けについて解説する。

＊1 東京家政大学人文学部心理カウンセリング学科
　〒 173-8602　板橋区加賀 1-18-1
＊2 東京医科大学睡眠学講座／公益財団法人神経研究所／睡
　眠総合ケアクリニック代々木
　〒 151-0053　新宿区西新宿 6-7-1

II　不眠の経過

　一般的に，不眠は図1のような経過をたどる
（岡島，2019）。もともと不眠になりやすい特徴
として，性別（女性の方が罹患しやすい），性
格特性（心配性，完ぺき主義など）などが指摘
されているが，そこに何らかの刺激（一般的に
はストレス）が加わると，人は過覚醒反応が生
じる。これは，危険信号を察知した際の適応的
な反応で動物全般に備わっている能力であり，
2〜3日間はほぼ眠れない状態になる。物理的
に眠れないため，日中の機能障害も伴うが，時
間経過とともに不眠症状は落ち着いてくる（短
期不眠障害）。

　これらの不眠症状は心身ともに疲弊させるた
め，不眠に対して恐怖感を抱くようになってし
まうと（不眠恐怖の形成），①生理学的問題，
②行動的問題，③注意・認知的問題によって不
眠症状が維持され，慢性不眠障害へと発展する。
慢性不眠障害の診断基準は，週3日以上続く夜
間の不眠症状（入眠困難，睡眠維持困難，早朝
覚醒）とそれによる日中症状（疲労感，集中
力・記憶力低下，気分の低下など）が，3カ月
以上存在することと定義されている（Ameri-
can Academy of Sleep Medicine, 2014）。つま
り，慢性不眠障害は，夜間の不眠症状だけでな
く，それによる日中機能の障害が持続して認め

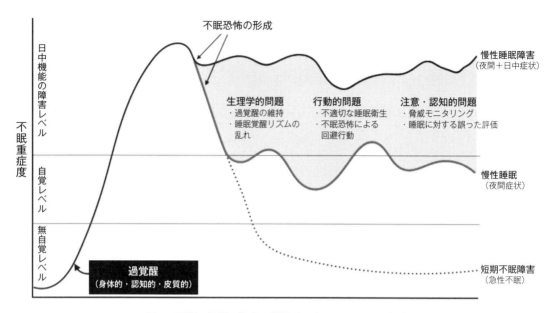

図1　不眠の経過：発症と維持（岡島，2019 より引用）

られる疾患である。かつては，不眠症のサブカ
テゴリーは発症背景に準じて分類されていたが
（生理学的要因，精神疾患，心理学的要因，薬
理学的要因など），その進展過程と日中機能へ
のインパクトには，背景による差異が無いこと
から，国際睡眠障害分類（international classi-
fication of sleep disorders）第三版ではこのよ
うな背景による分類は撤廃されている。

1．生理学的問題

　不眠恐怖の形成によって，夜になると緊張し
たり，脳の興奮が治まらないといった過覚醒状
態が維持されてしまう。また，不眠恐怖から眠
れなかった日の翌日の活動を制限したり（予定
をキャンセルする，運動不足，朝日を浴びない
など），寝床に長い時間横になっていたりする
と，睡眠覚醒リズム（ホメオスタシス，概日リ
ズム）が乱れて，夜間症状が悪化してしまう。

2．行動的問題

　通常，人は睡眠時間（実際に寝ている時間）
と臥床時間（寝床に入っている時間）の比率は

85％以上に保たれている。また，アルコール
やカフェイン，ニコチンの摂取によって，睡眠
は妨害されるため，寝る直前の摂取は避ける方
が良い。これらを睡眠衛生というが，眠れない
日が続くと，少しでも長く横になっていようと
して臥床時間が延長する。また，寝るためにア
ルコールを摂取したり，緊張を解そうと寝る前
にたばこを一服したりする。このような不適切
な睡眠衛生は不眠症状を維持させてしまう。ま
た，不眠恐怖を軽減しようと，さまざまな行動
をすることがある。たとえば，中途覚醒時に時
計を見て時間を確認したり，寝つけない時に，
寝床で TV を見たりスマートフォンをいじった
りする。このような回避行動は，不眠恐怖を一
時的に軽減するものの，不眠恐怖の解消にはつ
ながっておらず，不眠症状の維持要因となって
しまう。

3．注意・認知的問題

　いったん不眠恐怖が形成されると，これまで
は意識もしていなかったような不眠に関連する
さまざまな刺激に注意が向きやすくなる。例え

ば，頭重感，だるさ，筋緊張，動悸といったような身体感覚，室内・室外音（時計，車の音など），寝具への違和感（枕の高さやベッドの寝心地など）に対して神経質になる。また，これに伴って，「今日はもう眠れないかもしれない」，「起床時刻まであと数時間しかない」，「頭痛も仕事のミスも眠れないせいだ」といったような思考が浮かびやすくなり，「ちゃんと眠りたい」「今晩は疲れたから眠れるだろう」といった希望や期待が高まるとさらに眠れているかどうかに注意が向きやすくなってしまう。

　これらの問題によって不眠症状は慢性化してしまうが，日中の機能障害を伴なわず，夜間の不眠症状のみを訴えるケースもある。いったん慢性不眠障害に至った者が自然回復するケースは少なく，慢性不眠障害か日中機能障害を欠いた慢性不眠のまま維持されるケースが多い（Morin et al., 2009）。日中機能の障害は，不眠恐怖に加えて，物理的に個人にとって必要な睡眠時間が短くなっている可能性が高い一方で，日中の機能障害を伴っていない場合は，不眠恐怖によって主観的には不眠感を訴えるが，物理的な睡眠時間は足りている可能性が高い。つまり，慢性不眠は一種の不安症のような状態と言えるだろう。

　このように，不眠症状はいくつかの経過をたどる。短期睡眠障害であれば，時間の経過とともに不眠症状は沈静化していくため，正確な知識提供を行い，不眠恐怖の形成につながらないようにすることが大切である。一方で，いったん不眠恐怖が獲得されると，さまざまな問題によって不眠症状が維持されてしまう。こうなると自然寛解の見込みは低下するため，CBT-Iや薬物治療といった積極的な介入が必要となる。

Ⅲ　CBT-I の実際

　上述した不眠の経過と発症・維持要因を踏まえて，CBT-I を提供する前には，患者の睡眠状態の評価と本人が抱えている問題についてのケースフォーミュレーションが行われる。CBT-I

では，環境（人間関係や生活環境，過去の経験）の中で維持されている不眠の問題を，行動（振る舞いや態度），認知（その時々の考え方や考え方のスタイル），感情（落ち込みや不安など），身体（身体症状）といった観点から構造化して理解する。集めた情報をもとにケースフォーミュレーションを行い，治療方針を決定する。その後のセッションでは，治療方針に基づいて下記の技法が実施され，毎回ホームワークが設定される。睡眠日誌や自記式尺度を用いながら治療効果を確認し，効果が十分に得られない場合は，ケースフォーミュレーションをやり直す。

　CBT-I の標準的な技法としては，睡眠ダイアリーによるセルフモニタリング，睡眠教育，睡眠衛生教育，漸進的筋弛緩法，睡眠スケジュール法，認知的介入がある（日本睡眠学会教育委員会編，2020）。ここでは，各治療技法の特徴を紹介し，上述した三つの問題に合わせた提供方法について説明する（図2）。

1．セルフモニタリング

　不眠症患者は，眠れなかった日のことは鮮明に覚えていても，眠れた日のことはあまり覚えていないことが多い。また，「眠れないと支障が出る」と思い込んでいる場合もある。そこで，CBT-I では，はじめに，睡眠ダイアリーを用いて毎日の生活と睡眠状態，生活の支障度などについて記録を取ってもらう。それを用いることで，思い込みやとらわれている事象（注意・認知的問題）に気づきやすくなる。

2．睡眠教育

　睡眠に関する正しい知識を持つことは，現在の睡眠状態の適切な評価につながる。また，ノーマライゼーションとしても重要な役割を担う。そのため，睡眠教育では，睡眠の基礎メカニズムである「疲れたら眠るリズム（ホメオスタシス）」，「夜になったら眠るリズム（概日リズム）」，「体温が下がったら眠るリズム（深部体温）」の

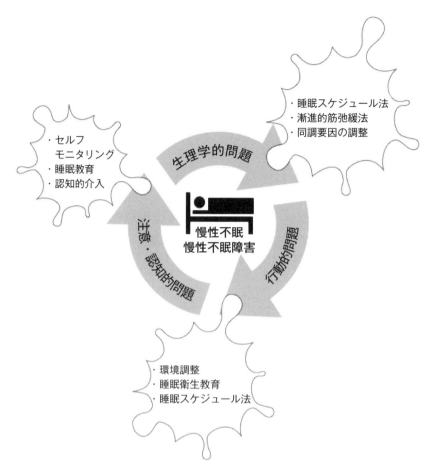

・睡眠スケジュール法
・漸進的筋弛緩法
・同調要因の調整

・セルフ
　モニタリング
・睡眠教育
・認知的介入

生理学的問題

注意・認知的問題

行動的問題

慢性不眠
慢性不眠障害

・環境調整
・睡眠衛生教育
・睡眠スケジュール法

図2　慢性不眠・慢性不眠障害を維持する三つの問題とそれぞれに対する治療法
（岡島，2019 より引用）

説明，一晩の睡眠段階（ノンレム睡眠，レム睡眠）の変動と加齢による睡眠内容の変化，図 1 に示したような不眠症状の経過と維持要因，さらには，覚醒度を高めてしまう環境要因（たとえば，寝床で時計を見る）などについての情報を提供し，新しい習慣を獲得するための手段を考える（環境調整）。

　提供する際のポイントとしては，心理師が淡々と話すのではなく，患者の現在の睡眠習慣や生活習慣が睡眠改善にとって良いかどうかを，基礎メカニズムの観点からともに検討していく姿勢を示すことである。こうすることで，患者は誤った知識に基づく思い込み（認知的問題）

に気づき，生活習慣・睡眠習慣を正しい方向に修正しやすくなる。また，概日リズムが乱れている（後退，もしくは前進）患者には，光の浴び方や食事の取り方などの同調要因についてより詳しく説明し，日常生活での調整を図るとよい（生理学的問題）。

3．睡眠衛生教育

　これまでの研究によって明らかにされてきた睡眠妨害要因について説明するものである。具体的には，カフェイン，ニコチン，アルコールなどの刺激物の影響，運動や食事などの習慣の影響，光や音などの環境の影響について，現在

の患者の生活習慣と照らし合わせながら説明していく。睡眠衛生が不適切なために不眠症状が出現している場合（行動的問題）は，睡眠衛生教育がとても大事になる。

４．漸進的筋弛緩法

不安や緊張と相反するリラックス状態を作り出すことで，質の高い睡眠を促すことを目的とした治療技法である。具体的には，身体の各部位（手，腕，肩，腹部，背部，脚，など）に8割くらいの力を入れて抜くことを繰り返していく。慢性不眠障害の患者は，昼夜問わず過覚醒状態が持続していることが明らかにされているため，その鎮静を目指して就寝前や日中に実践してもらう。

５．睡眠スケジュール法

これは，臥床時間を制限することで，「疲れたら眠るリズム（ホメオスタシス）」を整え（生理的問題），さらには，「寝床＝覚醒」という条件づけを解除する（行動的問題）ことで，睡眠の質を高めることを目的とした治療技法である。CBT-I の中核技法であり，もっとも治療効果が高いが，患者のドロップアウトも高い「諸刃の剣」である。先に示した睡眠ダイアリーを利用し，1週間の平均睡眠時間／平均臥床時間の比率が85％以上になることをめざす。

６．認知的介入

上記2〜5は，考えたくても寝てしまう身体づくりを行う方法である。慢性不眠・および慢性不眠障害の患者は，「寝床に横になると，いろいろと考えが浮かんできてしまう」と訴えることが多い。これは，「卵が先か鶏が先か」問題であり，考えているから眠れないのか，それとも眠れないから考えてしまうのかが分からない。そのため，まずは，考えたくても寝てしまう身体づくりを優先し，それでも考えて眠れないという訴えが残るような場合に，認知的介入を行うと良いだろう（認知的問題）。具体的

には，うつ病の認知療法で行うような認知再構成法（コラム表）を用いたり，心配ごとをする時間を1日30分程度に制限し，その時間には，心配ごとへの問題解決策を徹底的に紙に書き出すといった方法がある。

Ⅳ　治療技法を実践する際の「コツ」

睡眠衛生教育はあまりにも一般的な知識であるため，それを「しなさい」と言われると患者は感情的になったり，端から「それはもう知っています」という態度になる可能性が高い。そのため，睡眠衛生教育は「確認程度に教えてください」という姿勢を示すと受け入れられやすい。

睡眠スケジュール法の実施に関しては抵抗を示す患者は少なくない。例えば，午前0時に入床して入眠に2時間を要し，起床が午前8時の不眠症患者の場合（実際の睡眠時間は6時間），就床時刻は起床時刻から睡眠時間である6時間を引いた午前2時となる。上述の話し合いの中で「午前2時の入床は遅すぎて，不安で眠れそうにもない」と強い抵抗を訴える者の場合には，設定した就床−起床時刻（6時間）の緩和は行わず，設定した就床−起床スケジュールをどの時間帯であれば実施可能かについて話し合う。ポイントは，患者に就床−起床時刻を選択してもらうことであり，臥床時間は絶対に変更しないが，設定時刻は患者が選んで良いという姿勢を示すのである。患者自身が決定することで，ホームワークを継続する確率は上がる。それでも睡眠スケジュール法の実践が進まない場合や，睡眠スケジュール法を実施したとしても日中の眠気の改善がみられない場合には睡眠スケジュール法の原則を緩め，臥床時間を長めに設定したり，日中の仮眠（30分以内）を許可する場合もある。

Ⅴ　CBT-I の実施形式

対面形式　個人形式と集団形式がある。個人形式としての実施が一般的であり，1回60分程度で合計4〜6回で行われる。セッション間隔

は，研究の場合は 1 週間間隔で行われることが一般的だが，一般臨床では，2 〜 4 週間の間隔で行われることが多い。集団形式は 1 グループ 6 名程度で構成され，1 回 90 分，週 1 回，合計 8 セッションで実施させることが多い。また，リーダー 1 名（認知行動療法の専門家），サブリーダー数名で進められる。

セルフ・ヘルプ形式　患者自身が CBT-I に関するワークブックやインターネットを利用して不眠症の改善を図るものである。これまでの報告では有効性が高いことが明らかにされている。最近では，スマートフォンアプリなどの情報通信技術（Information and Communication Technology：ICT）を活用した CBT-I の有効性についても報告されている（Espie et al., 2018 ; Okajima et al., 2020）。

Ⅵ　実践例

以下に，症例に対する CBT-I の実例を紹介する（岡島，2017）。

症例：パニック障害の既往歴を持つ慢性不眠障害患者（50 歳代，男性）

主訴：中途覚醒を何とかしたい，服薬を止めたい。

受診に至るまでの経過

患者の発言：「　」，セラピストの発言：＜　＞

若い頃はどこでも眠れていたが，X-1 年前くらいから，夜の 2，3 時に必ず一度目が覚めてしまうようになった。たいていは比較的すぐに寝つけるのだが，たまに，再入眠に時間がかかる時もある。仕事は自営業で一人でやっており，忙しくなると，明日のことについてあれこれ考えてしまって眠れなくなる。翌日の仕事（営業）の開始時間が早い時には寝坊するのが怖いので，中途覚醒後には，寝床を離れて起きているとのことだった。もともとお酒（三合以上／日）を飲む習慣があり，最近は，飲酒（三合以上／日）＋睡眠薬を飲んでいれば眠れているし，4 時間眠ればしゃきっとする。仕事が楽な時は，睡眠薬だけでも 4，5 時間は眠れる。ただ，服薬しても中途覚醒は変わらない。特に，繁忙期は頭が興奮しているような感じがする。最近は，仕事でうまくいかないことが重なり，就床後にいろいろと考えてしまうことが多かった。そのせいか，寝つきも悪く途中で何回も目が覚めてしまっているため，X 年 7 月に B クリニックを受診し，医師の勧めで同年 8 月にカウンセリング開始となった。

［ここ最近の睡眠状態］

23 〜 0 時に就床 → flunitrazepam（2mg）1 錠服用 → 読書 → 寝つきに 30 〜 60 分 → 2，3 時頃に覚醒 → 眠れるときと眠れないときがある（眠れないときの方が多い）→ 5 時ごろ覚醒 → 5：30 頃起床

治療経過

（月 1 回，1 回 50 分のカウンセリング）

#1（インテーク面接）

上記の点についての聴取を行った。患者は，こちらの質問に対して丁寧に的確に答え，会話の中で笑顔も見られた。仕事への責任感が強く，すべてのことを把握しておきたいという完ぺき主義傾向も認められた。パニック障害や不眠症を患ってからは，「あまり考え込まないようにしよう」と割り切る練習をしている（本当は完ぺきが良いと思っている）。〈パニック障害や不眠症が出たってことは，『このままのペースで続けて行くのは無理だ』という身体からのSOS だったのかもしれませんね〉と伝えると，真顔で頷いていた。

どのような人生を送れたら良いかを尋ねると，家族や友人関係の充実よりも，「仕事を全うしたい」という気持ちが強いとのことだった。そこで，〈今は，楽しく仕事を出来ていますか？〉と尋ねると，「できれば辞めたいぐらいだ」と矛盾する発言が見られた。この発言に対して，〈ん？仕事を全うしたいという気持ちなのに辞めたい……？〉と尋ねると，「仕事は一生続けたい気持ちが強いが，これまでのペースで行くとまた体調が崩れてしまうんじゃないかと。『それで本当にいいのか？』という気持ちが強

く，まずは睡眠がよくなればと思っています。そのために仕事が弊害になるくらいなら辞めてもいいかなと」ということであった（ホームワーク：睡眠日誌の記録）。

[見立て]

加齢からくる中途覚醒の増加，あるいは飲酒による中途覚醒の増加が考えられた。また，対人緊張が強いことも報告されており，仕事の前日は眠れないという過覚醒も中途覚醒と関係している可能性が考えられた。これまでの病歴（パニック障害，不眠症）から，従来通りのペースで仕事をしていくことへの心配を抱えており，睡眠の改善によって昔のような仕事のペースに戻れると信じている様子であった。にもかかわらず，これまでの取り組みは，睡眠改善には至っておらず悪循環に陥っていると推察された。そこで，睡眠覚醒リズムに関する知識提供，および患者の行動変化を生むために，患者の思い込み（自己ルール）に対する確信度を下げることを目的としたやりとりを行った。

#2

この1カ月は繁忙期ではなかったため，睡眠にはあまり困らなかったという。また，自身の判断でflunitrazepam（2mg）を半錠にしてみたという。「でも睡眠が浅くなってしまい，もとの量に戻しました。やっぱり飲まないと眠れないんですかね」と言うので，〈薬のリバウンドが出たんですかねぇ〉と言うと，驚いた表情をする。そのタイミングで，減薬による反跳性不眠について説明すると，とても納得し，減らし方を医師と相談してみることとなった。また，〈実は，減薬の成功率を高めるための秘訣があるんですよ〉と小声で伝え，就床−起床時刻の短縮（睡眠スケジュール法）と朝日を浴びることについての知識教育を行った。

また，#1でのセラピストの発言（パニック障害と不眠症は身体のSOS）という言葉がとても心に残ったと述べており，「仕事の仕方を変えていこうと思えるようになりました。その中で不眠症を改善していければ」と報告された。

そこで，不眠症の悪循環の図（日本睡眠学会教育委員会編，2020）を見せながら，短期的な結果と長期的な結果の違いについて説明し，カウンセリングではポジティブな長期的な結果を得ていくための手段を提案していくことを説明した。

#3，4

#2でホームワークとした睡眠スケジュール法，朝の散歩，夕方のジョギングによって中途覚醒時間と中途覚醒回数が軽減してきたと報告された。#3では漸進的筋弛緩法を行ったが，#4では，筋弛緩法によって人前で話すことの緊張が軽減したという。これまでは人と会う約束のある前夜は緊張していたが，「まあ，なんとかなるんじゃないかと思えるようになった」と報告された。また，「不眠の悪循環の図に出てきた『人生を楽しめない』というフレーズにハッとさせられた」と言う。「あれから，これまでの人生を振り返るようになり，仕事一辺倒で本当に楽しんでいたのかと考えるようになった。もっと家族といる時間を大切にした方が良いのではないかと思うようになった」とのことで，「そのことに気づけたのは良かった」という。〈もうすぐ死ぬなという時に，後悔するのは嫌ですもんね〉というと，「本当にそうですね」と返答された。

#5

（漸減法開始；flunitrazepam（2mg）3/4錠）

筋弛緩法は対人緊張をほぐすのに良く，継続して行っているという。ここ数カ月は，不景気の影響で仕事依頼が減っており，将来に対する不安と心配が強くなっているという。どのようなことが心配なのかについて詳しく聴いた後，〈でもまあ，自営業されていれば仕事が減ることに心配するのは当然で，逆に心配しない方が異常ではないですか？〉というと，笑いながら「確かに。それもそうですね」と納得した様子であった。

また，これまでの睡眠日誌の記録を見ながら，〈不安とか心配が強い時期なのに，睡眠は改善

— 131 —

傾向で減薬もできたとなると，そっちの方がすごい気がしますけどねぇ〉と下向き加減でほそぼそつぶやくように言うと，「あぁ。確かに以前だったら絶対に睡眠が乱れていました」と気づいた様子であった。最近は自主的に飲酒量も減らしていると言うことであったため，〈是非，睡眠と関係があるかないかをチェックしてみてください〉と伝えた。

＃6

（flunitrazepam（2mg）1/2錠）

調子はよく，減薬しても中途覚醒が減っているとにこにこしながら報告された。また，仕事依頼も少しずつ増えてきており，「このままのペースで続けて行けば問題ないと思う」とのことであった。そこで，これまでのカウンセリングの振り返りを行うとともに，カウンセリングを受けて良かった点について尋ねると「人生が楽しめていないというフレーズがとても心に響きました。あと，パニック障害や不眠症は身体のSOSだという先生の言葉もです。仕事は身体と相談しながら進めていって，家族との時間も増やしていこうと思っています」と述べられた。カウンセリングを終結しても大丈夫であると判断したが，患者はまだ一人で取り組むことに迷いがあるように見えたため，〈カウンセリングは1カ月に1回，しかも50分程度しかないので，この状態の安定感は，患者の日頃の取り組みの方が説明がつきますよ。まあ，でもまだ心配だというのであれば，予約だけ取っておいて，問題なければキャンセルしちゃってもいいですよ〉と述べると同意された。1カ月後のカウンセリングは，5日前にキャンセルの連絡があった。

Ⅶ　認知行動療法と薬物療法の関係 —どう使いこなすか？

CBT-Iの有用性は全世界的に認知されているものの，労力と所要時間，現在医療保険収載されていないという問題点があるため，すべての症例の治療がCBT-Iからスタートされるわけではない。一部の睡眠専門医療機関を除くと睡眠薬治療が先行されることが圧倒的に多く，これに対して抵抗性（難治性）の症例にCBT-Iが適用される例が多いようである。つまり，現時点でわが国においては，CBT-Iは薬物療法との併用ないし薬物療法からの代替治療として用いられる存在と考えて良い。しかしながら，CBT-I単独実施が良いのか，両者を併用すべき時はどのようなケースなのか，いろいろ考えさせられるケースは多いのである。

1．CBT-I単独？薬物と併用？

まったく未治療の慢性不眠障害患者がCBT-Iを希望して来院した場合には，なるべく薬剤を併用しないでCBT-Iを実践したいという希望があるケースや，過去に睡眠薬治療によって副作用を自覚した経験がありこれに対して拒否的なケースを除くと，両者の併用治療は問題ないと思われる。実際，併用治療でスタートする方が初期効果は良好なことが多い（Morin et al., 2014）（図3）。しかしながら，併用のメリットは治療経過を追うにつれて消えていくようにみえる。なので，症例の苦痛感が軽減して薬剤の減薬・中止が軌道に乗ったら，薬剤を無しにしてCBT-I単独にすることを考えて良さそうである。不眠治療の長期効果について，睡眠薬とCBT-Iの比較を行った研究は乏しいので断言はできないが，CBT-Iは再発予防に優れているし（Morin et al., 2009），睡眠薬の長期連用は耐性・依存形成リスクを有するので（Murakoshi et al., 2015）睡眠薬の長期連用は避けたほうがよさそうである。なお，慢性不眠症例の中には，自分が実際には夜間眠っていたことを自覚できない逆説性不眠と称される病態を呈するケースが散見されるが（Rezaie et al., 2018），これに対しては睡眠薬はほとんど無効と考えられるので，CBT-I単独で治療した方が得策である。

睡眠薬治療とCBT-Iを併用する際に注意すべきなのは，患者が睡眠薬の効果に過度の期待を抱いてしまい，CBT-Iによる改善過程をじっ

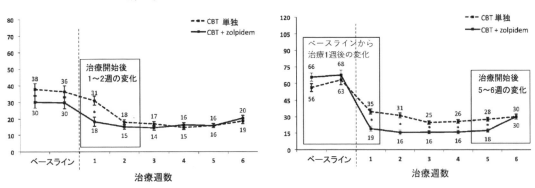

図3　CBT 単独群と zolpidem 併用群の週毎の睡眠指標改善度変化の比較
（Morin CM et al., 2014 より改変）

表1　AASM の clinical practice recommendations と GRADE の各要素

治療薬	推奨	推奨のレベル	エビデンスの水準	利点と短所の関係
Orexin 受容体遮断薬				
Suvorexant	成人の睡眠維持障害	弱い	低い	利点が短所を上回る
BZD 受容体作動薬				
Eszopiclone	成人の入眠障害と睡眠維持障害	弱い	とても低い	利点が短所を上回る
Zolpidem	成人の入眠障害と睡眠維持障害	弱い	とても低い	利点が短所を上回る
BZDs				
Triazolam	成人の入眠障害	弱い	高い	利点と短所が同等
Melatonin 受容体作動薬				
Ramelteon	成人の入眠障害	弱い	とても低い	利点と短所が同等
四環系抗うつ薬				
Trazodone	入眠障害と睡眠維持障害には推奨されない	弱い	中等度	短所が利点を上回る
OTC				
Melatonin	入眠障害と睡眠維持障害には推奨されない	弱い	とても低い	短所が利点を上回る

BZDs: ベンゾジアゼピン , OTC: 一般市販薬　　　　　　　　　　　　　　SateiaMJ., 2017 より改変

くり感じるチャンスを失うことである。アメリカ睡眠医学会（AASM）が各種睡眠薬の無作為化プラセボ対照二重盲検比較試験の結果を集積して行った系統的なレビューによる，各種睡眠薬の推奨とそのエビデンス水準，利点と短所の関係を示す（表1）（Sateia et al., 2017）。ここに示されているように各薬剤の推奨の水準はそれほど高いものではないし，短所（副作用）

の方が利点を上回っている薬剤も散見される。治療導入の際に，両治療の役割・長所と限界を医師と共同して患者にしっかり伝えることが肝要であろう。なお，睡眠薬と CBT-I 併用で治療をスタートする時には，睡眠薬は単剤常用量にとどめ，高力価にならないよう配慮すべきであろう。過去 CBT-I との併用研究においては，zolpidem, eszopiclone などのベンゾジアゼピン

受容体作動薬（Z-ドラッグ）が用いられたケースが多かったが，今後は近年新規に市場に登場した依存性の低い orexin 受容体や melatonin 受容体作動薬も候補に入っていくものと思われる。

２．CBT-I は減薬に有効か？

上に述べた睡眠薬の耐性・依存形成を避ける〈特に連用期間が１年を超えると耐性形成による用量増加が懸念される（Murakoshi et al., 2015）〉ため，不安水準，不眠症状の水準，疲労感が充分に低減されて患者が自信を取り戻しつつある場合には，先に述べたように漸減法を用いて減薬・中止につなげていきたい（Morin et al., 2009）。近年集積されたエビデンスを見ると，CBT-I は不眠症状を悪化させないで減薬を促進するのに有用と考えて良さそうだが（Dolan et al., 2010），その治療予後のフォローは短期間（３カ月未満）のものが多く，長期予後において減薬・中止に貢献できるかという点のエビデンスの集積はきわめて乏しい（Takaesu et al., 2019）。CBT-I は普及してからまだ日が浅いので，今後時間をかけた長期予後研究が必要だろう。

Ⅷ　おわりに

CBT-I の総論から実施手順，具体例，薬剤との関係について概説した。CBT-I を習得するためには，日本睡眠学会（http://jssr.jp/）などで行っているセミナー（初心者編コースとアドバンスコースがある）を受講することをお勧めしたい。遠くない将来に，CBT-I が不眠治療の核になることは確実と思われるので，今後より多くの実践例が集積され，新しい臨床知見が得られることを期待したい。

文　献

American Academy of Sleep Medicine（2014）International Classification of Sleep Disorders, 3rd Ed. American Academy of Sleep Medicine.

Beaulieu-Bonneau S, Ivers H, Guay B et al.（2017）Long-term maintenance of therapeutic gains associated with cognitive-behavioral therapy for insomnia delivered alone or combined with zolpidem. Sleep, 40(3)；1-40.

Belleville G & Morin CM（2008）Hypnotic discontinuation in chronic insomnia：Impact of psychological distress, readiness to change, and self-efficacy. Health Psychology Journal, 27(2)；239-248.

Dolan DC, Taylor DJ & Bramoweth AD et al.（2010）Cognitive-behavioral therapy of insomnia：A clinical case series study of patients with co-morbid disorders and using hypnotic medications. Behaviour Research and Therapy, 48(4)；321-327.

Espie CA, Emsley R & Kyle SD et al.（2019）Effect of digital cognitive behavioral therapy for insomnia on health, psychological well-being, and sleep-related quality of life：A randomized clinical trial. JAMA Psychiatry, 76；21-30.

三島和夫編著（2014）睡眠薬の適正使用・休薬ガイドライン．じほう．

Morin CM, Beaulieu-Bonneau S & Ivers H et al.（2014）Speed and trajectory of changes of insomnia symptoms during acute treatment with cognitive-behavioral therapy, Singly and combined with medication. Sleep Medicine, 15(6)；701-707.

Morin CM, Belanger L & LeBlanc M et al.（2009）The natural history of insomnia：A population-based 3-year longitudinal study. Archives of internal medicine, 169；447-453.

Murakoshi A, Takaesu Y & Komada Y et al.（2015）Prevalence and associated factors of hypnotics dependence among Japanese outpatients with psychiatric disorders. Psychiatry Research, 230(3)；958-963.

日本睡眠学会教育委員会編（2020）不眠症に対する認知行動療法マニュアル．金剛出版．

岡島義（2019）睡眠障害．下山晴彦・伊藤絵美・黒田美保他（編著）公認心理師技法ガイド：臨床の場で役立つ実践のすべて．pp.586-592．文光堂．

岡島義（2017）認知的介入が奏功した例．三島和夫（編）不眠症治療のパラダイムシフト：ライフスタイル改善と効果的な薬物療法．pp.162-166．医薬ジャーナル社．

Okajima I, Akitomi J & Kajimaya I et al.（2020）
Effects of a tailored brief behavioral therapy
application on insomnia severity and social
disabilities among workers with insomnia in
Japan：A randomized clinical trial. JAMA
Network Open, 3；e202775.

Okajima I & Inoue Y（2018）Efficacy of cognitive
behavioral therapy for comorbid insomnia：A
meta-analysis. Sleep and Biological Rhythms,
16；21-35.

Qaseem A, Kansagara D, Forc MA et al.（2016）
Management of chronic insomnia disorder in
adults：A clinical practice guideline from the
American College of Physicians. Annual of
Internal Medicine, 165；125-133.

Rezaie L, Fobian AD, McCall WV et al.（2018）
Paradoxical insomnia and subjective-objective
sleep discrepancy：A review. Sleep Medicine
Reviews, 4；196-202.

Riemann D, Baglioni C & Bassetti C et al.（2017）
European guideline for the diagnosis and
treatment of insomnia. Journal of Sleep
Research, 26；675-700.

Sateia MJ, Buysse DJ & Krystal AD et al.（2017）
Clinical practice guideline for the pharmacologic
treatment of chronic insomnia in adults：An
american academy of sleep medicine clinical
practice guideline. Journal of Clinical Sleep
Medicine, 13(2);307-349.

Takesu Y, Utsumi T & Okajima I et al.（2019）
Psychosocial intervention for discontinuing
benzodiazepine hypnotics in patients with
chronic insomnia：A systematic review and
meta-analysis. Sleep Medicine Reviews, 48；
101214.

薬物依存症

▶認知行動療法の手法を活用した依存症集団療法「SMARPP」

Toshihiko Matsumoto
Fumi Imamura

松本　俊彦＊1, 今村　扶美＊2

Ⅰ　はじめに

　これまでわが国は薬物依存症からの回復のための医療的資源が深刻に不足していた。薬物依存症患者を受け容れる精神科医療機関は非常に少なく，その治療経験を持つ援助者も限られている。何よりも精神科医療関係者の多くは，薬物依存症患者を「病者」というよりも「犯罪者」と見なし，「招かれざる客」として忌避してきた経緯がある。

　しかし，今日，薬物依存症者に対する地域の支援資源の拡充は喫緊の課題となっている。2016年6月の「刑の一部執行猶予制度」施行，ならびに同年12月の再犯防止推進法成立に先立って，2015年11月に国は，「薬物依存のある刑務所出所者等の支援に関する地域連携ガイドライン」が公表した（法務省保護局・矯正局および厚生労働省社会・援護局障害保健福祉部）。そこには，「規制薬物等の乱用は，犯罪行為であると同時に，しばしば薬物依存の一症状でもあるため，関係機関は，薬物依存者が薬物依存という精神症状に苦しむ一人の地域生活者であるということを改めて認識し，刑事処分の

対象となったことに伴う偏見や先入観を排して支援対象者の薬物依存からの回復と社会復帰を支援する」と明記されており，薬物依存症が地域精神保健福祉サービスの対象であることが確認されている。

　われわれが開発し，国内での普及を進めてきた，認知行動療法の手法を活用した依存症集団療法「せりがや覚せい剤再発防止プログラム」（Serigaya Methamphetamine Relapse Prevention Program；以下SMARPP）は，このようなわが国の状況の中で，地域における薬物依存症に対する支援資源として重要な役割を担うことが期待されている。本稿では，このSMARPPの理念と内容，ならびにその効果について概説したい。

Ⅱ　Serigaya Methamphetamine Relapse Prevention Program（SMARP）

1．Matrix Model と SMARPP

　SMARPPは，その治療理念や様式の多くを，米国西海岸を中心に広く実施されている依存症治療プログラム「Matrix Model」（Obert et al., 2000）に負っている。Matrix Modelとは，ロサンゼルスにあるMatrix Instituteが開発した，覚せい剤やコカインといった中枢神経興奮薬の依存症を標的とする統合的外来治療プログラムであり，西海岸では多くの裁判所が，刑務所で

＊1 国立精神・神経医療研究センター 精神保健研究所 薬物依存研究部
　　〒187-8553　小平市小川東町4-1-1
＊2 国立精神・神経医療研究センター病院 臨床心理部
　　〒187-8553　小平市小川東町4-1-1

の服役に代わるものとして，この Matrix Model を指定している。

　われわれが Matrix Model を参考にしたのには，二つの理由があった。一つは，それが，認知行動療法的志向性を持つワークブックを用い，マニュアルに準拠した治療モデルという点である。これならば，薬物依存症の臨床経験を持つ者がきわめて少ないわが国にも導入できる可能性が高いと考えたのである。そしてもう一つは，Marix Model が中枢神経興奮薬の依存症を念頭に置いた治療法という点である。わが国で一貫して最重要課題となっている薬物は，いうまでもなく中枢神経興奮薬である覚せい剤だからである。

　ところで，SMARPP という名称にある「せりがや」というのは，このプログラムの最初の試行フィールドとなった，物質使用障害の専門病院，神奈川県立精神医療センターせりがや病院（以下，せりがや病院とする。現在は同じセンターの芹香病院と統合されて，単に「神奈川県立精神医療センター」）にちなんだものである。筆者は医師になってから 5 年目にこのせりがや病院に赴任し，薬物依存症臨床の魅力に取り憑かれたわけだが，その初心を刻印のつもりでこの名前を使わせていただいている。

2．SMARPP の構造

　われわれが開発した SMARPP は，プログラム実施期間は原則として週 1 回全 16 回（2015 年より 24 回に拡大されている）と介入頻度は，週 3 回実施する Matrix Model よりも少ないが，他のコンポーネントは Matrix Model と同じ構造を採用している。SMARPP では，ファシリテーターの他に，コ・ファシリテーターとして回復者スタッフ（民間リハビリ施設職員）と，参加者の発表をホワイトボードに書く板書係という，最低 3 名のスタッフを必要とし，毎回のセッションには 10 ～ 20 名の薬物依存症患者が参加している。

　グループはオープン・グループとして運営さ

れており，クールの途中からでも参加しても内容がわかるようにファシリテートを行っている。また，1 クールを修了した者の中で，2 クール目，3 クール目の参加者もおり，そうした長期参加者の多くは断薬を継続しており，すでに自助グループにもつながっている者も少なくなく，彼らがグループ全体の治療的な雰囲気を作り出してくれている。

3．SMARPP ワークブック

　われわれは，プログラムの中心をなす認知行動療法のワークブック開発にあたって Matrix Model で用いられているものを参考にしたが，実際にはかなり大幅な改変がなされている。

　実はわれわれは，SMARPP 開始に遡ること 1 年前の 2005 年より国立精神・神経医療研究センター病院医療観察法病棟の物質使用障害治療プログラム（今村他，2012）において，パブリックドメインになっている Matrix Model のワークブックを日本語訳して使用していた時期があった。しかし，米国との文化的事情の違いのせいか，この翻訳版ワークブックは使っていて違和感を覚える箇所が多く，また，アルコール・薬物の使用がもたらす医学的弊害に関する情報量が不足している点が不満であった。

　そこで，われわれはそのワークブックに大幅な修正を加えることにした。もちろん，ワークブックの中核部分は，Matrix Model と同様，薬物渇望のメカニズムや回復のプロセス，さまざまなトリガーの同定と対処スキルの修得，再発を正当化する思考パターン，アルコールや性行動との関連といった，認知行動療法的なトピックを据えたが，これらに加え，痩せ願望や食行動異常と薬物渇望との関係，C 型肝炎や HIV といった感染症に関するトピック，アルコール・薬物による脳や身体の弊害に関するトピックを追加した。

　当初われわれは，ワークブックとして 16 セッション版（SMARPP-16）と 28 セッション版（SMARPP-28）の 2 種類を用意し，実施施設の

第 1 回　なぜアルコールや薬物をやめなくてはいけないの？	第 12 回　マリファナはタバコより安全？
第 2 回　引き金と欲求	第 13 回　薬物・アルコールに問題を抱えた人の予後
第 3 回　薬物・アルコールのある生活からの回復段階　最初の 1 年間	第 14 回　回復のために　信頼，正直さ，仲間
第 4 回　あなたのまわりにある引き金について	第 15 回　アルコールをやめるための三本柱　抗酒剤について
第 5 回　あなたのなかにある引き金について	第 16 回　危険ドラッグと睡眠薬・抗不安薬
第 6 回　薬物・アルコールを使わない生活を送るための注意事項	第 17 回　アルコールによる身体の障害
第 7 回　依存症ってどんな病気？	第 18 回　再発を防ぐには
第 8 回　これからの生活のスケジュールを立ててみよう	第 19 回　再発の正当化
第 9 回　覚せい剤の身体・脳への影響	第 20 回　アルコールによる脳・神経の障害
第 10 回　精神障害と薬物・アルコール乱用	第 21 回　性の問題と休日の過ごし方
第 11 回　合法ドラッグとしてのアルコール	第 22 回　あなたを傷つける人間関係
	第 23 回　「強くなるより賢くなれ」
	第 24 回　あなたの再発・再使用のサイクルは？

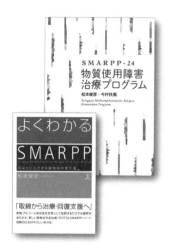

図 1　「SMARPP-24」ワークブックの目次，ならびに，市販版 SMARPP ワークブックと解説書の表紙

性質や患者の特徴によってプログラム実施期間の長短が選択できるようにしていた。しかしその後，何度かの改訂を行い，危険ドラッグや睡眠薬・抗不安薬の使用障害，対人関係の問題などのセッションを加えつつ，重複するセッションの取捨選択を行い，2015 年以降は 24 セッション版に一本化している。なお，現在，市販されている SMARPP ワークブックとしては，28 セッションの旧版（松本他，2011）と，24 セッションの新版がある（松本・今村，2015；図 1 参照）。

4．各セッションの中核的内容

　以下に，SMARPP ワークブックの中心的なトピックをいくつか取り上げ，その基本的なコンセプトについて説明する。

1）「強くなるより賢くなれ」

　SMARPP は，決して「薬物の欲求に負けない強い意志を涵養するプログラム」ではない。そもそも依存症の治療において，「欲求に負けない強い自分を作る」という発想はとても危険である。というのも，依存症患者は「強さ」に憧れているからである。依存症患者の多くが，心の傷つきや落ち込みを隠し，誰にも愚痴をこぼさずに踏ん張り，自分の心や感情をコントロ

ールするために薬物を使いながら，ふと気付くと，逆に自分が薬物にコントロールされてしまったからこそ治療の場に登場しているのである。しかし，彼らはなかなか自身のコントロール喪失という事態を受け入れられずに，薬物を何とかして自分の意志のコントロール下に置き，「強い自分」になろうと試みている。だからこそ，薬物依存症患者は，一方で断薬治療を受けながらも，わざわざ薬物仲間と会ったり，薬物の密売サイトを訪れたりして，誘惑に負けない意志の強さを試すのである。

　SMARPP が目指しているのは，そのような意志の強さを獲得することはでない。われわれは，プログラムのさまざまな機会を捉えて，「回復には強さはいらない。弱さは決して恥ずかしいことではない。真の強さとは，自分の弱い点を熟知し，危険な状況をうまく避け，賢く行動することだ」と伝えている。これを短い標語にすると，こうなります。

　「強くなるより賢くなれ」

2）トリガーの同定

　脳の報酬系において薬物に対する精神依存が成立すると，今度は，薬物使用を思い起こさせる物や人，状況に遭遇したりするだけで，薬物の欲求が高まったり，まるで薬物を使った時の

ような身体の変化（頻脈，血圧上昇，発汗，腸の蠕動亢進・便意）を生じるようになる。このような変化を引き起こす刺激のことをトリガー（引き金）という。

トリガーには自分の周囲にある「外的トリガー」と，感情や体調といった自分の内側にある「内的トリガー」の二種類がある。前者は，売人やクスリ仲間といった「人」と街中でたまたま遭遇した時，あるいは，かつて覚せい剤を使っていた繁華街やクラブといった「場所」にいった時，週末の夜や給料日，家族のいない一人の日，多忙な仕事が一段落ついてできた暇な時間といった「状況」のことを指す。一方，後者には，怒りや恥の感情，罪悪感，あるいは，ワクワクした楽しい気分などがあげられる。

多くの患者にとって内的トリガーの同定は容易ではない。とりわけ怒りや恥の感情のようなネガティブな感情に関しては相当な時間が必要となる。というのも，進行した薬物依存症患者では，こうした感情を意識の中で自覚する前に——その予兆の段階で，薬物を使用し，いわば「心に蓋」をしてしまうパターンとなっているからである。昔からよく知られているアルコール・薬物依存症の人の内的トリガーとしては，「H.A.L.T.」（「止まれ！」という意味の動詞）がある。これは，「Hungry 空腹」「Angry 怒り」「Lonely 孤独」「Tired 疲労」という，アルコール・薬物の欲求が高まる内的状態を意味し，昔から自助グループではこれらの状況には慎重に対処するように言われてきた（中には，「H」として「Hungry 空腹」よりも「Happy 楽しいとき」の方があてはまると主張する患者もいる）。

また，個々のトリガーでは薬物渇望が刺激されることはないが，複数のトリガーが組み合わされると渇望に抵抗できなくなる，と訴える患者もいる。例えば，単に「給料日の夜」（外的トリガー）だけならば，薬物を購入しようという気持ちにならないが，これに「孤独感」や「疲労感」（内的トリガー）が組み合わさると，ほぼ確実に薬物を使ってしまうといったパター

ンがそれにあたる。

SMARPP では，こうした自分なりのトリガーについてそれぞれの経験をもとに，グループのなかで話し合う。一人で考えていると，自分のトリガーが何であったか意外に忘れているものだが，他のメンバーの発言を聞いているうちに，「あ，自分もそうだった」と思い至ることは少なくない。

3）トリガーへの対処

トリガーに遭遇した際に重要なのは，すぐに気持ちをそこから逸らすことである。例えば，クスリ仲間からの電話という外的トリガーに遭遇した場合，まずは深呼吸をしたり，手首にはめた輪ゴムを弾いたりして我に返ることに努め，その上で，明日の予定を確認したり，裏切りたくない大切な人の写真を眺めたり，SMARPP のワークブックを読み返したり，自助グループのミーティングに顔を出したりするわけである。そうすれば，その危険な状況から気持ちを逸らすことに成功する可能性がある。

一方，そうした対処をとらずに，頭の中であれこれ思い悩むのは，非常に危険である。刺激された欲求はまるで，雪の坂道を転げ落ちる雪玉のように，転がるたびにどんどん大きくなってしまう。同時に，雪玉の転がる速度も増し，もはや自分の意志では手に負えない，巨大な欲求になってしまう。

SMARPP では，トリガーへの対処法についても意見や知恵を出し合う。他の人の場合には失敗した対処法であったとしても，別の人には再使用を回避する方法として有効なこともあろう。そのような情報を多く持つことが，「賢くなる」ことなのである。

4）依存症的行動と依存症的思考

薬物の再使用には一種の前兆のようなものがある。個人差はあるが，再使用の数日〜数週間前に浪費が激しくなる，時間にルーズになる，夜更かしや朝寝坊，公共料金の支払いが遅れる，大切な人に嘘をついたり約束をすっぽかしたりする，特定のパートナー以外とのセックス，強

迫的な性行動（頻回の自慰行為や風俗産業の利用など）が見られるなど，個々人に特徴的な行動パターンがある。

　これら行動は，いずれもかつて薬物乱用時期によく見られた行動パターンであり，依存症的行動という。依存症的行動は，薬物は使っていないものの，生活習慣や行動パターンがかつての薬物乱用状態に戻っていることを示し，再使用の前兆として注意すべき警告サインである。断薬を維持するには，自身の依存症的行動を自覚しておく必要がある。

　自身の依存症的思考についても知っておく必要がある。依存症的思考とは，薬物の再使用を容認する考え方のパターンを意味し，たとえば「これが最後の一発だ」「バレなきゃいいだろ」「他の奴だってたまには使っている」といったものがそれにあたる。依存症的思考は，正当な理由がないのに治療プログラムをサボったり，やめたりする口実として現われることもある。たとえば，「プログラムに参加するとかえってクスリを使いたくなるから，参加したくない」といった具合である。

5）スケジュールを立てる

　断薬維持には計画的な生活が欠かせない。というのも，薬物を乱用している時期はともあれば不規則で，行きあたりばったりの生活となっており，そのような無計画な生活自体が依存症的行動となるからである。

　理想的には，週のはじめに大まかに計画を定め，さらに，1 日のはじめの朝のうちに，その日の計画を 24 時間割りの手帳に書き込んでおくとよい。薬物の影響のない頭で立てる計画は，大抵の場合，トリガーや依存症的行動を避けた，健康的なものとなる。

　SMARPP では，セッションの終わりに，次のセッションまでの 1 週間のおおよその計画を立てる。原則として，トリガーや依存症的行動を避けた計画を勧めているが，どうしても避けられないトリガーがあれば，それを安全にやり過ごす計画を考えてもらう。たとえば給料日の

夜に薬物使用を避けるために，家族や，薬物を使わない友人と一緒に食事をする予定などを入れておくといった対処などがあり得るだろう。

6）回復のオリエンテーション

　回復のプロセスには独特の波がある。断薬を始めた最初の 3 カ月くらいは，意外に楽にやり過ごせるものである。ようやく薬物を断つことができた喜びや，薬物をやめ続けている自信が，患者を元気づけるからである。われわれはこの時期のことを，「ハネムーン期」と呼んでいる。この時期は比較的活動性が高いので，新しい行動に挑戦するには適しており，この時期に回復に役立つ社会資源——自助グループやダルクなどの民間回復施設——にもつながっておくことを強く勧めている。

　しかし，このハネムーン期はいつまでも続かない。個人差はあるが，断薬を開始してから 3 カ月から半年くらい経過してくると，気分の落ち込みや意欲の減退，自信喪失や不安，苛立ち，さらには周囲に対する嫉妬や羨望，怒りといった感情に襲われやすい。これは，断薬を続けることで周囲の状況を客観的に眺めることができるようになったこと，それから，それまでそれこそ「腫れ物に触るように」対応してきた周囲の人間が，患者自身の断薬継続に安心して，ごくふつうの対応に戻ることが関係している。その結果，患者は，それまで薬物によって対処してきた感情や，薬物に耽溺することで目を背けてきた現実的な問題と直面することになる。この時期のことを「壁期」と呼ぶ。

　壁期に入った患者は，薬物をやめ続けていることのメリットに対して疑問を生じやすくなっており，依存症的行動や依存症的思考が出現しやすい状態にある。要するに，薬物再使用のリスクが高まる時期なのである。だからこそ，この時期に備えてハネムーン期のうちに，自分をサポートする社会資源を増やしておくことが大切となる。

　壁期を抜けると，回復期あるいは安定期と呼ばれる段階に入る。就労や職場復帰を考えるな

らば，この時期に入ってからだと成功する可能性が比較的高くなる。

7）信頼と正直さ

　断薬を試み始めた患者が診察室でよく嘆くことがある。それは，「頑張って治療プログラムに参加しているのに，家族がなかなか信じてくれない。家族とのやりとりでちょっとキレただけでも薬物使用を疑われる」というものである。患者が嘆く気持は理解できるが，一般に，患者本人の回復に比べると，家族の心の傷の回復ははるかに時間がかかる傾向がある。われわれはSMARPPにおいてよく次のように伝えている。

　「薬物依存症からの回復は一度すべてというわけにはいかない。回復には順序がある。薬物をやめてすぐに回復するのはまず『身体』。薬物使用で疲弊しきった身体や内臓はすぐによくなる。次に回復するのは『脳』。薬物の影響で出ていた幻覚や妄想，勘ぐり（被害念慮），それから不眠や悪夢といった症状は数カ月以内に回復する。その次に回復するのが『心』。薬物を使っていたときにはどうしても自己中心的な物の考え方になってしまっていて，その癖から抜け出すのには時間がかかる。断薬して一年から二年は必要。そして最後に回復するのが『関係性』。つまり，人との信頼関係。ここまで来るのには，大体三年くらい必要。でも，時間はかかるが，必ず回復するから，いまは家族から嫌味をいわれても気にしないようにして，回復のためのプログラムを頑張ろう」

　もう一つ，SMARPPで強調しているのは，「正直さ」である。というのも，「嘘をつくこと」自体が依存症的行動であり，薬物再使用のリスクを高めるからである。断薬を維持するためには，「正直に生きること」はきわめて重要な生活態度である。

　とはいえ，誰に対しても正直になるのは危険である。たとえば，就職の面接で「自分は覚せい剤依存症で，いまはやめて半年だ」と正直に話せば，せっかく決まりかけた仕事もダメになってしまう。また，同じようなことを近所の人

たちに伝えれば，薬物に厳しいわが国では，残念ながら地域で孤立しかねない。大事なのは，誰に対しても正直になることではなく，「この人の前では完全に正直でいたい」という人が少なくとも一人はいるということなのである。

5．SMARPP 実施にあたっての工夫

　SMARPP の実施にあたって，われわれがいつも心がけているのは，次の三点である。

　第一に，報酬を与えることである。われわれは，望ましくない行動に罰を与えるのではなく，望ましい行動に報酬を与えることに多くの努力を払うようにしている。報酬の最も基本的な構成要素は，つねに患者の来院を歓迎することにある。そのために，毎回プログラムに参加するだけで，患者にはコーヒーと菓子を用意され，お茶会さながらの雰囲気の中でセッションを進めるように心がけている。

　また，1週間をふりかえり，薬物を使わなかった日については，各人のカレンダー・シートにシールを貼ってもらい，プログラムが1クール終了すると，賞状を渡している。さらに，毎回実施される尿検査で陰性の結果が出た場合には，そのことがわかるスタンプを押す。こうした対応を通じてわれわれは，患者に対して，「薬物を使わないことよりも治療の場から離れないことが大事」，「何が起ころうとも，一番大切なのはプログラムに戻ってくること」を伝えるようにしている。

　第二に，セッションの場を患者にとって安全な場にすることである。この「安全」という言葉には二つの意味がある。一つは，セッションに参加することでかえって薬物を使いたくなったり，薬物を入手する機会となってしまっては問題である。そこで，プログラム参加時には「薬物の持ち込みや譲渡，売買はしない」ことを約束してもらっている。これには，毎回行う尿検査が一定の抑止力になっている面もあろう。また，「再使用を正直に報告するのは薬物を使わないことと同じくらいよいことだが，使用時

の状況について詳細に話さないように」という
ルールも作った。というのも，注射器を皮膚に
刺す場面や薬物摂取した際の感覚を詳細に語る
ことは，他の参加者の渇望を刺激する可能性が
あるからである。

　もう一つの「安全」の意味は，秘密保持であ
る。再使用を正直にいった結果，逮捕されたり，
家族との関係が悪くなったりするといったこと
がないように，われわれは尿検査の結果を決し
て司法的な対応に使わないことを宣言している。
尿検査自体は保険診療で行っているわけではな
いので，公式な診療録にも記載していない。と
いうのも，彼らが何らの犯罪行為で逮捕された
際に，裁判所から診療録のコピー提出を求めら
れた際に，「覚せい剤尿反応（＋）」などといっ
た記載が彼らにとって不利な証拠になる可能性
も否定できない。そこでわれわれは，尿検査の
結果はあくまでも治療的に用い，司法的な対応
のために用いないだけでなく，患者の家族にも
伝えていない。

　当然ながら，実際に参加者が尿検査で覚せい
剤反応が陽性となることもあるが，その時には
「陽性が出るとわかっていながらプログラムに
来た」ということを評価した上で，再乱用防止
のための方策を一緒に検討することとしている。
われわれは，依存症からの回復には世界で少な
くとも一箇所は正直に「やりたい」「やってし
まった」といえる場所が必要であり，プログラ
ムはそのような場所として機能すべきと考えて
いる。

　そして，われわれが最後に心がけている点の
最後は，プログラム無断欠席者に対する積極的
なコンタクトである。これまで依存症臨床は，
「去る者は追わず」というスタンスが原則であ
ったが，われわれは「去ろうとする者を追いか
ける」ようにしている。具体的には，セッショ
ンの無断キャンセルがあった場合には，あらか
じめ本人から同意を得た上で，彼らの携帯電話
に連絡をしたり，メールを送ったりするように
している。

6．SMARPP による介入効果

　以上のようなコンセプトから開発された
SMARPP であるが，開発直後，初回に試行し
た際の介入結果は，われわれを驚かせた。とい
うのも，従来のせりがや病院の外来治療法では，
外来に初診した覚せい剤依存症患者のうち，3
カ月後にも治療を継続している者の割合はわず
かに3〜4割であったが，われわれの最初の試
行において SMARPP に導入された群は，治療
継続率がつねに7〜9割という高い数値を示し
たからである（小林他，2007）。

　われわれはプログラム修了後1年経過時点に
おける転帰調査も行っている（谷渕他，2016）。
その調査によれば，国立精神・神経医療研究セ
ンター病院薬物依存症外来初診後，SMARPP
に参加した覚せい剤使用障害患者のうち，1ク
ール修了予定日（初参加から4カ月後）から1
年経過後の薬物使用状況は，初参加時よりも改
善した者が約7割，1年間完全断薬していた者
が4割であった。対象物質や治療環境の違いか
ら単純な比較はあまり意味がないが，久里浜方
式による3カ月間の入院治療プログラムを修了
したアルコール依存症患者としてよくいわれて
いる，「退院1年後の完全断酒率約3割」とい
う数値と比べて高い。

　とはいえ，このような転帰調査をもって
「SMARPP は効果がある」と断定するわけには
いかない。というのも，この調査で SMARPP
修了後1年間完全断薬していた患者のなかには，
その後，覚せい剤を再使用して現在服役中の者
がおり，その一方で，修了後1年経過時点で薬
物乱用が悪化していたのに，その後，5年間以
上の断薬を達成し，現在，民間回復施設の職員
として活躍している者もいるからである。この
事実は，薬物依存症患者の予後や治療プログラ
ムの効果はわずか1年間という短いスパンでは
判断できないことを意味している。

　むしろ，われわれが強調したいのは，2010
年から3年間にわたって行った，厚生労働科学
研究班「薬物依存症に対する認知行動療法プロ

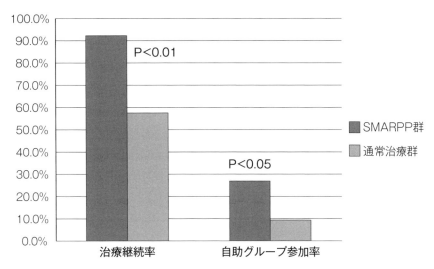

図2 国立精神・神経医療研究センター病院薬物依存症専門外来通院患者の初診後3カ月時点における
治療継続率と自助グループ参加率の比較：SMARPP参加群・非参加群の比較（松本, 2012）

グラムの開発と効果に関する研究」（研究代表者 松本俊彦）の成果である。この研究では，薬物依存症外来を受診した薬物依存患者を重症度の一致する「通常治療群」と「SMARPP群」とに分け，治療開始半年間における通院継続率，ならびに自助グループや民間リハビリ施設の利用率を比較している。その結果，SMARPP群では，通常治療群よりも治療継続性が高く，非医療的な社会資源の利用率が高いことが明らかにされた（松本, 2012；図2）。

薬物依存症からの回復には，どのような治療法を利用するかではなく，いかなる治療法であるにせよ，より長く治療を続けること，そして，より多くの社会資源を利用することが重要である。いいかえれば，薬物依存症は糖尿病と同じような慢性疾患モデルで捉えられるべきであり，その治療の目標は，1～2年といった短期的断薬ではなく，地域でのケアの継続性に置かれる必要がある。その意味で，脱落率が低く，他の社会資源と出会う機会が多いSMARPPは，薬物依存症の治療プログラムとして必須の要素を備えているといえるであろう。

III　SMARPPプロジェクトの展開

1．SMARPPの普及状況

SMARPPの開始から1年後，筆者が10年あまり依存症家族教室嘱託医を務めてきた東京都多摩総合精神保健福祉センターでも，SMARPPをサイズダウンした薬物再乱用防止プログラム「TAMARPP（Tama Relapse Prevention Program）」がスタートした。さらにその翌年以降，埼玉県立精神医療センター（「LIFE」），肥前精神医療センター（「SHARPP」），東京都中部総合精神保健福祉センター（「OPEN」）でも同様のプログラムが始まった。

こうしたプロジェクトの中には，保健医療機関を実施主体としつつも，地域のダルクスタッフと連携して運営されているものも少なくない（例：栃木県薬務課・栃木ダルク「T-DARPP」，浜松市精神保健福祉センター・駿河ダルク「HAMARPP」，熊本県精神保健福祉センター・熊本ダルク「KUMARPP」，愛知県精神保健福祉センター・三河ダルク「AIMARPP」など）。このような共同運営にはさまざまなメリットがある。何よりもまず，こうしたプログラムだけ

では安定した断薬生活を獲得できない者をダルクにつなげることが比較的容易になる。

　しかし，それ以上に重要なのは，精神保健福祉センターなどの専門職援助者が当事者スタッフとの共同作業を行うことで，薬物依存症に対する忌避的感情や苦手意識を克服するだけでなく，薬物依存症に対する援助技術の向上も期待できる，という点である。いいかえれば，プログラム実施を通じて「プチ専門家」を養成できることを意味し，専門医療機関や社会資源の乏しいわが国にはまさにもってこいのプログラムといえる。実際，われわれの研究では，このプログラムの運営に関与することで，医療機関スタッフの薬物依存症に対する知識や対応への自信が高まることも証明されている（高野他，2014）。

　2020 年 3 月現在, SMARPP もしくは SMARPP をベースにしたプログラムを用いて薬物依存症の治療を行っている施設は，全国の医療機関43 箇所，保健・行政機関39 箇所に広がっている（表1）。なお，SMARPP は，平成 28 年度の診療報酬改定において「依存症集団療法」として正式に診療報酬算定対象として認められている。

2．治療プログラムの意義とは？

　すでに触れたように，SMARPP の効果は，単に治療継続性が高いだけでなく，SMARPP から自助グループや民間リハビリ施設といった非医療的な社会資源への橋渡しができる点にもある。そのことに関連して，筆者は，SMARPP と同様のプログラムを実施している精神保健福祉センターの職員から，興味深いエピソードを聞いた。

　その精神保健福祉センターの依存症家族教室に，息子の覚せい剤のことで悩んで参加しつづける家族がいたという。なかなか本人の薬物使用は止まらず，本人も治療を受ける気持ちにならなかったが，家族が家族教室に通いはじめて3 年目に，ついに転機が訪れた。その息子が自

分の薬物問題を相談する決心をかため，実際に精神保健福祉センターやってきたのである。

　しかし，そこからが大変であった。精神保健福祉センターの相談員が面接してみると，彼はやはり重篤な覚せい剤使用障害を呈していることが判明した。生活自体が破綻しかけており，ダルクに入寮して，一から生活の立て直しが必要な状況だったのだ。そこで相談員は，「かなり深刻な依存に陥っているから，ダルクに入寮した方がいいのではないか」と伝えたが，彼は，「絶対にいやだ。そんなところに入るくらいなら，死んだ方がまし」と強硬に拒絶し，とりつくしまがなかったという。

　以前なら，「困ったらまた相談に来て下さい」と伝え，相談関係は一旦打ち切りとしたところだが，その相談員は，「じゃ，うちでやっている再乱用防止プログラムに参加する？」と提案した。すると意外なことに，「そっちだったら，参加してやってもいい。ただし，俺は薬をやめる気はない」という返事であった。それで，ひとまずはプログラムに参加してもらうことになったわけである。彼はやや不規則ながらではあったが，プログラムに参加しつづけた。覚せい剤は相変わらず使っていたが，プログラムの雰囲気は気に入ったようであった。

　プログラムに参加して 1 年ほどが経過した日のことである。彼から，「あんたたち一生懸命なのはわかるけど，こんなプログラムじゃ，俺，薬とまんないよ。ダルクに入る」と言われた。現在，彼はあるダルクに入寮して 6 年近くが経過し，現在はダルクのスタッフとして従事する傍ら，SMARPP のコ・ファシリテーターとしても活躍している。

　これこそがプログラムの成果である，とわれわれは考えている。彼が初めて精神保健福祉センター職員からのダルク入寮という提案を断った時に相談関係を打ち切っていたら，おそらく彼はまだ覚せい剤を使っていたはずである。プログラムにつながり，その中で失敗を繰り返しながら，少しずつ自分の問題の深刻さと向き合

表1 SMARPP などの「認知行動療法の手法を活用した依存症集団療法」を薬物依存症者に提唱している医療機関，保健行政機関の一覧（2020年3月31日現在）

	都道府県名	医療機関	保健・行政機関
北海道・東北	北海道	北仁会旭山病院	北海道渡島保健所
		北海道立緑ヶ丘病院	北海道立精神保健福祉センター
		旭川圭泉会病院	
	青森		青森県精神保健福祉センター
	秋田		秋田県精神保健福祉センター
	岩手		岩手県精神保健福祉センター
	宮城	東北会病院	宮城県精神保健福祉センター
	山形		
	福島	福島県立矢吹病院	
関東甲信越	栃木県		栃木県薬務課・栃木県精神保健福祉センター
	茨城県	茨城県立こころの医療センター	茨城県精神保健福祉センター
	群馬県	赤城高原ホスピタル	群馬県こころの健康センター
	埼玉県	埼玉県立精神医療センター	
	千葉県		千葉県精神保健福祉センター
			千葉市精神保健福祉センター
	東京都	国立研究開発法人 国立精神・神経医療研究センター病院	東京都立多摩総合精神保健福祉センター
		東京都立松沢病院	東京都立中部総合精神保健福祉センター
		昭和大学附属烏山病院	東京都立精神保健福祉センター
		多摩あおば病院	
	神奈川県	神奈川県立精神医療センター	川崎市精神保健福祉センター
		誠心会 神奈川病院	相模原市精神保健福祉センター
		北里大学東病院	横浜市こころの健康相談センター
	長野県	長野県立こころの医療センター駒ヶ根	長野県精神保健福祉センター
	石川県		石川県こころの健康センター
	新潟県	新潟県立精神医療センター	新潟市・新潟県精神保健福祉センター
		独立行政法人国立病院機構さいかた医療センター	
		医療法人三交会三交病院	
東海・北陸	静岡県	公益財団法人復康会沼津中央病院	浜松市精神保健福祉センター
		医療法人十全会聖明病院	静岡県精神保健福祉センター
	愛知県	桶狭間病院藤田こころケアセンター	愛知県精神保健福祉センター
		岩屋病院	
		医療法人香流会　紘仁病院	
	岐阜県	医療法人杏野会 各務原病院	
	三重県	独立行政法人国立病院機構榊原病院	
	富山県		富山県心の健康センター
	福井県		福井県総合福祉相談所
近畿	滋賀県	滋賀県立精神医療センター	
	京都	京都府立洛南病院	京都府薬務課
	大阪府	大阪府精神医療センター	
		ひがし布施辻本クリニック	
	奈良県		奈良県精神保健福祉センター
	和歌山県		和歌山県精神保健福祉センター
	兵庫県	垂水病院	
		兵庫県立こころの医療センター	
		幸地クリニック	

表 1　つづき

中国・四国	鳥取県		鳥取県精神保健福祉センター
	島根県		島根県心の体の総合センター
	岡山県	岡山県精神科医療センター	
	広島県	医療法人せのがわ瀬野川病院	広島県精神保健福祉総合センター
	山口県	山口県立こころの医療センター	
	徳島県	藍里病院	
	愛媛県	宇和島病院	
	香川県		香川県精神保健福祉センター
九州・沖縄	福岡県	雁ノ巣病院	北九州市精神保健福祉センター
		福岡県立太宰府病院	福岡市精神保健福祉センター
		のぞえ総合心療病院	福岡県精神保健福祉センター
	佐賀県	独立行政法人国立病院機構肥前精神医療センター	
	長崎県		長崎県こども・女性・障害者支援センター
	大分県	河村クリニック	
	熊本県		熊本県精神保健福祉センター
			熊本市精神保健福祉センター
	沖縄県		沖縄県立総合精神保健福祉センター

うようになったのであろう。要するに，本当の「底つき」とは，家族や仕事を失うことでも逮捕されることでもなく，援助の中で体験するものなのである。そのためには，「安全に失敗できる場所」，さらには「失敗したことを正直にいえる場所」が必要であり，プログラムとはまさにそのような場といえる。

Ⅳ　おわりに

ここまで本稿では，SMARPP の理念と意義，そして効果について述べてきた。しかし，誤解しないでほしいのは，われわれは決して自分たちのプログラムが「最高の治療法だ」などとは考えていないということである。最高の治療方法は，やはり何といっても当事者によるものである。それは自助グループであり，民間リハビリ施設である。

当事者のプログラムの意義を端的にいえば，具体的な「ロールモデル」と出会える場所としての機能がある。すなわち，「かつて自分と同じように薬物に振り回される生活を体験したものの，いまは薬物をやめている人」と出会い，

「あの人の生き方なんか格好いいな。ちょっと真似してみようか」と考えて，その人の後ろについてあちこちの自助グループのミーティングに参加しているうちに，いつしか薬物を使わない期間が延びていく――といった具合である。

そうした治療プログラムを料理にたとえれば，まちがいなく高級フレンチであり，高級懐石料理である。それに比べれば，われわれがやっている治療など，せいぜいのところファーストフードの水準であろう。

別に自分たちを卑下しているつもりはない。これまでのわが国における薬物依存者支援体制の問題点は，たとえるならば，一人で外食するのに抵抗感のある人でも入りやすい，「ファーストフード」的な店がなかったのである。ファーストフードでまずは外食に慣れてもらい，必要があれば，そこからより高級な食事を目指していけばよい。まずはアクセシビリティのよいプログラムを国内各地に展開し，薬物依存症支援の間口を広げること――それがわれわれの使命である。

文　　献

法務省保護局・矯正局 厚生労働省社会・援護局障害保健福祉部（2015）薬物依存のある刑務所出所者等の支援に関する地域連携ガイドライン．平成27年11月19日．〈http://www.moj.go.jp/content/001164749.pdf〉（最終確認2020年3月31日）

今村扶美・松本俊彦・小林桜児他（2012）心神喪失者等医療観察法における物質使用障害治療プログラムの開発と効果．精神医学, 54；921-930.

小林桜児・松本俊彦・大槻正樹他（2007）覚せい剤依存者に対する外来再発予防プログラムの開発　—Serigaya Methamphetamine Relapse Prevention Program（SMARPP）. 日本アルコール・薬物医学会誌, 42；507-521.

松本俊彦・小林桜児・今村扶美（2011）薬物・アルコール依存症からの回復支援ワークブック. 金剛出版.

松本俊彦（2012）薬物依存症に対する認知行動療法プログラムの開発と効果に関する研究：総括報告書. 平成23年度厚生労働科学研究費補助金障害者対策総合研究事業（精神障害分野）「薬物依存症に対する認知行動療法プログラムの開発と効果に関する研究（研究代表者：松本俊彦）」総括・分担研究報告書, pp.1-10.

松本俊彦・今村扶美（2015）SMARPP-24 物質使用障害治療プログラム. 金剛出版.

Obert JL, McCann MJ & Marinelli-Casey P et al.（2000）The Matrix Model of outpatient stimulant abuse treatment：History and description. Journal of Psychoactive Drugs, 32；157-164.

高野歩・川上憲人・宮本有紀他（2014）物質使用障害患者に対する認知行動療法プログラムを提供する医療従事者の態度の変化. 日本アルコール・薬物医学会雑誌, 49；28-38.

谷渕由布子・松本俊彦・今村扶美他（2016）薬物依存症患者に対するSMARPPの効果：終了1年後の転帰に影響する要因の検討. 日本アルコール・薬物医学会雑誌, 51；38-54.

ゲーム障害，ギャンブル障害への認知行動療法的アプローチについて

Satoshi Furuno
Susumu Higuchi

古野　悟志*，樋口　進*

I　はじめに

インターネットはこの 20 年あまりで急速に普及し，特にスマートフォンの登場以降，使用頻度・使用時間共に増大してきている。ゲーム・ネットの依存については，2002 年に韓国での連続ゲームによる死亡例をはじめ，その後も韓国や中国などでの死亡例が続き，問題視されるようになった。その後，世界的な関心も高まり，2019 年 5 月，WHO はゲーム障害（Gaming Disorder）を精神障害の一つとして認定した。

また，ギャンブルについては，問題を起こす人々は昔から存在しており，かつては他の依存症を取り巻く状況と同じく，本人の問題もしくは意思の弱さの問題などとされることが多かった。1970 年代よりコントロール喪失の特徴を持つ精神疾患として認識され始め，衝動制御の問題として分類された時期を経て，現在では嗜癖（行動の依存）の問題として取り扱われている。ICD-11 や DSM-5 では，ギャンブル障害（Gambling Disorder）の名称で分類されている。図 1 は，それぞれの診断基準の内容について示したものである（ギャンブル障害については，DSM-5 より筆者が加筆した内容。ゲーム障害については，2020 年 3 月時点における ICD-11

の暫定訳である）。

これら二つの行動の依存に対するアプローチとして，どちらも認知行動療法的アプローチがとられることが多い。しかし，特にゲーム障害に関しては，まだ新しい概念でもあり，わが国における介入方法の効果検証は，近年蓄積が始まったばかりである。

一方，ギャンブルならびにギャンブル障害は，2018 年の「カジノを含む統合型リゾート実施法」いわゆる IR 法をめぐる，カジノ設置の動向に関連し，問題予防・対策を求める機運が高まっている。2017 年に行われたギャンブル行動に関するわが国の実態調査では，ギャンブル障害の疑われる者は，過去 12 カ月で 0.8%，生涯で 3.6% と報告された（樋口他，2017）この報告がなされた当時，ギャンブル障害の専門治療を行っている専門医療機関や治療施設数は少なく，また治療プログラムの内容もさまざまであり，ギャンブル障害に対してその有効性が確認された治療方法は，わが国には存在しなかった。そのため，2018 年度日本医療研究開発機構（AMED）において，認知行動療法をベースとした標準的な治療プログラムの作成ならびにその効果検証が行われた。

今回は，ネット問題やゲーム障害と，ギャンブル障害を概観し，医療機関における取り組みを報告し，さらに認知行動療法をベースとした

＊国立病院機構 久里浜医療センター
　〒 239-0841　横須賀市野比 5-3-1

ギャンブル障害(DSM-5より)
以下のうち12カ月以内で4項目以上

①興奮を得るため掛け金の額を増やす（耐性）
②賭博を減らそうとしたが失敗したことがある（コントロール障害）
③賭博を減らすと不安、落ち着かない（離脱症状）
④賭博のことを考えることが多い（没頭）
⑤不快な気分の解消手段としての賭博（気分修正）
⑥賭博の損失を翌日賭博で取り返す試み（損失回避）
⑦賭博へののめり込みを隠すため嘘をつく（嘘）
⑧賭博のため人間関係が危うくなる（対人問題）
⑨絶望的状況を救うための借金（金銭・社会的問題）

ゲーム障害 gaming disorder(ICD-11) 暫定訳

1.持続的または再発性のゲーム行動パターン(インターネットを介するオンラインまたはオフライン)で、以下の特徴を満たす。
a.ゲームのコントロール障害(たとえば、開始、頻度、熱中度、期間、終了、プレイ環境など)
b.ほかの日常生活の関心事や日々の活動よりゲームが先に来るほどに、ゲームをますます優先
c.(ゲームにより)問題が起きているにも関わらず、ゲームを継続またはさらにエスカレート。ゲーム行動パターンは重症で、個人、家族、社会、教育、職業やほかの重要な機能分野において著しい障害を引き起こしている。

2.ゲーム行動パターンは持続的かつ反復的で、通常、ゲーム行動および他の症状が12ヵ月続いた場合に診断する。しかし、すべての特徴が存在しかつ重症な場合には、それより短くとも診断可能である。

図1　ギャンブル障害とインターネットゲーム障害の診断基準について

ギャンブル障害へのプログラムとその行われ方について紹介する。

Ⅱ　ゲーム障害・ギャンブル障害とその取り組み

1．ゲーム障害

筆者の従事する久里浜医療センターは，アルコールなどの依存症拠点病院として指定されている。2011年7月にネット依存専門治療外来を開設，2012年10月に入院治療を開始し，2012年よりネット・デイケアプログラムをスタートした。なお，2013年6月にギャンブル障害の外来治療部門を開設，2017年4月に入院治療を開始した。

ネット・ゲーム問題の主な患者像としては，10代～20代の男性が多くを占める。ベースとして発達障害もしくはその傾向を抱えているケースが散見される。問題経過として，ネット・ゲーム問題が先行して表面化するケースもあれば，社会的な不適応などが先行してネット・ゲーム問題が増大していくケースも存在する。

当院のネット依存専門治療部門では，医師診察で治療方針を決定し，心理検査や身体的検査（血液，心電図，骨密度，視力検査，体力測定など），デイケアプログラム，集団・個人の認知行動療法などを行っていく。身体的検査の結果は，本人へ問題を提示する大事な素材になることも多い。運動不足や食生活の乱れ，同じ姿勢を続けることなどから，身体面への影響が現れることが少なくないからである。また，ゲーム障害は，他の精神疾患を合併することが多く，先に述べた通り発達障害をベースに抱えていることも多い。そのため，ゲーム・ネットへの依存に対してのアプローチと，発達障害などの特性を配慮した関りが同時並行で求められることも多い。さらに，不登校や引きこもり，生活リズム，家庭面といった問題が顕著な場合には，本人同意の入院治療へ進めていくこともある。

一方で，本人が来談することが困難・受診を拒否するケースも多いため，家族のみが受診に至ることも多く，その際は基本的に，本人への対応方法の相談や，本人に受診を促す方法を検討したりしていく。また，家族の立場として知識を持ち，本人の対応を考え身に着けていく取り組みとして，家族会・家族ワークショップを開催している。

依存症の回復への目標立てとして，「断か節か」という視点がある。「断」は100％ストップ，まったくやらない状況を目標とするのに対し，「節」はコントロールして，節度ある使用などを目標とする。インターネット使用という面においては，現代の生活でインターネットをまったく使用しない生活は困難な面もあり，「節ネット」が治療目標となりやすいだろう。また，仮にゲームや特定のネット行動への没頭があるケースならば,「部分断ネット（断ゲームなど）」

は指針の一つとなるだろうが，この場合は緊急時を除くなら，本人が決めること，決めていく過程そのものが，今後の回復や成長にとって重要と考えられる。また，「節」を進める際には，本人の了解を含めて，時間や頻度などの枠組み設定をすることが前提である。

2．ギャンブル障害

　次に，ギャンブル障害を概観する。平均的な状態像としては，初診時年齢は 40 歳程度，男性が 9 割，仕事をしている人が 7 割ほどである。数回，借金問題が露呈し，相談に至るケースが多い。しかし，近年では 20 代前半での初診も珍しくはなく，インターネットなどの情報を家族が取り入れ，早期に受診するケースが見られる。また，各種心理検査をしてみると，抑うつ状態や不安感の増大，ADHD 傾向，衝動性特性の高さ，といった傾向が見られやすい。現在のわが国における主なギャンブル対象は，パチンコとスロットが占める割合が大きいが，近年，ネットを使用した投票が可能なもの（競馬・競艇など）が増えてきている。回復への手立てを考えた時に，「アクセスのしやすさ」への対処・対応は，大事なポイントと考えられる。

　ネット部門と同じくギャンブル障害の外来治療部門でも，医師診察で治療方針を決定し，心理検査や身体的検査を行い，集団・個人でのプログラムやカウンセリングなどを行っている。また，プログラムを 1 クール終えた後，診察などを継続させつつ，院内で開催している患者交流会への参加を勧めることもある。

　ギャンブル障害の場合も，本人は相談場面に登場することが難しいケースも存在し，家族のみが来談することもあり，対処や対応方法，どのように本人を医療につなげるか，などの相談を行っている。また，家族同士が，情報の交換，本人への対処や対応を検討，大変さの共有，荷下ろしといった目的で，家族会を開催してもいる。

　なお，ギャンブル障害の治療として，入院と外来，どちらが望ましいかという議論や視点が

ある。さまざまな意見があるが，所感を述べると，在住地域による物理的条件と，ケース性による側面，二つが無視できない条件であると考えられる。先に述べた通り，ギャンブル障害に対しての治療を提供している医療機関は，都市部では比較的存在しているが，地方を考えると，片道数時間離れた位置にしか相談機関が存在しないことも珍しくはない。そのため，通院が困難である際に，入院治療が選択肢になることはあるだろう。一方で，診察やプログラムを実施しつつ，実生活で試したり振り返ったりしながら，やめ続ける工夫を重ねていくという点では，外来治療がベースとなるだろう。一方，ギャンブルは刺激が強いものであり，日常的にアクセスしやすいものも多く，ギャンブルの連続状態がどうしても断てないケースも存在し，一時，刺激から離れる必要性があるケースも存在する。また，借金問題や家庭問題が増大しすぎてしまい，時間的・空間的な猶予期間を要するケースも存在する。そのような諸事情により，家族もしくは本人が入院治療を希望・選択するケースも存在する。

　「金銭問題」は，ギャンブル障害において，重大なウェイトを占めている。どのように返済への見通しを立てていくかは，ケース毎に考える必要があるだろう。借りた対象が消費者金融なのか銀行なのかいわゆるヤミ金なのか，友人知人なのか，もしくは勤め先の金銭の使い込みなのかなど，さまざまなケースが存在する。法律的なサポートを要することも少なくない。本人にとっても家族にとっても，どうしても返済を焦ってしまう状況もあると思われるが，一般的には焦ってすぐに返済してしまわない方が良いとされる。返済過程そのものが，回復にとって重要な要素と考えられるからである。対応としては，援助者・治療者といった第三者を交えて検討し，返済の見通しを立てつつ，本人の金銭管理計画などを考えていくことが望ましいと思われる。

　その他，ギャンブル障害はそもそも，ギャン

ブルをやめていた人がついギャンブルを始めてしまう「スリップ（ラプスとも言う）」や，ギャンブル行動が習慣的行動へと再燃してしまう「再発（リラプスとも言う）」が生じやすい疾患である。本人の努力や意思の問題というわけではなく，他の依存症と同様，ギャンブル障害はそういう性質を持っている。一方で，回復の過程は比較的長期に及ぶ。長期に及ぶと言っても，ギャンブル衝動が耐え難い状態が継続するといった意味ではなく，ギャンブルをやめ続けていく工夫や対処を続けていく期間が長期という意味である。慢性の身体疾患のようなイメージで説明されることも多い。そのため，来談頻度は徐々に落としていくことが考えられるが，長期に繋がりを保てることが望ましい。

　本人への回復の過程として，本人の同意・納得を獲得していくことは，予後にもつながると考えられる。問題への取り組みのきっかけが，借金問題の発覚・表面化といったケースがほとんどである。また，依存症は一般的に，治療や回復の取り組みに抵抗感が生じやすい。一方，上記の借金などの問題は，本人も困る・迷う要素でもある。受診や相談につなげていくという視点でも，プログラムなどの回復過程へ導入という面でも，本人のモチベーションを高めていくことは重要な項目である。援助者としては，本人が困っていること・協力できる部分が（その時点その時点で）どこであるのかを推し量りつつ，関わっていく視点が求められ，それはネット・ゲーム障害においても，他の精神疾患の対応でも同様と思われる。

　さらに，本人にとって，嘘をつかなくてもよい場所として，相談機関・援助者が機能する・できるようになることも回復にとって重要だろう。そもそもギャンブル障害の特性として，「嘘」が存在している。借金などが進むにつれて，嘘や隠しごと，ごまかしをしなければならない状況に陥りやすい。その状況を解くきっかけを提供することにも意義があるだろう。また，生活や人生を立て直していく際に，自分と嘘を振り返る場を提供することも意義があるだろう。

　しかし，嘘をつかなくてよい環境を提供するということは，考えてみると簡単なことではない。当人の立場に立ってみると，家族と同席した相談場面では，何らかの思惑が働くこともあるだろうし，治療方針や自分の行く末に影響のある相談者がいて，素直に言いにくくなることや，ギャンブル障害という特性から「取り返したい・これくらい取り返せるだろう」と考えやすい傾向も影響する。そのような側面を考えていくと，援助者だけの関わりだけでなく，当事者同士の関わりが有益なことが多い。集団の中で，状況や心境を共有すること，ギャンブル障害についての知識や情報を吟味すること，ふりかえってみること，これからの生活を考えることなど，プログラムを通じて促されやすい。

　そもそも，当事者同士の活動・自助グループは，依存症の回復において重要な位置を占めている。GA（Gamblers Anonymousu）は，ギャンブルをやめたい当事者たちが集まってミーティングを中心に活動しており，全国にグループが存在している。また，ギャンブラーにより影響を受けた家族・友人のための自助グループ・GAM-ANON（ギャマノン）も活動している。また当院では，入院患者に対し，GAメンバーからメッセージを届けてもらう活動を2020年より導入した。

　治療目標として，ギャンブル障害においても「断か節か」大きく二つが考えられるが，ギャンブル障害では「断ギャンブル」が推奨される。刺激を避ける・刺激に近づかないという点で，スリップや再発のリスクを低減できること，そもそも依存状態に一度陥った者が，その依存対象をコントロールして行うことは大変難しいからである。しかし，依存の治療の過程を考えると，節ギャンブルを取り入れることも考えられる。治療導入の際，断ギャンブルが当人にとって非常にハードルが高いケースや，治療過程の中で節ギャンブルを強く希望するケースも存在する。本人と否定・対立関係になるのではなく，

本人の意見を尊重しつつ決定していくほうが望ましいだろう。しかし，節ギャンブルを選択した場合には，明確な枠決め（限度額，限度時間，最高頻度など）を行うべきであると考えられる。

Ⅲ　ギャンブル障害におけるプログラム

1．ギャンブル障害における「標準的治療プログラム」について

先に述べた通り，2018年度AMEDにおいて，わが国における治療効果の確立したプログラムの作成と効果検証が進められた。

方法として，まず全国でギャンブル障害に対して治療を行っている病院や治療施設の治療者に，現在の治療状況やプログラムの実施状況やその内容などを伺い，海外の文献などを参考にしつつ，認知行動療法をベースとした，ギャンブル障害に対する新たなプログラムを作成した。また，このプログラムの有効性を確認するために，全国の30以上の治療施設の協力のもと，無作為統制試験を行った。また，本プログラム実施のため，マニュアルも作成されている。

プログラムの効果としては，Matsuzakiら（2019）によると，作成されたプログラムの実施群と待機群との間で，ギャンブル行動の有無，ギャンブルの頻度，ギャンブルの使用金額などの項目で有意な差が確認されている。

以下，このプログラムの構成や実施上の特徴，留意点などについて紹介する。

2．プログラムの内容と行われ方

標準的治療プログラムは，全6回で構成される。1回あたりの所要時間は，1時間〜1時間半程度で，参加人数は1〜10名程度が目安となる。また準備として，大人数の場合（必須ではないが）ホワイトボードがあると情報共有を行いやすい。

ギャンブル障害を対象にしたプログラムという点で，いくつかの特徴や留意点がある。

先にも述べたが，参加者の回復へのモチベーションはバラバラであることも多い。周囲から

の勧めで，仕方なく受診し，家族などの手前，しぶしぶ参加に至ったケース，勧めがあり仕方なく受診・参加することにはなったが，自分の中でも問題意識を少なからず抱えているケース，自身で改善を望むケース，など，問題認識の進み具合もバラバラである。また，治療やプログラムに対して，各々が抱く期待や希望もさまざまで，『他の人の意見を聞いてみたい』『自分以外の人がどんな人たちなのか，不安はあるが，興味もある』『今後の参考になれば』『同じ悩みを持つ人となら正直に話せる』『純粋にギャンブルの依存状態から脱したい』『参加していれば，家族は安心する』など，一人ひとりの考えや思惑が異なることもあれば，一人の中だけで葛藤的に考えを抱いている場合もある。目標立てや関わりや取り組みを継続させていくためにもグループ参加前のアセスメントなどの機会に，本人のその時点でのニーズや希望，状況の把握を行うことは重要である。

プログラム実施の形式として，集団か個別か，という点がある。依存症の回復という点でも，グループ力動の効用という点でも，当事者同士の交流は重要な要素を含んでおり，グループでプログラムを行うメリットは大きい。しかし，さまざまな要因によって集団で実施することを優先するよりも，個別対応で実施することが優先される事態ももちろんあり得る。例えば，知的障害・発達障害などで，理解や対人面での問題が大きい場合，女性の参加者で男性が多い集団に参加することへ抵抗感が強い場合，社交不安が強いケースや，グループ力動を感じることが苦痛でプログラム導入が困難な状態のケース，などが想定される。物理的にグループの実施時間に参加困難な場合も想定される（ギャンブル障害の人の多くは仕事を持っているので，休まなくてはならない場合も多い）。

個別実施の際には，『グループで実施した時にはこんな意見が出ていた』などと他の回答例などを伝えることも有益と思われる。

また，ギャンブル障害という特徴から，グル

ーププログラムを実施する上で考慮しておくことがいくつかある。就労している人が過半数である。そのため，無理なく参加できる頻度を話し合って決めることが重要である。極端に間隔が開くと，取り組みへの意欲低減を招くなど，ドロップアウトが生じるリスクが高まると考えられる。そのため経験則的にではあるが，1・2週に1回程度が望ましく，少なくとも2カ月に1回以上が望ましいと思われる。

　躁状態，躁うつ病がギャンブル行動と関係しているケースは，そちらの治療が優先されることが多いと思われる。重ねて，合併精神疾患がある場合で，症状の緊急度が高い場合にはそちらの対応の方が優先されるだろう。

　プログラムの運営の仕方としてもいくつかのポイントが挙げられる。開始前に伝えられていることが多いが，概要や進め方などを説明しておくと，安心感や見通しを持ちやすいと思われる。また，先に述べた通り，さまざまな状況や心境を抱えて参加することに対して，配慮とねぎらいの姿勢が大切であると思われる。

　回の開始の際，グループを行う上での約束を確認することも大事である。他者の発言を尊重するとともに，自身の意見も積極的に発言してほしいこと，情報について秘密を守ることなどである。また，適宜自己紹介などをはさんだりもする。

　ギャンブルの種類について，参加者同士は，対象としているギャンブルが同じであると，互いにイメージがしやすいようであるが，異なるギャンブルを行っている場合でも，共通点や通じるところを感じられるとの感想が得られることが多い。また，為替取引やオンラインカジノといった，比較的対象としては少数のものを行っている参加者がいる場合には，その行っている具体的な内容や方法などをメンバーに紹介してもらうなどすると，お互いにとってイメージが促進しやすいと思われる。また，治療者側として，各ギャンブルを経験しなくてもよいが，その内容についてある程度把握していると，そ

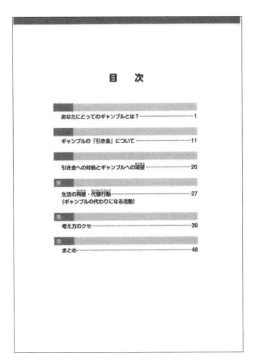

図2　標準的治療プログラムの目次より

の参加者がどのようなポイントでそのギャンブルに惹かれているのかなどを受け取りやすい。そのためにもギャンブルの内容や，賭け方などを参加者に教えてもらうことは意義があると思われる。

　なお，治療者は，各部分において感想などを共有していくが，無理に発言を促す必要はない。基本的に，発言しやすい場を提供すること自体が重要と思われる。参加者の発言について否定的・対決的にならないことや，質問を主とすることなどが考えられる。また，過去の参加者の発言を引用する形で共有を示すことなども考えられる。

3．標準的治療プログラムの具体的な内容と運用について（図2）

1）あなたにとってのギャンブルとは？

　この回では，主にギャンブル障害についての疾病理解と，ギャンブル行動が与えてきた影響を振り返る内容になっている。まず，ギャンブ

ル障害が，脳の機能異常によりで生じる疾病であることを共有する。ギャンブル障害の診断基準をセルフチェックし，深追い傾向が強くなること，嘘，借金，といった主な特徴について共有を行い，感想を共有する。また，抑うつ気分や自殺念慮といった関連する問題について確認を行う。そして，ギャンブルについての認識を整理していくきっかけとして，ギャンブルを行うメリットやデメリットについてのワークを行う。ギャンブルにおける対策すべきポイントや，代替行動を検討する際のヒントなどを含んでおり，各参加者同士の違いや共通点などを話し合うなどして進める。

2) ギャンブルの「引き金」について

ギャンブル障害における，引き金，渇望，認知の歪み，スリップ，再発といった特徴や，それらが生じていくプロセスなどを確認する。その中での，引き金への対処の重要性を示しつつ，引き金の特定を行っていく。

「お金」は，借金を取り返したいという意味でも，手元のお金を増やしたいという意味でも，手元に余裕のあるお金を持つという意味でも，引き金として挙がることが多い。そのため，お金へのアクセスを制限する方法・管理する方法を検討する内容を取り入れている。

かつて，ギャンブルの問題は，「意志が弱いからやめられない」などとされることもあった。現在でも，参加者の中からそのように表現されることも見られる。これは，ギャンブルをやりたくなる気持ちを抑えること，または連続しているギャンブル状態を止めることに意思を使う，というニュアンスが含まれていると思われる。渇望の中や再発しているさなかに意思を用いることは，誰であってもしんどく，抜け出すことは大変であることを伝え，意思は初めの引き金を避ける対処に用いていくことを勧めることも選択の一つと考えられる。

3) 引き金への対処とギャンブルへの渇望

引き金に対しての対処と，渇望への対処を主な内容としている。また，渇望についての生じ方や，その性質についての説明を行う。渇望自体は長時間にわたって高まりを示すものではなく，1 時間以上続くことはまれであり，やり過ごしていくことを基本的に対処することなどを伝える。

プログラムでは，対処方法として具体的な内容が示されている。どのようなやり方が，自分にとってより良い方法なのかを検討し，可能であれば一つ選択し試していくことを勧めていく。

また，渇望についての所感ではあるが，ギャンブルをストップすると，かなり強く生じると言う参加者もいれば，あまり渇望は生じず苦痛に感じていないと言う参加者も存在する。前者に向けては，ギャンブルをしない期間を長くできればできるほど，その頻度も強さも徐々に収まっていくことを伝え，後者には渇望自体が少ないことは幸運であり，その状態を続けていくことと，「1 度ならば大丈夫だろう」と，思ってしまうことに気を付けることなどを共有していく。

4) 生活の再建・代替行動
　（ギャンブルの代わりになる活動）

ギャンブルの代わりになる活動について検討することを主な内容としている。この項目は，なかなか難しくすぐに進めていくことが難しいと述べる参加者も多い。一方で，参加者の多くが，重要であるとも感じている項目でもある。ギャンブル以外の趣味を持つことが難しい期間が長い参加者が多いのも一要因である。また，ギャンブル自体が刺激が強く，一つの物で置き換えることが困難であることを説明し，バランスの良い活動を実践していくことを勧めていく。またこの項目は，ギャンブルをストップすることで生じる時間の使い方という側面と，ギャンブルで得ていたことを満たす（ストレス発散なども含む）という側面がともに含まれており，予防の観点でも重要と考えられる。

一般に，何かに取り組んでいくことは誰でも難しいことであり，具体的に検討してみることと，まずは何か一つ試してみることが大事であると伝えながら，共有していく。

5) 考え方のクセ

「考え方のクセ」と表現し，認知の歪みについて説明を行う。スリップや再発，ギャンブル行動のエスカレートに認知の歪みが影響することを説明し，ギャンブル場面でよく生じる具体的な考えのパターンなどについて，セルフチェックを行い，検討を進めていく。

具体例を先に示しつつ，また確信度という概念を説明することが，理解の促進面では大事であると考えられる。確信度について，具体的には「ラッキーナンバーを100%信じている人は少ないが，10%ほどはあるのではないかと考える人はいる」などと説明する。また，ギャンブルをやっている真っただ中の自分，冷静で客観的な自分，などに分けて，確信度がどのように変動するかなどを検討することも，理解を定着する上で役立つと思われる。

6) まとめ

1〜5の内容を復習的に行う。このまとめについては，ホームワークとして事前に行ってくることを推奨しているが，参加者の負担が大きいなどの場合には配慮を要するだろう。自分にとっての引き金の確認を行いつつ，再発へとつながりやすい，「嘘」と「借金」について，予防策・対応策を考え，さらに，ギャンブル衝動が高まった時の対処法，相談先の設定などを行っていく。

相談先がなかなか考えにくい場合や対処方法がなかなか浮かばない場合などが生じるかもしれない。そのような場合には，他の参加者の意見を参考にしてもらう，今回は予防策としての視点で考えてもらう，現時点で試してもいいと思うことを選択しておく，といった提案を行う。しかし，無理に促すことはしないように心がける。次の機会に可能性を残し，回復への関わりを継続する側面を大事にするという視点で，重要と思われる。

Ⅳ　おわりに

行動の依存（嗜癖）について概観し，医療機関としての取り組みと，実際に行われているプログラムの具体的な内容や行い方について報告した。そもそも，ネット・ゲームにしても，ギャンブルにしても，時代と共にその内容は変化しているものである。そのような「行動」の問題に対して，初めは病気であるかどうかという議論がありつつ，対処や対応が検討されてきた。ネット・ゲームの問題については，疾病としての視点が確立された中での検討が必要である上，予防という観点も強化される必要性がある。またギャンブル問題も，予防も対処も共に検討を重ねる余地があると同時に，対応できる医療や相談機関が少ない現状もある。さらに，推定される罹患患者に対し，医療・相談の場に登場する機会そのものが少ないと言えるだろう。今後さらに，疾患としての対応の見識を重ねるとともに，その回復方法への検討が重ねることが求められる。

文　献

American Psychiatric Association（2013）Diagnostic and Statistical Manual of Mental Disorders. Fifth Edition. American Psychiatric Publishing.（高橋三郎・大野裕監訳（2014）DSM-5　精神疾患の診断・統計マニュアル．医学書院）

ＧＡ（ギャンブラーズアノニマス）http://www.gajapan.jp/index.html

樋口進・松下幸生（2017）国内のギャンブル等依存に関する疫学調査（https://kurihama-med.jp/news/20171004_tyousa.pdf）

Matsuzaki T et al.（2019）Effectiveness of CBT-Based Outpatient Treatment Program for Ggambling Disorder：Multi-study site randomized control trial in Japan，ICBA.

中山秀紀・樋口進（2017）ネット依存の治療．精神医学，59(1)：45-52．

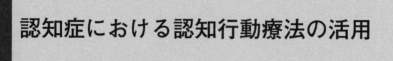

認知症における認知行動療法の活用

Miyuki Tajima　　　　　　　　　　　　　田島　美幸*

I　はじめに

　2025 年には認知症の人の数は 600 万人を超え，65 歳以上の人口の約 5 人に 1 人が認知症に罹患すると見込まれている（内閣府，2017）。認知症施策推進大綱（認知症施策推進関係官僚会議，2019）では，「認知症の発症を遅らせ，認知症になっても希望を持って日常生活を過ごせる社会を目指し，認知症の人や家族の視点を重視しながら，『共生』と『予防』を車の両輪とした施策の推進」を基本的な考え方としている。ここでの予防とは，「認知症になるのを遅らせる」「認知症になっても進行を緩やかにする」という意味で用いられ，本人もその家族も認知症を理解し，うまく付き合っていくことが求められている。

　とはいえ，一旦，自分やその家族に「認知症の問題」が降りかかれば，冷静ではいられない。頻回に物忘れが起きるようになると，家族はどのように本人に受診を勧めようかと頭を悩まし，いざ「認知症」と診断されれば，本人も家族も先のことを考えて憂慮する。「そんなはずはない」と病気を否認したり，「すべてが終わりだ」と破局的に考えて絶望的になってしまったりもする。認知症と診断されたその日から，急に何

＊慶應義塾大学医学部精神・神経科学教室
　〒 160-8582　新宿区信濃町 35

かが変わるわけではないのだが，本人も家族も烙印を押されたような気持ちになってしまうのである。「認知症」を人生の一部として取り入れるまでには，本人も家族もいくつもの葛藤を乗り越えていく必要がある。認知症の症状を補うコーピングを身に付けながら，その過程に寄り添いサポートするのが，認知症の認知行動療法（Cognitive Behavior Therapy；以下 CBT）のアプローチであるといえる。

II　認知症患者を対象とした CBT

　認知症患者の抑うつ，不安症状に関する心理療法の有効性については報告があり，手法としては CBT のアプローチが増えている（Regan & Varanelli, 1984；Orgeta et al., 2015）。認知症患者を対象とした CBT 研究は，現時点ではサンプルサイズが小さくパイロットスタディが多いが，軽度認知障害（Mild Cognitive Impairment；MCI）や認知症の軽中度の方を対象として実施され，1 回の面接は 30 〜 60 分，セッション回数は 7 〜 16 回程度とされる（Tay et al., 2019）。また，多くは個人療法で行われるが，集団療法も実施される。特徴的なのは，家族などのケア提供者の同席を求めることが多い点である。ケア提供者にも認知症を正しく理解してもらい，面接で学んだスキルを本人が活用する過程をサポートをしてもらう。用いる技法は，うつや不

表1　安心して生活するコツ

| ①日課を作り順番を決めておく（ルーティーン化） |
| ②物には場所を与える（眼鏡，財布など決めた場所に置く） |
| ③一度に一つのことを行う |
| ④調子のよい時間帯を知って活用する（夕方は疲れやすい場合には，午前中に難しいことを済ませるなど） |
| ⑤人のサポートをうまく使う |

安の CBT で用いる基本的な技法（行動活性化，認知再構成法，問題解決技法，リラクセーション等）であるが，認知機能の低下を示す高齢者でも理解できるようにシンプルでわかりやすい教材を用いたり，認知的技法よりも行動的技法を多く用いたり，間隔伸張法（情報を保持する時間間隔を少しずつ延ばして想起させる方法）を用いるなど，認知症の方に適した形で実施できるよう工夫する。

認知症というと，徘徊して行方不明になって家族に迷惑をかける，物盗られ妄想によって家族を疑いひどく傷つけてしまうなど，認知症に伴う行動と心理症状（Behavioral and Psychological Symptoms of Dementia；BPSD）がステレオタイプなイメージになりやすい。すると，認知症になったことを恥ずかしいと感じたり，必要以上に不安や恐怖を感じたりしてしまう。

その結果，「人に迷惑をかけてはいけない」と考えて外出を控えたり，「認知症であると悟られないようにしなくては」と考えて親族や友人との接触を避けたりする。行動範囲が狭まり一人で過ごすことが増えると，気分の落ち込みやイライラ感が強くなったり，刺激が減ることによって認知機能が低下するなどの悪循環が生じる。

認知症の CBT では，ご本人の不安や心配に共感を示しながら，認知症に関する心理教育を行って正しい知識や情報を提供すると共に，これらの悪循環の仕組みを理解してもらう。

多くの場合，認知症の経過は長く，少しずつできないことが増えて，必要なサポートが徐々に増していく。逆をいえば，急激に状態が変化するわけではないため，特に認知症の初期段階には，いろいろな工夫が可能である。部分的に人の手を借りさえすれば，ある程度の期間は自分で行動できる範囲をキープできるのである。ご本人が自分の状態を把握できている場合には，何ができて何が困難なのかを一緒に整理する。また，家族からの情報も参考にしながら，状態像のアセスメントを行う。

生活上で困っていることが明らかになったら，それに対する解決策を一緒に検討する。日常生活での混乱を減らし，必要以上に不安にならずに済むようにして，まずは生活の基盤を整えてもらうようにする（表1）。また，家族にもこれらを理解して協力してもらう体制を整える。

認知症では，記憶障害に対する対策が必要になることが多い。物忘れが多くなって不安で行動が制限されてしまったり，同じことを何度も尋ねるために家族と口論になって，本人も家族がイライラしてしまったりする。忘れてしまうのは認知症の症状で仕方のないことなので，再び思い出すための方法を一緒にブレインストーミングする（図1）。「今日の予定をメモで貼っておく」のがよさそうであれば，それを実行するために必要な方法や手順を具体的に検討する（アクションプランの作成）。例えば，「テレビの脇にメモを貼るとソファーから見えるので思い出しやすい」とか，「スケッチブックに大きく書くと目につきやすい」とか，「携帯やスマートフォンにメモを貼っておく」などである。良いアイデアが出た際には一緒に喜びながら，また，家族にもアイデアを出してもらう。そして，実際にどのような流れでその方法を実施するかを相談する。「朝起きたら，妻と一緒に今日の予定を確認してメモに書く。それをテレビ

【困っていること】
今日の予定をすぐに忘れて，妻に何度も尋ねるので喧嘩になってしまう

【どのような対処が必要？】
予定を思い出せるような仕組みを作る

【ブレインストーミング：具体的な方法の検討】
・メモを書いて貼っておく
・テレビの脇にメモを貼る（ソファーから見えやすい）
・カレンダーに書き込む
・スマートフォンにメモを貼る
・スケッチブックに大きくマジックで書く
・手帳にメモを取る……

【アクションプランの作成】
朝起きたら，妻と一緒に今日の予定を確認してメモに書く
それをテレビの脇のボードに貼る
トイレに立った時など1日に何度かそのボードを見るようにする

【アクションプランの実行：ホームワーク】　　ご家族のサポート

図1　記憶障害の症状を補うためのアクションプラン

の脇のボードに貼る。トイレに立った時など1日に何度かそのボードを見るようにする」など，日常生活の中にその行動を組み込むようにする。計画ができたら，実際に試してもらう（ホームワーク）。この際，認知症のご本人から今日の予定を尋ねられた時に，家族がすぐに答えたり，叱ったりするのではなく，「テレビの脇のボードを見てみたらどうかしら？」と，ご本人の自発的な行動を促すように，家族に関わってもらうようにする。そして，次回の面談時に，やってみてどうだったかを確認する。「自分の予定だけでなく，妻の予定も一緒に書いておくとよい」など，新たな発見があればそれを報告してもらう。
　現在では，メモ機能やリマインダー機能の付いた機器がたくさんあるので，これらを活用して補うのもよいだろう。このように，認知症のCBTでは，問題解決技法を上手く活用しながら，認知機能の低下を補う工夫を行っていく。
　このような行動的技法を活用してうまくいった体験を積み重ねるうちに，「認知症になったからといって，すべてができなくなるわけではない」「自分で工夫できるところがあり，それを一つ一つ行っていけばよい」など，認知が変わっていく（認知再構成法）。また，「症状の進行とともにできないことが増えていく」という現実に対する諦めや哀しさを受け止めながら，変化を少しずつ受け入れる過程をサポートする。「なんでも一人でやる」ことがあたり前だったが，「できないことは割り切る」「人の力を借り

表2 訪問看護師による CBT プログラムの内容

回　数	内　　　　容	CBT 介入技法
1	認知症に関する基礎知識	心理教育
2	「困った行動」が起こる仕組み	応用行動分析
3		
4	「きっかけ」と「反応」を変える	
5		
6	健康行動を増やす	行動活性化
7	ストレスを溜めやすい考え方	認知再構成法
8	バランスのとれた考えを探す	
9	認知症の方とのコミュニケーション	コミュニケーショントレーニング
10	周囲への援助の求め方	アサーショントレーニング
11	これまでの振り返り	
毎回終了時	リラクセーション	マインドフルネス（呼吸法，イメージ法）

ながらやる」ことを認めたり，「きちんと暮らす」という今までの生活のスタイルから，「完璧を目指さずにのんびりと緩く暮らす」ことを受け入れたりするなどである。

Ⅲ　認知症の家族介護者を対象とした CBT

同じものを何度も買ってくる，同じ話をあたかも初めて話すかのように話す，料理の味がなんだかおかしい……など，認知症の症状に気付くのは，生活を共にする家族であることが多い。目の前で起こる振舞いに動揺し，「認知症の症状だ」と頭では理解していても，困った行動が頻発するとイライラが溜まり，つい声を荒げて叱ってしまっては後悔する。また，自分自身も高齢で病気がちであったり，身近に協力してくれる身内がいない場合もある。

このように，認知症の介護では，記憶障害や実行機能の障害などの中核症状，徘徊や妄想などの BPSD 症状のために，介護者は精神的・身体的な負荷を負いやすい。そのため，家族介護者が身体的・精神的ストレスによって抑うつや不安症状を呈したり，時に虐待に繋がってしまうことさえもある。

認知症の家族介護者に対しても CBT のアプローチは活用されている。ロンドン大学で作成

された STrAtegies for RelaTives（START）プログラムが最も有名である。これは全8回の介入で，認知症や介護ストレス等に関する心理教育，認知症のご家族の困った行動に対する応用行動分析，行動活性化，認知再構成法，コミュニケーションスキル，リラクセーションなどを取り入れた複合的なプログラムである。260名の認知症の家族介護者を対象とした大規模ランダム化比較試験では，家族介護者の抑うつ症状や QOL の改善（Livingston et al., 2013），介入による医療経済効果が報告されている（Knapp et al., 2013）。筆者らは，このSTART プログラムを参考にして，認知症の家族介護者を対象とした二つの CBT プログラムを実施している。一つは訪問看護師による簡易型 CBT，もう一つは集団形式の CBT である。

1．訪問看護師による簡易型 CBT

認知症の家族介護者は，「一人で置いておくのが心配なので長時間，家を留守にしにくい」など，時間的，身体的な拘束を受けやすい。そのため，家族介護者の利便性を考慮して，START プログラムに倣い在宅で受講可能なプログラムを作ることにした（田島他，2019）。また，認知症のご家族や介護者の日常生活を包

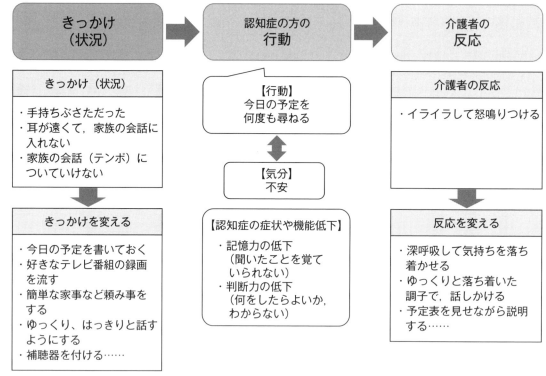

図2　応用行動分析の例

括的な視点からケアし，関係性もすでに構築されている訪問看護師を実施者とした。また，訪問看護の現場で導入しやすいように1回30分とし，全11回のプログラムで構成した。本プログラムの三つの目的は，①認知症に関する正しい知識の習得，②認知症のご家族の困った行動に対する対処法の検討，③介護者自身のこころのケア，である。プログラム内容は，表2のように構成した。

　セッション1では，認知症の中核症状やBPSD症状，病型による症状の特徴，認知症の経過やそれに伴い必要となるケアや介護について解説し（心理教育），介護を行う上での困りごとや心配事を書き出す演習を行った。

　セッション2〜5では，認知症のご家族の「困った行動」の前後の文脈を理解する演習を行った（応用行動分析）。例えば，「認知症の夫が妻に今日の予定を何度も尋ね，家事で忙しい妻はイライラして怒鳴りつけてしまった」とい

う場面では，認知症の夫が何度も予定を尋ねた「きっかけ」として，手持ち無沙汰であったこと，耳が遠くて家族の会話に入れず心細く感じていたことなどが影響していた可能性があるかもしれない。また，妻は強く叱るという形で「反応」したが，深呼吸してから，家事の手を止めて穏やかに今日の予定を説明するなど，「反応」を変えることで夫の不安が少し和らいだかもしれない（図2）。このように，認知症のご家族の「困った行動」自体は変えられなくても，変えられる部分（「きっかけ」と「反応」）を検討して，新たな行動戦略を練り，行動実験を行った。

　セッション6では，介護者自身が息抜きやリフレッシュする時間を持つ大切さを伝え，自分にとっての健康行動を見つけ，日々の生活に取り入れる計画を立てることにした（行動活性化）。また，認知症のご家族と一緒に取り組める健康行動も探すようにした。セッション7・

8では，介護でストレスを感じた状況を取り上げて，5つのコラムを用いて考えや気分の関連を整理したり，バランスのよい考え方を探す演習を行うようにした（認知再構成法）。セッション9・10では，認知症のご家族との接し方のコツを映像で学んだり，実際に対応に困った場面で，どのように接すればよいかを検討して試す行動実験を行った。また，各回の最後に呼吸法やイメージリラクセーションを行った。

　このようなプログラムは，訪問看護師が認知症の方の自宅に訪問し，認知症のご本人へケアを提供した後に，ご家族に対して実施した。ご家族が実際に困っていることに焦点をあて，ワークシートを用いて問題の整理や対処法の検討を行うようにし，ご家族の理解度に合わせてペース配分を行いながら実施した。

1）集団形式のCBT

　もう一つは集団形式のCBTプログラムである。筆者らは，東京都の小平市地域包括支援センター中央センター（基幹型）と共同して，認知症の家族介護者を対象とした集団形式のCBT（以下，CBGT）を開発し，介入研究を始めている。プログラムは1回120分（休憩10分）×5回，隔週で実施し，参加人数は最大10名とした。

　各回の内容は表3の通りである。1回目は，参加者同士が自己紹介を行い，お互いの介護状況を共有した後，認知症に関する心理教育を行った。認知症と加齢による物忘れの違い，認知症は脳の疾患であること，認知症の中核症状やBPSD症状，認知症の病型による特徴的な症状の違い，認知症の治療などに関する基本的な内容について解説した。

　2回目は，認知症のご家族の困った行動をどう理解するかについて，応用行動分析の視点で解説した。また，後半は介護者のストレスを取り上げ，忙しくて気分的に余裕がない時でも，意識的にちょっとした気分転換を取り入れる大切さを伝えた（行動活性化）。

　3回目は，応用行動分析の続きを行い，特に

表3　家族介護者を対象としたCBGT

回数	内容
1	認知症の基礎知識（心理教育）
2	認知症の方の言動を理解する1（応用行動分析） 介護者のストレスとストレス対処（行動活性化）
3	認知症の方の言動を理解する2（応用行動分析） 認知症の方への接し方（コミュニケーションスキル）
4	こころがラクになる考え方（認知再構成法） マインドフルネス
5	将来に備える（社会資源の紹介・サポートマップの作成） ふりかえり
6	家族交流会　＊卒業生も参加可能

困った行動が起きた際の介護者の「反応」の仕方を変えるための方法として，認知症のご家族の症状に合ったコミュニケーションの方法を紹介した。

　4回目は，介護ストレスを感じた状況で生じた「こころのつぶやき（認知）」に注目して，違う視点から捉え直す方法を紹介した（認知再構成法）。

　5回目は，地域包括支援センターの職員が小平市の認知症介護に関する社会資源を紹介した。介護状態区分や介護保険サービス（居宅サービス，施設通所サービス，施設入所サービスの具体例），介護サービスの利用時のポイントなどを解説した。また，サポートマップを作成する演習を行い，自分の周りの人々に協力を求め，孤立しないで介護を続ける大切さについて解説した。

　プログラムは5回で構成したが，その後，介護者の交流会をセッティングした。過去の研修参加者にも声をかけて自由に参加できるようにして，プログラム終了後も介護者同士が繋がれる場を提供した。「日常では介護をオープンに語れる場がない」と，定期的な交流会を楽しみにしている参加者も多く，プログラム終了後にみんなでランチに行くなど，自発的な交流にも発展しているようである。

Ⅳ　おわりに

　本稿では，認知症患者および認知症の家族介
護者に対する CBT について紹介した。「認知
症になると自覚がない」と言われたりもするが，
認知症の方は「今までとは何かが違う」という
違和感を覚えている。

　しかし，家族を心配させまいとその不安を語
らずに（語れずに）抱えている。一方，家族介
護者は，しっかりしていた親や配偶者の姿を重
ねてはできていない部分を指摘し，なんとか直
そうとして本人のプライドを傷つけてしまう。

　認知症の介護では，互いが相手を思いながら
も，すれ違い，空回りする悪循環が生じやすい。
そこにセラピストが介在することで，安心して
本音を語れる場を提供し，目の前に起こる問題
に具体的に対処する術を共に検討する。これは
どちらの CBT にも共通する点であるといえる
だろう。CBT を通して，両者がありのままの
姿を認め，尊重し合える関係を築くことができ
るとよいと考える。

文　献

Knapp M, King D & Romeo R（2013）Cost effec-
　tiveness of a manual based coping strategy pro-
　gramme in promoting the mental health of fami-
　ly carers of people with dementia（the START
　（STrAtegies for RelaTives）study）: A prag-
　matic randomised controlled trial. BMJ. 347.
　f6342.

Livingston G, Barber J, Rapaport P et al.（2013）
　Clinical effectiveness of a manual based coping
　strategy programme（START, STrAtegies for
　RelaTives）in promoting the mental health of
　carers of family members with dementia : prag-
　matic randomised controlled trial. BMJ. 2013.
　347. f6276.

内閣府（2017）平成 29 年版高齢社会白書（概要版）.
　https://www8.cao.go.jp/kourei/whitepaper/
　w-2016/html/gaiyou/s1_2_3.html

認知症施策推進大綱（2019）認知症施策推進関係
　官僚会議（令和元年 6 月）https://www.mhlw.
　go.jp/content/000522832.pdf

Orgeta V, Qazi A, Spector A & Orrell M（2015）
　Psychological treatments for depression and
　anxiety in dementia and mild cognitive impair-
　ment : Systematic review and meta-analysis.
　The British Journal of Psychiatry, 207 ; 293-298.

Regan B & Varanelli L（2013）Adjustment, de-
　pression, and anxiety in mild cognitive impair-
　ment and early dementia : A systematic review
　of psychological intervention studies. Interna-
　tional Psychogeriatrics, 25 ; 1963-1984.

田島美幸・藤澤大介・石川博康（2019）ワークで
　学ぶ　認知症の介護に携わる家族・介護者のた
　めのストレスケア─認知行動療法のテクニック.
　金剛出版.

Tay KW, Subramaniam P & Oei TP（2019）Cog-
　nitive behavioural therapy can be effective in
　treating anxiety and depression·in persons with
　dementia : A systematic review. Psychogeriat-
　rics, 19(3) ; 264-275.

慢性痛に対する認知行動療法と構造化されたプログラム例

Hiroki Hosogoshi

細越　寛樹*

I　はじめに

　慢性痛とは，組織損傷の治癒に必要とされる通常の期間（一般的に3カ月または6カ月）を越えてもなお持続する痛みである（Merskey & Bogduk, 1994 ; Treede et al., 2015）。一般的な慢性疾患と同様に，慢性痛の原因を特定することは困難で，正確な診断も難しい。また，慢性痛と呼ばれる時点で，直接的に痛みを取り除くための一般的な治療を受けても痛みが改善しない，ということが前提となっている。つまり，慢性痛は，その問題の中核である痛み自体を正面から扱うのが難しい疾患と言える。

　このような特徴を持つ慢性痛へのアプローチは，器質的要因や生物的要因にだけ注目するのではなく，慢性痛の維持や悪化に大きく影響する心理的要因や社会的要因にも目を向けることが重要となる。心理社会的要因に対するアプローチの一つである心理療法の中でも，特に多くの臨床試験でその効果が実証されているのが認知行動療法（Cognitive Behavioral Therapy : CBT）である。

　本稿では，慢性痛に対するCBTについて，その概要を踏まえながら具体的な実践例を紹介する。

*関西大学社会学部社会学科心理学専攻
　〒564-8680　吹田市山手町3-3-35

II　慢性痛と認知行動療法

1．慢性痛の捉え方と心理社会的アプローチの役割

　痛みに関わる体験は単純なものではない。痛みの多層的モデル（図1）では，痛み体験を四層構造で捉えている（Loeser, 1982）。第一層の「侵害受容」は，傷や怪我などの組織損傷そのものを指し，ここから第二層の「痛み」自体が生じる。第三層の「苦悩」は，痛みに対する認知的反応や情緒的反応で，破局的思考とも呼ばれる極端に悲観的な考えや，不安や落ち込みや怒りなどの不快感情である。この苦悩は，患者が実際にとる行動に強く影響し，それが第四層の「痛み行動」となる。痛みを言語的にも非言語的にも周囲に強くアピールしたり，すぐ薬を飲んだり横になったり，外出や仕事を休むなど，患者の活動性や生活の質（Quality of Life : QOL）が大きく損なわれるものの，家族や医療者から注目が得られるなどの報酬が背景にあるために維持されてしまう行動である。

　痛みの多層モデルをより簡略化して，器質的要因と生物的要因が中心となる第一層と第二層を苦「痛」，心理的要因や社会的要因が中心となる第三層と第四層を苦「悩」，と図2のように二分することもできる（細越，2018）。一般的な痛みの治療では，苦「痛」自体の改善を目

—　163　—

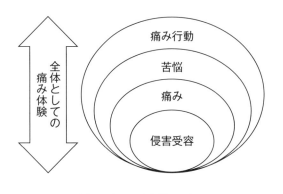

図 1　痛みの多層的モデル
〈細越（2018）より引用〉

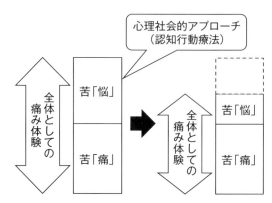

図 2　苦「痛」と苦「悩」および
心理社会的アプローチの役割
〈細越（2018）を一部改変〉

的に投薬や注射や手術などをするが，それでも苦「痛」が改善しないのが慢性痛である。これに対して CBT を含む心理社会的アプローチでは苦「悩」の低減を通じて，痛み体験が全体として改善することを目指す。

なお，極端な痛み行動や心理社会的要因が慢性痛と特に強く関連する場合は，苦「悩」の低減に伴って苦「痛」自体が改善することもある。

２．認知行動療法における慢性痛の理解

CBT では，どのような問題や症状も認知行動モデルで理解していく。認知行動モデルでは，人は状況や刺激に対して 4 側面（認知・感情・身体・行動）から反応し，さらにこの 4 側面は互いに影響し合い，問題や症状は，この 4 側面での相互作用が悪循環を形成した結果として理解する。苦「悩」に含まれる認知的・情緒的・行動的問題が悪循環となって身体的問題である痛みを維持・悪化させているとも言えるし，身体的問題である痛みが他の 3 側面を含めた悪循環を助長しているとも言える。

認知行動モデルによって慢性痛を捉える場合，典型例として不活動（underactivity）と呼ばれる過度に痛みを恐れて活動しなくなるパターンと，過活動（overactivity）と呼ばれる過度な活動と痛みの再燃を繰り返すパターンが例示さ

れている（Nielson et al., 2013；細越，2018）。

図 3 は，不活動を認知行動モデルで整理した一例である。趣味の手芸サークルに所属している患者に，「⓪仲間から誘いのメールがくる」と，その時は「①楽しい」という感情が生じても，身体の状態に目が向いて「②腰の違和感」が気になり，「③途中で痛んだらどうしよう」という認知が生まれ，「④不安」が生じてくる。何かあれば仲間や家族に助けてもらうことになるため，「⑤仲間や家族に迷惑をかけてはいけない」と考え，「⑥仲間に断りのメールを送る」という行動をとるが，今度は「⑦このまま趣味も何もできないのか」という考えが浮かんできて，「⑧落ち込む」ことになり，「⑨腰の違和感を強く感じる」ようにもなる。最終的には，「⑩普段はしている夕食の準備もやめる」という行動に至る。

図 4 は，過活動を認知行動モデルで整理した一例である。過活動の特徴は，責任感や周囲に対する申し訳なさなどを背景に活動を強く長くやり過ぎてしまい，結果として強い痛みを再燃させてまた活動できなくなるが，痛みが収まってくると再び責任感や周囲への申し訳なさから同じパターンを繰り返すことである。「⓪夫の出勤後」に，「①掃除をしよう」と考えるが，「②首回りの違和感」に気づいて「③不安」を

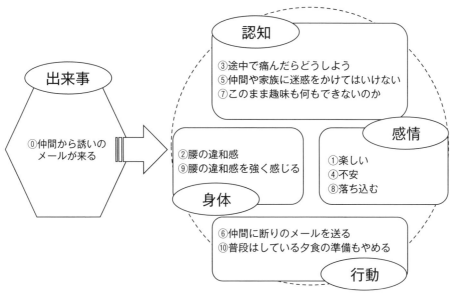

図 3　認知行動モデルで整理した不活動の例
〈細越（2018）から引用〉

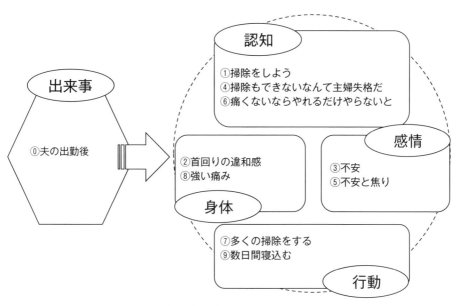

図 4　認知行動モデルで整理した過行動の例
〈細越（2018）を一部改変〉

覚える。しかし，「④掃除もできないなんて主婦失格だ」という考えが頭をよぎり，自分に対する不甲斐なさや家族に対する申し訳なさから「⑤不安と焦り」が強まってくる。そこで，「⑥痛くないならやれるだけやらないと」と考えて，内容的にも時間的にも「⑦多くの掃除をする」ことになり，結果的に「⑧強い痛み」が再燃して「⑨数日間寝込む」ことになる。数日経って痛みが和らいでくると，その数日間にできなかった分を取り戻そうと同様のパターンを繰り返していく。

不活動と過活動は正反対のパターンにも見えるが，痛みの強度や頻度によって行動が支配されている点で共通している。CBT では，まず患者自身が自分の行動パターンの悪循環を理解できるよう，認知行動モデルを用いたセルフ・モニタリングを行う。その後，悪循環の中核になっている認知や行動を同定し，それを変容させるためにさまざまなスキルの修得と実践を通じて，問題や症状の改善を目指す。

3．慢性痛に対する認知行動療法の有効性

慢性痛に対する CBT の効果は，多くの臨床試験やシステマティック・レビューで実証されている。代表例は，成人の慢性痛患者に対する対面式の心理療法の効果をまとめた Cochrane Review である（Williams et al., 2012）。それによると，痛み自体に対する CBT の効果は短期的で小さかったものの，痛みに付随する諸問題に対しては中程度の効果や長期的な効果も認められた。例えば，生活支障には短期的にも長期的にも小さな効果，不安やうつなどの情緒的問題には短期的に中程度で長期的に小さな効果，破局的思考には短期的に中程度の効果があった。ここから，認知行動療法は認知面・情緒面・行動面といった心理的・社会的要因への効果が相対的に大きく，持続もしやすいといえる。また，小さく短期的ではあるが痛み自体を改善する効果も示されており，CBT による苦「悩」の低減が苦「痛」の改善に繋がることの傍証となっている。

こういった実証的研究を踏まえて，欧米でも日本でも慢性痛治療のガイドラインで CBT が推奨されている（慢性疼痛治療ガイドライン作成ワーキンググループ編，2018）。なお，日本では，無作為化比較試験による厳格な臨床試験は未実施だが，2020 年に報告された単群の前後比較試験では欧米の先行研究と類似した結果が示されている（Hosogoshi et al., 2020）。

Ⅲ　慢性痛に対する認知行動療法プログラム例と各介入技法

1．一般的な認知行動療法の構造と進め方

患者に自由に話してもらうことを推奨する心理療法もあるが，CBT ではプログラム全体も毎回のセッションも一定の構造とリズムを保ちながら進めていくのが特徴である。

全体の構造は，導入期，介入期，終結期に大別される。導入期は，基本的な心理教育，認知行動モデルに基づくセルフ・モニタリング，目標設定が中心となる。介入期は，目標達成に向けた具体的なスキルの修得と実践が中心となる。終結期は，それまでに学んだことの振り返りと再発予防を行う。構造化された CBT のプログラムは 10 セッション前後で構成されるものが多いが，数セッションのものや 20 セッションを越えるものもある。

毎回のセッションの構造も全体の構造に似ており，導入，介入，まとめに分かれる。導入では，前回のホームワークの確認やそのセッションで扱う内容（アジェンダ）を決める。介入では，設定されたアジェンダを進めていく。ここでスキルを修得したり，実践上の工夫を検討する。まとめでは，その日の内容を振り返り，次回までに実践するホームワークを設定する。患者はホームワークを通じて学んだスキルを試し，その記録を次のセッションの導入で治療者と共有する。1 回のセッションはおおよそ 30 〜 60 分程度のものが多い。

このように，CBT は一定のリズムで進んでいく。心理教育を通じて伝えるべき基礎的知識

表1　Hosogoshi et al.（2020）で採用された慢性痛に対する認知行動療法プログラムの構成

セッション	内容
1	認知行動療法や慢性痛に関する心理教育（認知行動モデル，セルフ・モニタリング）と目標設定
2	リラクセーション（呼吸法，漸進的筋弛緩法）
3	アクティビティ・ペーシング1（活動と痛みの関連）
4	アクティビティ・ペーシング2（活動と休息のペース配分）
5	アクティビティ・ペーシング3（障害対策を加えた活動と休息のペース配分）
6	認知再構成1（アクティビティ・ペーシングに基づく活動を阻害する望ましくない認知の同定）
7	認知再構成2（望ましくない認知に対する距離置きと認知再構成）
8	振り返りと再発予防

もあるため構造化されたCBTでは患者用のテキストやワークブックを用意することも多い。

2．慢性痛に対する認知行動療法プログラムの構成例

CBTは，慢性痛治療における心理療法の"Golden Standard"とされるが，慢性痛に対するCBTとして最適な唯一無二のプログラムがあるわけではない（Ehde et al., 2014）。数多くの構造化されたCBTのプログラムも，対象疾患が何か，その主目的はなにか，その治療環境で実施可能なセッション数や時間はどの程度か，実施者は誰か，などさまざまな要素を勘案して構成されている。慢性痛に対するCBTの各臨床試験で採用されたプログラム内容にも多かれ少なかれ差異があり，それは特に主目的と用いられる技法に反映される。

慢性痛のCBTにおける主目的は，痛みの軽減，生活支障の軽減，鬱や不安の軽減，破局的思考の軽減，QOLの向上などである。臨床試験でプライマリ・アウトカムと呼ばれる変数である。構造化されたプログラムの開発では，まず主目的を定め，それを達成するのに適当と考えられる技法を適切な順で組み立てていく。

次に，慢性痛のCBTで頻用される技法である。行動面への介入では，アクティビティ・ペーシング，行動活性化，アサーション・トレーニング，暴露療法などがある。認知面への介入では，認知再構成（破局的思考やネガティブな

自動思考の同定，代替思考の検討，思考記録表の活用，など）の他に，注意訓練などもある。慢性痛のCBTではリラクセーションによる身体面への介入もよく行われ，呼吸法，筋弛緩法，イメージ法，ストレッチ，ボディ・スキャンなどが採用されている。

このような状況を踏まえて，日本で行われた慢性痛に対する対面式CBTの前後比較試験（Hosogoshi et al., 2020）では，専用のワークブック（細越他，2016）を作成し，全8セッションから構成されるCBTプログラムの効果検証を行っている。このプログラムではQOLの改善を主目的に，中核的な技法としてリラクセーション，アクティビティ・ペーシング，認知再構成を順に取り入れている。各セッションの概要を表1に示す。以下，このプログラムに基づいて慢性痛に対するCBTの実践方法を紹介する。

3．導入期（セッション1）

導入期は，CBTにおいて必須となる心理教育や，認知行動モデルに基づくセルフ・モニタリングの練習を行い，それらを踏まえて具体的な治療目標を設定する。

1）心理教育

このプログラムの主目的はQOLの向上であるため，慢性痛の強度や頻度に自分の言動が支配されている状態を脱して，痛みがあってもさまざまな工夫をして自分にとって楽しい活動や意義ある活動が継続的にできるようになり，生

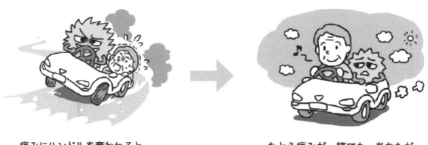

痛みにハンドルを奪われると、
痛みに振り回されることに……

たとえ痛みが一緒でも、あなたが
人生のハンドルを握りましょう

図5　「人生のハンドル」のたとえを用いた心理教育
〈細越他（2016）から引用〉

活の中に充実感を取り戻すことを目指すプログラムとして患者に紹介する。これについては「人生のハンドル」というたとえが用いられ，痛みにハンドルを握られた状態から，痛みがあっても自分の手でハンドルを握る状態を目指す，とワークブックで説明されている（図5）。患者が痛みやその解消ばかりに固執すること自体が痛みの悪循環の一要素となるため，慢性痛に対する心理社会的アプローチでは，痛み自体の改善よりも付随して悪化している心理社会的側面の改善に患者の意識を向けることが重要である（Vlaeyen et al., 2016）。

　なお，患者が痛みの解消に固執する場合，患者のコミットメントやアドヒアランスが低下し，CBTを進めても効果が見込みづらいため，患者自身の準備ができるまで別の治療を続ける方が望ましい場合もあろう。また，慢性痛に関する訴訟や補償がある場合，つまり疾病利得がある場合も，CBTの導入は慎重に検討する必要がある。

2）認知行動モデルとセルフ・モニタリング

　次に，認知行動モデルについて心理教育するとともに，患者が自分自身の体験をセルフ・モニタリングできるように働きかける。具体的には，患者にとってやりたいことが思うようにできない状況を思い浮かべてもらい，その状況を認知行動モデルで整理していく。先述の通り，

ここで不活動や過活動のパターンがよく見られる。治療者は，ソクラテス式問答を活用して4側面のつながりのパターン，つまり悪循環が明るみに出るように働きかける。

　ここで得られる情報は，事例の定式化（case formulation）にとっても非常に有益である。その患者の典型的な悪循環について一定の特徴が見出せれば，アクティビティ・ペーシングで扱う活動の候補や，痛み行動を維持させているネガティブな自動思考の候補を予め把握することができる。なお，セッション1のホームワークは，日常生活の中で同様の場面についてセルフ・モニタリングし，認知行動モデルで記録すること，である。

3）目標設定

　ここまでの内容を踏まえて，このプログラムを通じて患者が達成したい目標を具体化していく。当然ながら，痛みの解消ではなく，患者にとって楽しい活動や意義ある活動ができている状態が目標になるように働きかける。そのため，患者が痛みの解消に言及する場合には，"もしも痛みがなくなったら，どんなことをしたいですか"，"痛みのせいで，したくても今できていないことは，どんなことでしょうか？"など，痛みによって阻害されている心理社会的要因に患者の注目が向くように促していく。

　なお，CBTの目標設定では，大きすぎる目

標は達成可能な小さな目標に，抽象的で曖昧な目標は具体的で明確な目標に，否定形の目標は肯定形の目標に置き換えることが大切である。例えば，「とにかく元気に明るく過ごしたい」という目標は大きくて抽象的である。そこで，"具体的には，どんなことができると，元気で明るくなったなぁと実感できそうですか？"などと尋ねて，「週末に30分でも仲間とゲートボールがしたい」などと具体的で達成可能な目標に落とし込んでいく。また，「家に閉じこもらないようにしたい」という否定形の目標では，実際に何ができたら目標達成となるか評価しづらく，具体的に試す活動も設定しづらい。そこで，"家に閉じこもらなくなったら，具体的にどこで何をしていそうですか？"などと尋ねて，「近所のスーパーに歩いて買い物に行く」などの肯定形で表せる目標に置き換えていく。

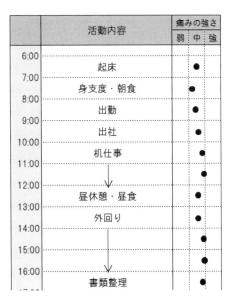

図6　活動記録表による活動内容と痛みの把握
〈細越他（2016）から引用〉

4．介入期

　介入期はプログラムの中核であり，目標達成に向けて具体的なスキルを修得し，実践していくことが中心となる。このプログラムは，リラクセーション，アクティビティ・ペーシング，認知再構成の順で構成されている。

1）リラクセーション（セッション2）

　リラクセーションは，心身両面のリラックスを促すことができる簡便な方法の一つである。このプログラムでは腹式呼吸を用いた呼吸法と，身体の各部位に順に力を入れてから抜く動作を繰り返す漸進的筋弛緩法が採用されている。

　なお，リラクセーションによってわずかでも望ましい効果があった際に強調したいのは，単にリラックスができたり痛みが和らいだことではなく，自分が意図的に何かをすることで自らの心身を変化させることができる，という体験それ自体である。このプログラムで目指すのは，痛みがあっても人生のハンドルを自分で握ることである。慢性痛患者の中には，慢性痛に対してコントロール感も効力感も失って無力感を抱いている者も少なくない。その無力感が悪循環の一因ともなっている。CBTにおける介入は，すべて自らの意志で何かを試みて，それによって循環が変わることを体験してもらうものである。リラクセーションを通じてその体験を強化することができれば，後に続くアクティビティ・ペーシングや認知再構成に対するコミットメントも高めることができ，よりよい効果が期待できる。

2）アクティビティ・ペーシング（セッション3〜5）

　アクティビティ・ペーシングは，慢性痛患者の行動面に対する代表的アプローチである（Fordyce, 1976 ; Nielson et al., 2013）。痛み行動の典型例である不活動や過活動は，どちらも痛みの程度や頻度が患者の行動を支配している点で共通しており，正に痛みにハンドルを握られた状態となっている。このハンドルを患者が自らの手に取り戻すには，痛みの程度や頻度ではなく，それ以外の客観的な基準に従って行動を選択することが重要である。この具体的な基準として，時間や活動の区切りが挙げられる。例えば，「後から痛むかもしれないから散歩は

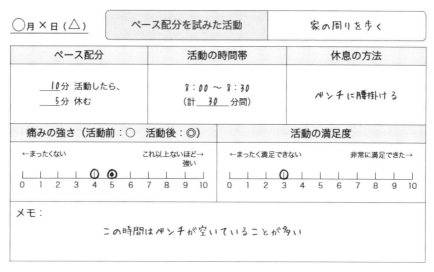

図7 ペース配分の設定とその実践の報告例
〈細越他（2016）から引用〉

やめておこう」から「公園を15分歩いたら，ベンチで5分休憩しよう」や「万歩計で500歩ごとに，その場で1分ほど軽くストレッチをしよう」といった活動を試し，その後，実践しながら活動と休息のバランスを最適化していく。

アクティビティ・ペーシングには三つの段階がある。

第一に，ベースラインの測定である。患者が日常的に行っている活動を把握し，同時に痛みとの相互関係も確認する。これは活動記録表を用いたホームワークを利用することが多い。図6は活動記録表の一例であり，時間単位で大まかな活動とその時の痛みの程度を記録してもらう形式になっている。なお，活動記録表への記入を患者がこまめにし過ぎることは，常に痛みに意識を向けてしまうことになることもあるため，記入は一日一回でまとめてするように伝えるのが無難かもしれない。

第二に，患者が始めたい活動や再開したい活動，または現在もしているけれど痛みがすぐに出てきて中断してばかりいる活動を取り上げ，暫定的な活動と休息のペース配分を検討する。先述の通り，ここでのペース配分の単位は，

30分活動したら5分休憩するなどの小さな単位であり，丸一日頑張って丸一日休むなどの大きな単位にはしないことが重要である。ここでは活動内容だけでなく，休息方法を具体的に検討すること忘れてはならない。休息時間に何をするのか，たとえばソファに座ってテレビを見るのか，コーヒーを入れて食卓で飲むのか，習得した呼吸法を行うのか，どんな方法で休息するのかも具体的に決めることが望ましい。また，散歩や手芸など，自分で終わる時間を決めないといつまでも続けられる活動の場合は，全体としての活動時間も決めておくとよい。これは特に過活動の患者にとって重要である。これらを図7のようにまとめてホームワークとして設定し，実践と報告をしてもらう。その後，活動の障害となる問題の把握と対策をしながら，ペース配分を最適化していく。

第三に，アクティビティ・ペーシングを用いた活動の継続時間を延ばしたり，他の活動に応用していく。このワークブック内では扱われていないが，アクティビティ・ペーシングを広く深く応用して，患者の生活がより豊かになることを目指す。散歩をする全体の時間を30分か

ら60分や90分に延ばしていったり，散歩以外にも料理や掃除や手芸などにもアクティビティ・ペーシングを導入していく。

3）認知再構成（セッション6〜7）

認知再構成は，慢性痛に限らず多くのCBTで頻用される認知面への代表的アプローチである。認知行動モデルの各側面は相互に自由に影響し合うものだが，「認知→感情→行動」という一連の連鎖は特に生じやすいものの一つである。慢性痛患者の例であれば，家族や同僚に迷惑をかけてはいけないという認知が，不安や自責感などの感情を強め，散歩を取りやめて家で寝て過ごす行動をとる，などである。このように認知は，感情や行動に強く影響するものであり，悪影響が強い認知はネガティブな自動思考や不合理な信念などと呼ばれる。そういった望ましくない認知が同定されれば，それを変容させるために認知再構成を行っていく。

なお，認知再構成自体は非常に汎用性の高い技法であるが，このプログラムではアクティビティ・ペーシングを通じて始めた活動を阻害する認知にターゲットを絞り込んでいるのが特徴である。そのため，認知再構成はアクティビティ・ペーシングの直後に配置されている。

認知再構成の進め方にも大きく三つの段階がある。

第一に，アクティビティ・ペーシングを通じて始めた活動を阻害する認知の存在と特徴を把握することである。アクティビティ・ペーシングを通じてせっかくはじめた有益な活動も，習慣化せずに中断されてしまうことも多い。実際にその活動を取りやめた状況を認知行動モデルで確認していくと，「休憩を入れなきゃとは思うのですが，同僚が頑張っているのに自分だけ休むと悪く思われないかと心配で……」や「気持ちが良いのでまた散歩をしたいのですが，途中でまた歩けなくなって家族に迷惑をかけたらと思うと……」といった認知が背景にあることも多い。このように望む活動や有益な活動を阻害する認知を改めてセルフ・モニタリングによ

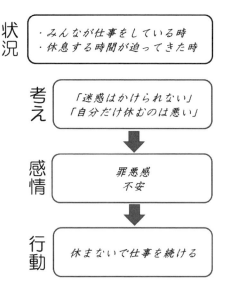

図8 活動を妨げる望ましくない認知の把握
〈細越他（2016）から引用〉

り同定していく。ここでは図8のように「認知→感情→行動」の流れを強調した用紙を使うのもよい。また，これまでのセッションでもセルフ・モニタリングは行われており，事例の定式化がきちんとできていれば，この段階で出てくるであろう認知の目処はついていることが多い。逆に言えば，この段階までに予測がつくように，治療者はここまでのセッションを意識して進めることが望ましい。

第二に，望ましくない認知が生じた際に，患者が少しでも早くそれに気づいて距離を取ることができるように支援する。望ましくない認知が感情や行動に悪影響を与えきる前に，「あ，これはいつもの考えだ」，「またいつものパターンにはまりかけているな」などと俯瞰的に自分や状況を客観視できれば，悪循環にはまり込まずに済む可能性が高まる。その第一歩は，基本となるセルフ・モニタリングを通じて生じやすい悪循環や望ましくない認知の特徴をより理解していくことである。加えて，キャラクター化によって望ましくない認知を外在化することも有効である。図9のように，「活動をやめたく

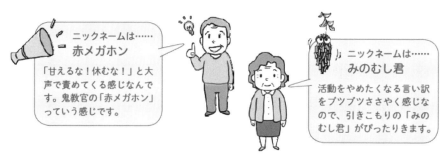

図9　キャラクター化による望ましくない認知の外在化
〈細越他（2016）から引用〉

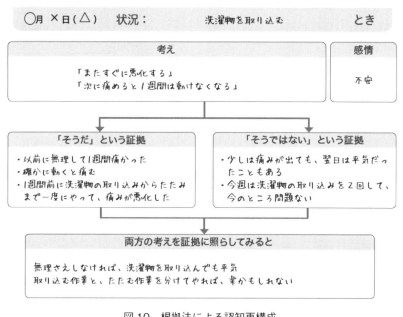

図10　根拠法による認知再構成
〈細越他（2016）から引用〉

　なる言い訳をブツブツささやく感じなので，引きこもりのみのむし君」などと，その認知の特徴を捉えてキャラクター化する。テレビや漫画のキャラクターに置き換えてもよい。これによって，望ましくない認知が生じた際に，「あ，みのむし君だ」と素早く悪循環の始まりに気づきやすくなる。ここでは治療者側のユーモアも大切であり，患者とともに面白がるような雰囲気の中で認知のキャラクター化ができれば，それ自体が認知から距離を取ることをより促す一

因となる。
　第三に，より中立的で現実的な認知ができるように支援する。具体例として，外在化が十分にできていれば「また出てきたんだ，あなたも暇だねぇ」などと考えてそのまま受け流す方法，自分とまったく同じ悩みを持つ親友から相談されたら自分がどんなアドバイスをするかを考えてみる友人アドバイス法，望ましくない認知を支持する客観的証拠と指示しない客観的反証をそれぞれ書き出して眺めてみる根拠法（図10），

などがある。なお，ここでもさまざまな方法があるが，患者の好みや治療者の扱える技法を踏まえて，一つでも患者にとって使いやすい方法が見つかればそれで構わない。

5．終結期（セッション8）

治療の究極的な目標は，CBT が修了した後でも患者が一人で希望する生活を続けられること，言い換えれば人生のハンドルを自分で握り続けられることである。そのために終結期では，全セッションを振り返って学んだスキルや役立った工夫や発見を整理し，再発予防に務めることが重要である。

1）治療の振り返り

まず，これまでに学んだスキルを整理して，どのスキルがどのような場面で役立ったかをまとめていく。また，そこから何か今後に生かせる発見がないかを探っていく。構造化されたプログラムであれば，あらかじめ扱ってきたスキルの一覧を用意しておくと効率的である。また，最初に設定した目標の達成度や，それ以外で生じた変化がないかを確認する。少しでも変化があれば，それと学んだスキル等との関係を検討してその要点をつかんでおくことで，スキルが定着しやすくなるとともに，他の活動にも応用しやすくなる。

2）再発予防

再発予防の一つは，学んだスキルを習慣化して，その後も使い続けてもらうことである。その一助として，学んだスキルや工夫を患者が日常生活の中で思い出しやすくなる仕掛けを検討する。具体的には，日常的に目に入る場所にワークブックを置く，テキストの写真やスキル名をスマートフォンの壁紙する，スキル名を書いた付箋を冷蔵庫やパソコンの隅に貼る，などが一例である。最後に，危機的状況に対する備えも話し合う。慢性痛は心理社会的要因以外の影響も受けやすく，学んできたスキルで対応できないことや，何もできないほど痛みが強まる可能性もある。そういう状況になった際に，頼れ

る病院はどこか，どの頓服薬が使えるか，どんな活動は自分でやらずに家族等に任せるかを考えておく。例えば，料理はせずに出前をとる，洗濯は家族に任せる，掃除機は数日かけなくてもよい，などである。事前に考えておくことで，急場でも落ち着いて対処しやすくなる。

Ⅳ．おわりに

本稿では，日本で開発されたプログラムとワークブック（Hosogoshi et al., 2020；細越他，2016）を例に，慢性痛に対する CBT を紹介した。CBT プログラムは個々の技法の集合体であり，ここで紹介したプログラムで採用された各技法も単独で日々の臨床実践に応用可能である。また，そうするためには，一度は何かしらの構造化された CBT プログラムを，適切なスーパーバイザーの指導を受けながら経験することが非常に重要である。それを通じて CBT の基本的な構造や進め方が身につけば，さまざまな CBT プログラムの実践や，技法の一部を日々の臨床実践に取り入れるのも容易になるだろう。日本でも慢性痛の CBT に関する研究や実践用資材や実践報告が広く展開することを期待したい。

文　献

Ehde DM, Dillworth TM & Turner JA（2014）Cognitive-behavioral therapy for individuals with chronic pain：efficacy, innovations, and directions for research. American Psychologist, 69；153-166. doi:10.1037/a0035747

Fordyce WE（1976）Behavioural Methods for Chronic Pain and Illness. Mosby.

細越寛樹・岩佐和典・福森貴崇（2016）慢性痛の認知行動療法 ver.2.1 パイロット・スタディ版.（堀越勝監修）国立精神・神経医療研究センター認知行動療法センター.

細越寛樹（2018）慢性痛に対する認知行動療法の基本的な考え方. Pain Rehabilitation, 8；10-17.

Hosogoshi H, Iwasa K, Fukumori T, et al.（2020）Pilot study of a basic individualized cognitive behavioral therapy program for chronic pain in

Japan. BioPsychoSocial Medicine, 14；6. doi:10.1186/s13030-020-00176-w

Loeser JD（1982）Concepts of pain. In：Stanton-Hicks M & Boas R（Eds.）Chronic Low Back Pain, pp.145-148. NeRaven Press.

慢性疼痛治療ガイドライン作成ワーキンググループ編（2018）慢性疼痛治療ガイドライン．真興交易.

Merskey H & Bogduk N（1994）Classification of Chronic Pain, 2nd Edition. IASP Press.

Nielson WR, Jensen MP & Karsdorp PA et al.（2013）Activity pacing in chronic pain：Concepts, evidence, and future directions. The Clinical Journal of Pain, 29；461-468. doi:10.1097/AJP.0b013e3182608561

Treede RD, Rief W & Barke A et al.（2015）A classification of chronic pain for ICD-11. Pain, 156；1003-1007. doi:10.1097/j.pain.0000000000000160

Vlaeyen JW, Morley S & Crombez G（2016）The experimental analysis of the interruptive, interfering, and identity-distorting effects of chronic pain. Behaviour Research and Therapy, 86；23-34. doi:10.1016/j.brat.2016.08.016

Williams AC, Eccleston C & Morley S（2012）Psychological therapies for the management of chronic pain（excluding headache）in adults. Cochrane Database of Systematic Reviews, 11；CD007407. doi:10.1002/14651858.CD007407.pub3

▼
▼
▼

領域別

子どもに対する認知行動療法

Haruhiko Shimoyama

下山　晴彦*

I　はじめに

　認知行動療法は，認知過程を変化させ，それによって心理的な悩みや不適応的な行動を低減させることを原則とする。したがって，子どもの認知行動療法は，「問題となっている出来事について，子どもがその意味をどのように解釈し，その原因をどのように考えるのかという認知的側面を重視し，それとの関連で行動療法の技法を活用する介入法」と定義される（Kendall & Hollon, 1979）。

　子どもの認知行動療法は，1990年代の後半から2000年初頭に，さまざまな障害や問題に対して有効な介入法であることが効果研究によって実証的に示されるようになった（石川, 2013）。実際，英米圏の子どもの心理的援助においては，すでに2000年までには認知行動療法が中心となっている（Marzillier & Hall, 1999）。

　このように子どもの認知行動療法の有効性は，すでに広く認められており，子どものメンタルヘルス問題の主要な解決方法として活用されている。

　特に子どもへの精神科薬物療法に慎重な欧米諸国では，多くの子どものメンタルヘルスの問題に対しては，認知行動療法が第一選択肢とな

っている。日本でも，2013年には厚生労働省が海外のプラセボ対照臨床試験において有効性が認められなかったとの理由でSSRIなど抗うつ薬6剤の小児への投与を慎重にするように関連団体に要請しており，認知行動療法へのニーズが高まっている。

II　子どもの問題への取り組みに対する工夫 ―子どもと協働関係を形成する

　成人の認知行動療法の実践にあって最初の課題は，クライエントとの間で問題解決に向けて協働して取り組むための信頼関係を形成することである。そのための方法としては，共感的コミュニケーションを用いるとともに，アセスメントに基づいて問題の成り立ちについての仮説であるケース・フォーミュレーションを作成し，その妥当性をクライエントと検討することを通して協働関係をより安定したものにしていく。

　しかし，子どもは，成人と異なり，そもそも問題解決に向けての動機づけがないか，乏しいことが多い。子どもは，通常自分から心理支援を求めることはない。そもそも自己の状態や行動を問題として自覚していることも少ない。ほとんどの場合，心配する家族や教師に連れられてやってくる。そのような場合には，子どもははじめから心理支援に対して動機づけがないだけでなく，反抗的であったり，無関心であった

＊東京大学大学院臨床心理学コース
　〒113-0033　文京区本郷7丁目3-1

りすることもある。

したがって，子どもの認知行動療法の実際に際しての最初の課題は，本人の動機づけの段階を見極め，必要に応じて動機づけ面接を組み込みながら協働関係を形成していくことである。そこで，重要となるのが，セラピストの子どもに向き合う基本的な態度である。

Stallard（2005）は，子どもに認知行動療法を適用する際の7つのポイントを，それぞれの頭文字をとって PRCISE としてまとめている。P（Partnership）は，セラピストと子どもとの間のパートナーシップを確立することで，オープンな関係での協働，特に子どもへの積極的な関与が重要であることを示す。次に，介入は適切な発達レベル R（Right Developmental Level）に合っていなければならないとする。つまり認知行動療法の理論と方略を，子どもの言語，認知，対人能力の発達程度に合うよう調整することが重要になる。E は共感（Empathy）で，これは，子どもが周りの世界や出来事をどう捉えているかをセラピストが可能な限り理解するための重要な要素であり，セラピストが子どもへの関心を示すことも大切である。共感は同時に，「あなたの見方はとても大事であり，セラピストはそれを知りたがっているのだ」というメッセージを子どもに伝えることにもなる。C の創造性（Creativity）は，認知行動療法の理論と方略を子ども独自の興味に合わせるように工夫して，子どもの関心をつなぎとめるためにセラピストが努力する要素である。I は探索（Investigation）で，これは，子どもが自分の思い込みと仮説を見つけた時に，それを行動実験により客観的に検証するよう促して，発見を導く過程である。S は自己発見と自己効力感（Self-Discovery & Efficacy）を意味し，子どもが自分の考えから解決策を見つけられるように奨励し，自信をつけさせることを示す。以前にうまくできた経験を思い出し，自分の長所やスキルを認めて，それを現在の状況に利用できないかを考えていくように導く。そして最後の E

は，認知行動療法は子どもの興味をひきつけるようなプロセスにして，楽しく（Enjoyable）行わなければならないことを表す。

Ⅲ 子どもの認知能力の発達レベルに対する工夫 —非言語的媒体の利用

冒頭に述べたように子どもの認知行動療は，問題となっている出来事について，子どもがその意味をどのように解釈し，その原因をどのように考えるのかという認知的側面を重視し，それとの関連で行動療法の技法を活用していく介入法である。そのために自身の認知，つまり思考を意識し，"思考について思考"ができなければ，認知行動療法の実践はできないということになる。しかし，子どもの認知能力は，発達段階によって限界がある。そこで，子どもに認知行動療法を実行するためには，認知スキル，記憶スキル，言語スキルが，ある程度にまで達している必要がある。この点に関して Stallard（2019a）は，7歳以上の定型発達の子どもであれば，セラピストが適切に子どもをリードすることで認知行動療法の実施が可能となると述べている。

では，どのようなリードが子どもの認知行動療法の実行を可能にするのであろうか。それは，その子どもの関心と好みに即した内容に関して，その子の発達段階に適した非言語的素材を用いて柔軟に働きかけることである。セラピストは，その子に関心のあるテーマを汲み取り，子どもが興味を持ちそうな媒体を用いて働きかける。そのような刺激に反応して，子どもが表現する事柄の中にその子の思い込みや先入観が示されることが多い。セラピストは，それを受け止めて，理解したことを子どもがわかるように伝える。それによって子どもとセラピストは，その子の認知の特徴にアクセスすることが可能となる。

具体的な関わりとして，セラピストは抽象的な課題を，子どもにとって身近で分かりやすい例に置き換えて提示していく。しかも，言語だ

けでなく，非言語的技法を用いることも必要となる（Stallard, 2019a）。例えば，ゲームは子どもにとって馴染みやすい手段で，認知行動療法の鍵となる概念や方略，問題解決スキルを練習するのに利用できる。人形劇やお話作りは，年少の子どもとコミュニケーションを取るために役立つ。視覚化とイマジネーションも有益な手段となる。絵は，視覚的なヒントとして思考を引き出し，思考と感情のつながりを指摘するのに活用できる。また，感情をイメージ化すること，怒りや恐怖と相反するイメージを想起させることができる。さらに，ワークブックや漫画の吹き出しを活用して，子どもの認知や感情を引き出すこともできる。絵や図を描くと，問題を外在化させることができ，子ども本人を問題から切り離して，より具体的に問題を示すことができる。

　このような媒体を介しての子どもとの関わりにおいて根底にあるのが"遊び"の発想である。遊びを共有することで，子どもは生き生きと自己表現ができ，セラピストとの相互コミュニケーションが可能となる。したがって，現実への対処のあり方を検討する認知行動療法ではあるが，子どもの場合には，ファンタジーやメタファーを利用する遊びの場において有効な実践が可能となる。その点で遊戯療法と組み合わせることが，子どもの認知行動療法の非常に有効な活用術となる（Drewes, 2009 ; 小倉，2019）。

Ⅳ　環境との相互作用要因への対処の工夫　—機能分析と問題の外在化の活用

　子どもの問題のほとんどは，家族や学校といった社会環境の強い影響を受けて生じ，その関係性が問題の維持要因にもなっている。そのために子どもの治療や相談をするためには，環境要因の把握とそれへの対応が必須となる。

　ところが，子どもの認知の特徴として，①自己責任を過大に評価する，②悪いことが起こるという予測を持つ，③思考と行動の混同が見られる，ということが挙げられる。これは，子ど

もが心理的症状や問題を自我違和的なものとしてとらえずに，自己責任によって生じた自己内部の事柄と理解し，自らを責める傾向があることを意味している。また，何か悪いことが起きるという強い恐怖感を持つことで，症状を悪化させていく危険性が高いことも意味している。

　このような認知的特徴があるために，子どもは，問題行動と自己を分化してとらえることができない。むしろ，問題行動を自己自身と見なし，自分を責めたり，自信を失ったりしている。そこで，機能分析を用いて子どもの問題の形成や維持に影響を与えている環境要因を的確に把握していく。機能分析を行う際には，本人だけでなく，家族など周囲の者から情報を取ることが必要となる。

　機能分析によって問題を成り立たせている環境と子どもの反応との悪循環が把握できたならば，環境要因と本人要因とを分けて理解していく。そして，まずは問題維持の環境要因を取り除く努力をする。それとともにセラピストは，子どもに環境からの影響の意味をわかりやすく伝え，自分を必要以上に責める必要がないことを説明し，問題の外在化を行う。問題を外在化することは，問題を内在化して自分を責めることを止めさせるとともに，問題行動を異物として意識化させることにつながる。

Ⅴ　子どもに適した認知行動療法の実践の工夫　—ワークシートの活用

　問題の外在化をすることで，子どもは，自身の考え方（認知）の偏りに気づき，問題意識と問題解決への動機づけを持つことが可能となる。問題行動の外在化ができたならば，それにニックネームなどをつけ，それを自己から追い出すターゲットとして意識させる。そして，セラピストと子どもが協働して，その問題行動（症状）に取り組む作戦を考えていく。この作業を通してセラピストは，子どもとの信頼関係を形成するとともに問題解決に取り組む動機付けを高める。

しかし，そこで子どもは自分の考えや行動を変化させることに躊躇を示すかもしれない。その場合は，子どもの躊躇する気持ちに共感し，子どもが理解されていると感じるようにしていくとともに，これまでの我慢や努力を認め，自己効力感を高める動機付け面接を組み入れていく。

さらに，子どもが自分の考え方の特徴や偏りに気づくようになったならば，段階を追って認知行動療法を実施する。その際にはワークシートを使い，ゲーム感覚で問題理解を深め，取り組む課題を明確化していくと良い。ワークシートを使用することは，子どもとセラピストが外在化した問題を対象化して扱うことを可能とする。つまり，子どもとセラピストは，子どもと家庭教師が一緒に並んで宿題を解くように協力して問題の解決に取り組むことが可能となる。

Stallard（2019a, 2019b）は，このようなワークシートを活用した認知行動療法のテキストとなっている。そこでは，次のような段階で子どもの認知行動療法を進めることになっている。段階ごとに，対象となっている子どもの発達レベルに即したワークシートの素材が提供されているので柔軟に適用できる。

1．自分を受け入れ，自分に優しくする
2．マインドフルネスになる
3．思考と感情と行動のつながり
4．自動思考
5．よくある思考の罠（考え方の誤り）
6．思考を見直し，偏りのない考え方をする
7．中核的思い込み
　　（心の中心にある「思い込み」）
8．新しい認知スキルを育てる
9．感情を特定する
10．不快な感情をコントロールする方略
11．行動を変えるためのアイディア
12．問題を解決するための取り組み

Ⅵ　重要な他者の協力を得る
─ケース・フォーミュレーションの活用

子どもは，家族／養育者，友人，学校などから，重要な影響を受けている。そして，彼らは，そのような重要な他者を含む複雑な社会システムの中で生活している。そこで，子どもへの介入にあたっては，周囲の状況を正しく理解し，彼らが生活している社会システムに適切に関わっていくことが大切となる。なぜならば，周囲の社会システムからの影響が子どもの自己決定を妨害していることがあるからである

特に家族要因が症状や問題の維持・悪化のメカニズムに深く関与していることが特徴である。問題行動を示す子どもの親は，子どもの能力を信頼せず，自立した行動を奨励しない傾向がある。それは，子どもの不安感を高め，問題行動に依存する傾向を強める要因となっている。また，家族は子どもが示す問題行動に対して，的確な問題解決のスキルを教えるのではく，むしろ過度に批判的であったり，逆に干渉しすぎたりする傾向もある。そのような場合，子どもの不安感を高めるとともに自己コントロール感を弱め，問題形成の悪循環を強化することになりかねない。さらに，きょうだいも親と同様な関わりをするので家族全体が問題を維持する要因になっている可能性も高い。したがって，子どもの問題行動を理解する際には，アセスメント情報に基づき，環境からの影響の要因を組み込んだ問題維持の悪循環を把握することが重要となる。そして，それをケース・フォーミュレーションとして図式化し，家族の役割を明確にしながら家族関係も介入の対象としていくことが必要となる。

子どもは，問題行動や症状を故意にしているのではなく，問題が悪化する悪循環の回路に支配されているのである。そこで，介入にあたっては，ケース・フォーミュレーションを活用して，家族／養育者にこのことを説明し認識を改めてもらい，子どもと家族／養育者とセラピストが力を合わせて問題に立ち向かう体制を整える。家族／養育者は，子どもの問題行動を止めさせるための命令やアドバイスは出さずに，子どもの問題行動のコントロール権をセラピスト

に託すのがいいだろう。その代わりに家族／養育者は，子どもの健康な部分や長所に視点を移し，子どもの頑張りを褒め，子どもの努力をサポートする役割にまわることを確認する。実際，親の協力を得ることが効果的な介入につながることは実証的に示されている（Barrett et al.,2004）。

Ⅶ　問題別の対応
—技法やプログラムの活用

子どもの問題については，不安（Stallard, 2009）や抑うつ（Verduyn et al., 2009）といった心理的問題，さらに非行や暴力，摂食障害（Gowers & Green, 2009），不登校や引きこもりといった行動的問題や発達障害などの特性的な問題もある。不安や抑うつについても，日常生活ができているレベルものから，日常生活に支障が出ている症状レベルのものまで多種多様である。

また不安症状も，分離不安，社交不安，特定の恐怖症，パニック症，強迫症（Waite & Williams, 2009）などさまざまなものがあり，それらは併発されることも多い（石川，2013）。さらに，子どもの問題には一次障害として発達障害（Attwood & Garnett, 2013）や虐待やいじめによる PTSD（Smith et al., 2010）が伏在していることがある点にも留意しなければならない。上記の不安症状や抑うつは，二次障害である可能性を考えて，乳幼児期からの発達過程や家庭状況についての丁寧なアセスメントは欠かせない。

これらの問題を見極めながら，エビデンス・ベイスト・プラクティスとしてそれぞれの問題に有効性が認められる技法を優先的に用いた介入が必要となる。石川（2013）は，子どもの認知行動療法の技法として，心理教育，トークンエコノミー法，行動活性化，リラクセーション，エクスポージャー，曝露妨害反応法，社会スキル訓練，認知再構成法，問題解決療法を挙げている。

ここでは，子どもの認知行動療法の例として強迫症に適用する場合を見ていく（野中・下山，2015）。子どもの強迫性障害に対して，最もエビデンスが蓄積されている技法は曝露反応妨害法である。曝露反応妨害法を実施する前に適切な心理教育と認知的介入を行うことは，治療への抵抗に対処する工夫となる。Freeman ら（2008）は，まだ幼い子どもの場合，その認知的，社会情緒的な発達段階を考慮する必要性があると指摘し，強迫症状と侵入的でない思考やイメージとの違いや，曝露反応法の原理などを具体的にかつ子どもにとってなじみやすい喩えを用いて説明する工夫をしている。

Barrett ら（2004）で用いられたプログラムは，子どもに対しては，「強迫性障害の心理教育」，「不安への対処」，「認知的介入」，「曝露反応妨害法」を中心としたセッションを行い，親に対しては，「問題解決のスキル」，「強迫症状への関与の軽減」，「曝露反応妨害法の原理の理解」と「子どものサポートについて扱うセッション」で構成されている。また，合同面接を通して，母子共に，「強迫性障害の心理教育」と「家族で行う問題解決について」，「巻き込みへの対処について」など，親子で共に治療に必要な要素を理解できるように工夫がなされている。Freeman ら（2008）でも，親に対しての介入を積極的に行っており，①子どものモチベーションやアドヒアランスを高めるためのコーチとしての役割を果たしてもらう，②自分自身の子どもへの巻き込まれ方の傾向を理解してもらう，③親自身にとっての曝露としての機能を持ってもらう治療に参加してもらっている。

また，症状への巻き込みが，親からの注目としての機能を有しているケースも多い。症状に巻き込まれなくする過程で，必要だと考えられた時には，子どもとゆっくり話す時間や，いつもよりもできたことを褒める声掛けを増やす，などの関わりを増やしてもらうことで，強迫症状の機能を減らすことができる。

Ⅷ　おわりに

　認知行動療法は，子どものさまざまな問題に
対処するのに有効な方法である。わが国でも，
子どものための認知行動療法に役立つ教材やワ
ークブックが徐々に出版されている（Stallard,
2002, 2004；松丸他，2010）。さらに，単に精
神障害や心理的問題を示す子どもの治療だけで
なく，むしろ認知行動療法を活用して子どもの
問題を予防するためのプログラムも提案される
ようになっている（松丸他，2013；堤，2017）。
これらは，スクールカンセリングでも使われる。
このように子どものために認知行動療法は，幅
広く活用され，今後ますます発展することが期
待される。

文　　献

Attwood T & Garnett M (2013) CBT to Help
　Young People with Asperger's Syndrome
　(Autism Spectrum Disorder) to Understand
　and Express Affection：A manual for
　professionals. Jessica Kingsley Publishers.（下山
　晴彦監訳（2017）自閉症スペクトラムの子ども
　のための認知行動療法ワークブック．金剛出版）
Barrett P, Healy-Farrell L & March JS (2004)
　Cognitive-behavioral family treatment of
　childhood obsessive-compulsive disorder：A
　controlled trial. Journal of the American
　Academy of Child and Adolescent Psychiatry,
　43(1)；46-62.
Drewes AA (2009) Blending Play Therapy with
　Cognitive Behavioral Play Ttherapy. Wiley.
Freeman JB, Garcia AM, Coyne L, Ale C,
　Przeworski A & Himle M et al. (2008) Early
　childhood OCD：Preliminary findings from a
　family-based cognitive-behavioral approach.
　Journal of the American Academy of Child and
　Adolescent Psychiatry, 47(5)；593-602.
Gowers SG & Green L (2009) Eating Disorder：
　Cognitive behaviour therapy with children and
　young people, Routledge.（下山晴彦監訳（2013）
　子どもと家族のための認知行動療法4—摂食障
　害．誠信書房）
石川信一（2013）子どもの不安と抑うつに対する
認知行動療法—理論と実践．金子書房.
Kendall PC & Hollon SD（eds.）(1979) Cognitive-
　behavioural interventions：Theory, research
　and procedures. Academic Press.
Marzillier J & Hall J (1999) What is Clinical
　Psychology 3rd ed. Oxford University Press.（下
　山晴彦編訳（2003）専門職としての臨床心理士.
　東京大学出版会）
松丸未来・下山晴彦・Paul Stallard（2010）子ども
　と若者のための認知行動療法実践セミナー．金
　剛出版.
松丸未来・鴛渕るわ・堤亜美（2013）子どものこ
　ころが育つ心理教育授業のつくり方—スクール
　カウンセラーと教師が協働する実践マニュアル.
　岩崎学術出版社.
野中舞子・下山晴彦（2015）強迫性障害の子ども
　のための認知行動療法．精神療法，41(2)；163-
　169.
小倉加奈子（2019）プレイセラピー．（下山晴彦他
　編）公認心理師技法ガイド．pp.449-454. 文光堂.
Smith P, Perrin S, Yule W & Clark DM (2010)
　PTSD：Cognitive Behaviour Therapy with
　Children and Young People, Routledge.（下山晴
　彦監訳（2013）子どもと家族のための認知行動
　療法3—PTSD．誠信書房）
Stallard P（2002）Think Good-Feel Good：A
　cognitive behaviour workbook for children and
　young people. John Wiley & Sons.（下山晴彦監
　訳（2006）子どもと若者のための認知行動療法
　ワークブック．金剛出版）
Stallard P（2005）Clinician's Guide to Think
　Good-Feel Good Using CBT with children and
　young people. Wiley.（下山晴彦訳（2008）子ど
　もと若者のための認知行動療法ガイドブック.
　金剛出版）
Stallard P（2009）Anxiety：Cognitive behaviour
　therapy with children and young people.
　Routledge.（下山晴彦監訳（2013）子どもと家族
　のための認知行動療法2—不安障害．誠信書房）
Stallard P（2019a）Think Good-Feel Good：A
　cognitive behaviour workbook for children and
　young people. John Wiley & Sons.（松丸未来・
　下山晴彦監訳（2020）子どものための認知行動
　療法ワークブック．金剛出版）
Stallard P（2019b）Think Good-Feel Good：A
　cognitive behaviour workbook for young adults.

John Wiley & Sons.（松丸未来・下山晴彦監訳（2020）若者のための認知行動療法ワークブック．金剛出版）

堤亜美（2017）学校ですぐ実践できる 中高生のための〈うつ予防〉心理教育授業．ミネルヴァ書房．

Verduyn C, Rogers J & Wood A（2009）Depression：Cognitive behaviour therapy with children and young people. Routledge.（下山晴彦監訳（2013）子どもと家族のための認知行動療法 1 ―うつ病．誠信書房）

Waite P & Williams T（2009）Obsessive Compulsive Disorder：Cognitive behaviour therapy with children and young people. Routledge.（下山晴彦監訳（2013）子どもと家族のための認知行動療法 5 ―強迫性障害．誠信書房）

学校での簡易型認知行動療法，授業の進め方とポイント

Chiaki Hirasawa

平澤　千秋*

||||||||||||||||||||||||||||||||||||||||||||||||||||||||||||||||||||||||||||||||||||||||||||||||||||||||||||||

I　はじめに

　筆者は，私立高校（共学）で古典を教える教師である。週2時間だけ，総合的な学習の時間「メンタルサポート」という授業で，教科を離れて「こころのスキルアップ教育」を実践している。授業を通じて子どもたちのこころを元気にしていきたいと，認知行動療法のエッセンスを取り入れた「こころのスキルアップ教育」の指導案（詳細は『こころのスキルアップ教育の理論と実践』大修館書店を参照していただきたい。本稿では以下「テキスト」とする）を取り入れている。「医療を教育に取り入れるときの注意点は？」などの質問を受けることがあるが，認知行動療法は日常的なストレス対処法のうまくいっている部分をまとめたもので，授業を行う際に教師が日頃気を付けることと大きな違いはないと考えている。また，「こころのスキルアップ教育」は簡易型認知行動療法に属し，多様な職域での活用が可能なのである。このような理解から，筆者は生きる力をはぐくむ教育の一環として，困難な状況であっても次につながる考えを見つけ出していける力，それを育むために，構造化されしっかりとした理論に裏付けされている認知行動療法のプログラムを積極的

に活用している。

　この授業は，例年20人～30人の生徒が受講する。テキストの授業指導案をもとに4月～11月まで週2時間（連続）の授業を行っている。受講する生徒は，運動部のキャプテンをはじめ，メンタルの側面でセルフコントロール力を高めたいと考える生徒，心理学など人の心に興味がある生徒などさまざまである。

　毎週2時間の授業は試行錯誤の連続で，自分なりに工夫を重ねてきた。また，大野裕先生のストレスマネジメントネットワーク（代表，大野裕）の研修に通ったり，認知行動療法教育研究会の活動を行ったりする中で，腑に落ちない点を随時質問できる環境があったのは，たいへん恵まれていた。「こころのスキルアップ教育」を実践している教員の中にも，筆者と同じように腑に落ちない部分，定まらない部分をご自身で感じている教員もいる。本稿では，これまでの筆者の実践の中で蓄積した授業のポイントをお示し，今後の授業の参考にしていただけたらと思う。最近は看護学校や特別支援学級の教員からの問い合わせも増えている。集団を対象にした，わかりやすく効果のある楽しい授業として，多様な集団で使えるものだと思っている。本稿では，「こころを整理するスキル」「怒りに向き合うスキル」「問題解決のスキル」の三つの授業について説明したい。

*専修大学附属高等学校
〒168-0063　杉並区和泉4-4-1

単元 1　こころを整理するスキル
指導案 1：できごと・考え・気分をつかまえる
指導案 2：友達の悩みを整理する①
指導案 3：友達の悩みを整理する②
指導案 4：自分の悩みを整理する

図 1

【事例】今日（日曜日），春子さんは，夏子さんと遊びたいと思い，ケータイに電話をした。数回電話しても出ないし，返信もない。「きっと，秋子さんたちと遊びに行って，私を仲間はずれにしたんだ」と考え，悲しくなった。「私が，何か夏子さんに悪いことをしたのかな」，「何か大変なことが夏子さんに起きたのかな」などといろいろ考えて，落ち込んでしまった。やらなければいけない宿題も手につかなかった。

図 2

Ⅱ　こころを整理するスキル

　単元 1「こころを整理するスキル」は（図 1）は，4 月最初の授業で行う。この時期はクラス替えや新しい環境に入っていくことから不安が高くなる時期である。この認知再構成法の基本的な学びは，小さな不安を自分で乗り越える手立てとなる。また，年間を通じた授業の中で，他の指導案のベースになる。テキストの中で最も多く実践され，子どもたちの反応もよい授業だ。この授業での学びは，生活のあらゆる場面，部活動や人間関係などで子どもたちは活用していく。指導案 1 は必ず行い，指導案 2 ～ 4 は授業時間と照らし合わせ，進度や扱い方を柔軟に考えながら実施している。

　指導案 1 は，図 2 の事例を「できごと・考え・気分」に分けて，春子さんの「考え」とは別の「考え」をグループメンバーで検討し，「気分」が「考え」の影響を受けることを学ぶという授業である。

1．教具の準備をしっかり行う

　実践に際しては，教具を揃えて，事前に黒板やホワイトボードなどで，どのタイミングでどのように教具を配置するかのリハーサルを行うとよい。教具はテキスト付属の CD からプリントすることができる。見やすい大きさに拡大し，裏面にマグネットを貼る。初回は準備に手間がかかるが，作成する過程で指導案の理解も深まってくる。

　事例の文章は「できごと・考え・気分」の 3 色（黄・水色・ピンク）に色分けされている。「分ける」ということを色で明確にする。教具ができたら実際に黒板に貼って位置と手順を確認した方がよい。筆者は，他の単元はパワーポイントを使用することが多いが，この単元は教具を使うようにしている。必要に応じて位置を変えて張り替えることができるので，手づくりの教具の方が使いやすい。テキストに忠実に行うとよい。発表用メモ用紙は「考え（水色）」「気分（ピンク）」で色分けしたものを用意する。

2．発問を意識する

　指導案 1 のねらいは，「気分」はそのときの「考え」により変わることがわかるというものだ。授業で大切なのは「春子さんはどうして悲しくなったのでしょうか」の発問である。この発問で子どもたちは「できごと」「考え」「気分」の関係に気づいていく。この発問をしっかりと投げかけ，生徒の言葉で答えさせることを丁寧に行いたい。

3．メモ用紙の数が「考え」の数

　事例のような春子さんの考えとは別の「考え」はないだろうか。子どもたちは 1 枚のメモ用紙に一つの考えを書き，グループワークの中で次々に出していく。これをそのときの「気分」と共に全体に発表していくのだが，大切なことは黒板に張り出されたメモ用紙の数量を可視化することにある。生徒に目を向けさせたいのは，一つのできごとに対して，たくさんの「考え」があるということである。

4．子どもたちで話し合うことに意味がある

　この授業のあらゆる学びが，子どもたちの「話し合い」（体験）の中で培われるということを理解しておきたい。子どもたちは，春子さんの「考え」に目を向けて，他の「考え」がないかを話し合う。そこにさまざまな「考え」が出てくると，春子さんの不安に対する対処の仕方も見えてくる。春子さんがこの先どのようにしたらよいかが具体的になってくるのである。この話し合いのプロセスを体験することで，子どもたちは，他の人が必ずしも自分と同じ考えをするわけではないということを理解する。それは他者を尊重する態度，思いやりの気持ちにつながる。同時に，しなやかに考えることが，問題解決の可能性を高め，人間関係の改善につながることを学ぶのである。これは，一般の研修会とは大きく違う部分である。話し合いを通じての子どもたちの学びは，思いやりのある学級づくりにもつながっている。指導案に対するこうした指導者の理解が，授業中の声掛けや進行にも現れていくように思う。

5．年齢に応じて心理教育を加える

　図3は「こころのスキルアップ教育」の基本の図である。図3には，単元1に限らず指導案に関わる多くの学びの要素が入っている。そのような理解から，授業では繰り返し図3を見せて説明を行い，生徒へ印象づけるようにしている。

　勤務校での実践は指導案を行う十分な時間枠がある。そうした環境の中で指導案に加えて取り入れたのは心理教育である。「こういうことをすれば気持ちが楽になる」あるいは「こういうことをしたから気分が楽になった，だからこうすることが必要なんだ」ということを言葉にして説明する。このような心理教育を指導案とあわせてできるとよい。この繰り返しが子どもたちの記憶にスキルの定着を促す。

　どこに心理教育を入れるかという授業の展開を考えるときには，『保健，医療，福祉，教育にいかす簡易型認知行動療法実践マニュアル』

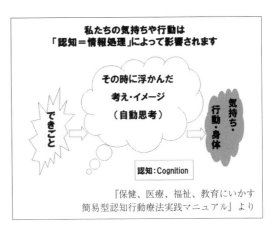

『保健、医療、福祉、教育にいかす
簡易型認知行動療法実践マニュアル』より

図3

の中にある，職場における「こころのスキルアップ研修」の進め方の例（141ページ）が参考になる。現在では，教室にプロジェクターが設置されパワーポイントが使える時代だ。「一般社団法人認知行動療法研修開発センター」https://cbtt.jp/ のeラーニングで説明の仕方を学習し，そこからパワーポイントをダウンロードして，子どもの生活環境や年齢に併せて加工して使うとよい。また生活の中での体験を，後日ふりかえるような時間をもつことが望ましい。「この間の授業（の学び），どんなところで役立てた？」など，朝のホームルームなど短時間で質問を投げかけるとよい。

　「こころのスキルアップ教育」の指導案は，小学校から大学まで使うことができる。その分，年齢に応じた工夫をすると定着が促進されると考える。同じ指導案でも，高校生であればゆっくり進めるよりもスピーディーに展開した方が間延びしない場合もある。高校生の各教科の学習内容を考えれば，一般を対象とする認知行動療法の研修会などの内容を指導案の前後に取り入れても充分対応ができる。企業研修などに使われるパワーポイントなどを授業の一部に取り入れることが，教える側，学ぶ側の理解の深まりにつながることも少なくない。加えて，説明は正しい言葉で簡潔に行うことが適切な指導につながる。

Ⅲ　怒りに向き合うスキル

図 4

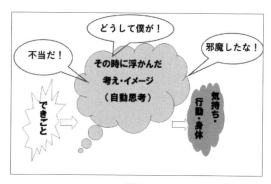

図 5

さまざまな感情の中でも，「怒り」の感情は学校生活の中で問題になることが多い。そのため先生方からの強い要望でこの単元が用意されたという（図 4）。アンガーマネジメントは多様な場面で教育現場にも入ってきているが，指導案は認知行動療法的なアプローチであることを理解しておきたい。

1.怒りって何だろう

指導案 7 では「怒り」の性質について理解を深める。テキストでは事例をもとに進める展開になっている。比較的教師からの説明が多い授業なので，今回は説明の際の要点を示しておく。

ア　「怒り」は悪者ではない

導入では，最近「怒り」を感じた体験などを話し合う。その後「怒り・悲しみ・喜び・不安」という感情を示し，「この中に悪者がいますか？」という発問を投げかける。少し考えた後に，感情に良い悪いはないという答えが返ってくる。中には「怒り」について否定的な見方をもっている生徒もいる。「怒り」は自分自身の身を守る上で大切な感情であるという説明を聞くことで，自分の怒りの感情を受け入れて行動を選択できるようになることもある。教師自身の体験などを話すとよい。

イ　「怒り」が「からだ・行動」と深いつながりがあることを知る

私たちの脳に「怒り」の指令が伝わると，私たちのからだが自動的に反応し，身を守るために戦闘モード（血圧や動機など）になる。ここでは「怒り」と「からだ・行動」のつながりを確認する。

ウ　「怒り」は問題を大きくしやすい

「怒り」は大切な感情であるが，破壊的・攻撃的な行動をおこしやすく，問題を大きくしやすい，いわば取り扱い注意の感情であることを説明する。

エ　「ひどい」という「考え」に関係している。

図 5 を示し，一言で言えば「ひどい」という「考え」が浮かんだときに「怒り」が生じることを理解する。

オ　「怒り」は波

「かつての怒り，今も同じように怒ってますか」という発問を入れる。

怒りは波のようなもので，時間が経てば収まっていくことに気づく。課題は，その波をうまく乗りきる方法を身につける点にあることを理解させながら，次の指導案につないでいく。

2.「怒り」の波を乗りきる方法

指導案 8 では「『怒り』と付き合う方法」を考える。言い換えれば「怒り」の波をうまく乗りきる方法を学ぶ時間である。高校生の男子生徒の中には，「怒り」によって苦い経験を繰り返してきた生徒も少なくない。「怒りは問題を大きくしやすい感情」という言葉は心に残り，怒りが生じる場面に遭遇したとき，この言葉が浮かび，怒りの反応を抑える一助となることもあるようだ。

指導案では，事例を使ってグループで対処方法を考えていく。ワークのまとめには次の 4 ス

テップを示すとよい。

① 怒りの感情に気づく
② クールダウンをする（深呼吸など）
③ 「考え」を見直す
④ 行動を選択する（反応ではなく）

子どもたちの記憶に残り、「怒り」をコントロールする拠り所となるのが前述の**ア〜オ**の学び、そして怒りに対処するステップ上記の①〜④である。この部分を指導案のワークに含めながら確認していく。しっかりと理解し、簡潔に記憶に定着させることで、「怒り」の場面で活用できる。

すべての指導案の中で、この単元には二つの大きな役割があると考えている。一つは「からだ」の反応に目を向けるということだ。どの単元よりもこころと「からだ」の結びつきを意識することができる。それは、気分が落ちこんだときに「からだ」への働きかけによって、気分が落ち着くことがあるという理解にもつながる。特に深呼吸をワークに取り入れると効果を実感する生徒が多い。二つめは、自分が想像した他者の考えと、他者が実際に考えていたことは必ずしも同じではないといういうことを再認識できるという点である。「あの子は、集合時間に変更があったことをわざと私に言わなかった（ひどい）」と考えたときに、相手は「○○ちゃんに伝えなきゃ。どうしたら連絡できるだろう」と懸命に連絡方法を探していたという現実があったかもしれない。伝えようと努めたが結果として伝えられなかったのかもしれないのである。立ち止まって自分の考えを見直し、同時に他者の考えにも思いを馳せるという怒りへの対処法は、他者と自分の関係を学ぶステップとして機能する。

3．「できごと」を書くむずかしさ

単元1「こころを整理するスキル」、単元3「怒りに向き合うスキル」、そのいずれも「できごと・考え・気分」を整理するときに、簡易的なコラム法を活用する。いずれの指導案もまず

事例（できごと）を挙げ、そのときの「考え」を見直していくという流れになっている。一方、子どもに限らず、保護者対象の研修会でも感じることだが、「できごと」にその他の要素が混ざり込むため、「できごと」を記入する作業は意外に難しい。

そこで、「できごと」とは何かを説明するときに、1枚の写真や絵を提示して、それを指名して説明してもらうような時間をつくる。その上で、「先程の1枚の写真（絵）を説明していただいたように、気分が動いたその場面を切り取ったように記入をしてください」と伝える。それでも簡単にはいかないようだ。

記入が始まってからの机間巡視では、正確に分けることにこだわりすぎず、適度に脱線を修正する言葉がけにとどめるようにしている。適応的な思考（バランスのよい考え）を見つけるプロセスを体験していくことの方が大切だからだ。

Ⅳ　問題解決のスキル

単元2	問題解決のスキル
指導案5	クラスの問題に取り組む
指導案6	自分の問題に取り組む

図6

すべての指導案の中で、最も手こずったのが「問題解決のスキル」（図6）である。他校で授業実践を行ったという例もあまり聞かない。子どもたちが面白味を感じながら、ポイントを押さえて学ぶ授業を行うには、指導者側が問題解決技法の構造をシンプルに理解し、そのポイントを的確に伝えることができるとよい。学校生活では具体的な問題が次々に起きてくる。子どもたちは日々、課題解決に頭を悩ませている。それがトラブルや過度なストレスへと繋がり、学校生活に支障をきたすこともある。学びの機会があれば、子どもたちが積極的に活用するスキルである。

でも……始める前にちょっと待って!!
こんな考えに問題解決を邪魔されていませんか。

「もうだめだ」

ホントに？

図7

1．どのようなときに役に立つスキルかを説明する

認知再構成法のスキルを学んだ子どもたちは，その効果を実感するとともに，それだけではうまくいかない場合があることに気づいている。そこで，問題が具体的である場合には，問題解決のスキルが活用できることを伝え，子どもたちの興味をひきつける。例を挙げるとわかりやすい。

2．問題解決に向かうこころの状態をつくる

単元2「問題解決のスキル」の導入では，「もうだめだ」という問題解決を妨げる考えに邪魔されないことが大切であることを伝える（図7）。「考え」が問題解決の妨げになるという教師の言葉は，生徒が自分自身をふりかえるきっかけとなる。この言葉によって，問題に向き合うこころの準備ができてくる。そして，問題解決を進めるには「もうだめだ」という考えから少し自由になって，たくさんの案を出していくことが必要であることを伝えて次に進める。

3．ブレインストーミングの練習

問題解決の過程では「解決策の案出」でブレインストーミングを行う。ところが，大多数の生徒はブレインストーミングが苦手である。「間違ってはいけない」「そんなことはできるはずがない」「こんなことを言ったら笑われる」など。これまでの学校教育の中では，自由にアイディアを出していくということに慣れていない。それどころか抵抗感まで備わっているので，ドラえもんのポケットのようなユニークなアイディアは，発語される前に自分自身によって堰き止められてしまう。そこで指導案に入る前に，事前ワークとしてブレインストーミングの練習を取り入れている。「この学校にどんなものがあったら，学校はもっと楽しくなる？」のような身近な問いかけをし，次々と子どもたちに答えてもらう。それでも，「コンビニ！」「ディズニーランド！」がせいぜいである。「判断遅延の法則」にも触れ，「良い案は後で出てくることが多い」「せっかくの良い案を自分で捨ててしまっていることもある」「問題にうまく対処できていない人は，一つの解決策にこだわっていることが多い」などを伝えながら，嵐のように案を出していくことを学習させる。このワークを入れることで，指導案の「解決策の案出」がやりやすくなる。

4．「課題の絞り込み」も練習

指導案5は，5つのステップ（図8）に沿ってクラスの問題に取り組む。ここでは，「1 問題の明確化」で，話し合いの様子を見ながら教師がうまく声掛けできるとよい。たとえば，「クラスみんなが仲の良いクラスになるようにする」では漠然として課題の絞り込みとしては不十分である。また，問題解決のステップ「3 解決する方法を次々に考える」では，指導案1と同様にメモや付箋を用意して，1枚に一つ解決方法を書かせ，出し合うようにするとよい。ブレインストーミングの練習を思い出しながら，発言が苦手な生徒からもアイディアを集めることができる。

■問題解決のステップ

1 問題の明確化
2 解説する方法を次々に考える
3 実行できそうな解決方法を選ぶ
4 実行するための計画を立てる
5 実行する

図8

5．指導案6「自分の問題に取り組む」

指導案5で「クラスの問題」に取り組んだ後，指導案6「自分の問題に取り組む」を行う。筆者は，5つある問題解決のステップを定着させていくために，テキストの指導案をアレンジして，繰り返し取り組むようにした。問題解決スキルは，ステップを整理して印象づけていくまでに時間が必要だ。そこで筆者は，定期試験2週間前になるとワークシートの記入を行う時間を用意するようにした。そこで次の試験における各自の課題を書くようにと指示をした。試験に関わるものは数値化できる部分も多く，問題（課題）を具体的に設定しやすい。問題解決のスキルについての説明（心理教育）もそのつど繰り返し行った。この作業を経験した生徒の感想に，「計画的に試験勉強ができた。感謝！」という言葉があった。繰り返しの授業も，意味を感じながら取り組むことができていたようだ。

6．ステップで区切りながら，指導者と生徒が足並みをそろえて記入

5つのステップに分かれている問題解決のスキルだが，テキストに付属するワークシートは，1枚にすべてのステップが記入できる。つまり5つの記入欄が一度に目に入る形になっている。実際にやってみると，記入欄が多いことで，生徒は先へ先へと記入を進めたり，一つ一つの記入を適当に行ったりして，各ステップが印象に残りにくく，流れてしまうように感じた。

そこで，ワークシートは1ページに2ステップまでをプリントして冊子にし，教師と生徒が一緒にページをめくり，ステップごとに立ち止まり，教師の説明を聞きながら丁寧に記入するような形をつくってみた。ワークシート①〜⑥は生徒記入用のものである。生徒の記入と同時に，このシートの記入見本を映写し，説明を加えていく。ワークシートには記入のポイントと生徒が自分でポイントを確認するチェックボックスを用意した。以下，ワークシート①〜⑥と教師の記入見本を参考にしていただきたい。

●ワークシート①

教師見本：古典で5段階評価の4を取る。

問題にうまく対処ができずにいる人は「問題の絞り込み」がうまくいっていないことがある。集中して自分の力を活かすために，問題を絞り込み，できることから少しずつ取り組んでいくことが大切であることを伝える。

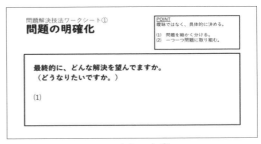

ワークシート①

●ワークシート②

教師見本：古典の試験範囲の教材を全訳できるようにする。

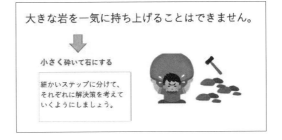

次にワークシート①に記入した問題を，ワークシート②で細分化する。自分の課題をより細かくするステップに驚く生徒も多い。「そんな小さなことをやっても目標は達成できない」と批判的な考えをもつ生徒もいる。その際，小さなことから始めて目標を達成した教師の経験や，小さなことから始めて進んでいくことから生じた自身の成長などを話すと生徒の理解も深まる。

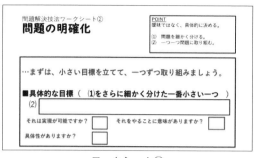

ワークシート②

●ワークシート③

教師見本：・現代語訳を丸暗記。
　　　　　・試験範囲の作品を漫画で読む。
　　　　　・塾に入る。
　　　　　・訳を 100 回読む。

　ワークシート③は「解決策の案出」である。一つの案に捉われず，多くの案を出していく大切なステップである。指導案 1 や指導案 5 のグループワークで「考え」を出し合ったことを思い出し，ここではペアワークで互いの課題を見せ合いながら案を出すようにするとよい。友達が自分の問題について出してくれた解決策は心に残る。

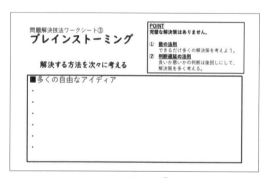

ワークシート③

●ワークシート④

教師見本：	（A）	（B）
・現代語訳を 100 回読む。	4	5
・文法のテキストを 3 回解きなおす。	3	4
・試験範囲の作品を漫画で読む。	8	8

　解決策を三つ選び，［A　解決できる可能性］［B　実行のしやすさ］という観点で，各々の解決策を 10 点満点で評価する。「完璧な解決策はない」ということを確認する作業でもある。高校 3 年生が受験する大学を選択していく過程でも，それぞれのデメリットが目に入り，決断できないという生徒も少なくない。どのような案にもメリットとデメリットがあり，その中で選択していくというプロセスを体験する機会は貴重である。新しい学習指導要領では「思考力」「判断力」「表現力」の育成が求められているが，これらを身につける具体的な方法は明確に示されていない。問題解決のスキルを学ぶことによって，子どもたちは教科学習や部活動などでも問題解決のプロセスを活用していくことができる。

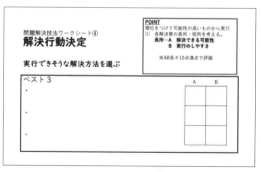

ワークシート④

●ワークシート⑤

> 教師見本：今日，家に帰ったら姉さんの本棚から漫画を借りる。
> 忘れてしまいそうだから，手のひらにマジックで書く。
> 読み終わるまで，今日はスマホをお母さんに預ける。

　解決策を実行するには準備が必要であることを確認する。あらかじめ実行を妨げる要因が想定できるならば，それに対してどのような予防策を講じるのか，具体的に考えて丁寧に準備することが大切であることを伝える。

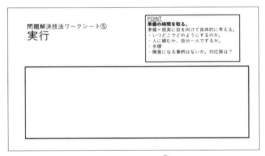

ワークシート⑤

●ワークシート⑥

> 教師見本：試験範囲の作品は，ほぼ訳せるようになった。でも，文法などがやっぱりできなかった。それでも，訳がわかったので解ける問題が増えて，平均点以上を取ることができた。あと２回の試験も頑張れば古典の評価が４に届く可能性が出てきた。

　できたかできなかったかという白黒の評価ではなく，どこまでできてどこができなかったかを丁寧に評価することを学ぶ。日常の自分の評価の仕方が大雑把であったことに気づけるとよい。物事を丁寧に評価して，先に続く考えにつなげていく手続きを理解させたい。学校教育ではポートフォリオの導入が始まっている。ここ

でのポートフォリオとは，生徒自身が自らの学びや活動の記録を蓄積していくことで，問題解決のプロセスを可視化していくというものであり，多面的な評価の一つ，自己評価の尺度として新たに導入される。問題解決のプロセスを自ら振り返ることで，次の学びに活かしていくというＰＤＣＡ（計画・行動・評価・改善のサイクル）によって，生徒の主体的な成長を促すことを目的としている。したがって，このポートフォリオは成功体験だけを書くものではないことが強調される。問題解決のスキルを使えば，そのポートフォリオの記入の仕方を指導することが可能である。このように認知行動療法が示す基本的なものごとの受け取り方は，人が前に進んでいくときのやり方を示すものとも言える。このワークシートのみ事後の記入となるが，そのまま放置せず，記入の機会を用意したい。

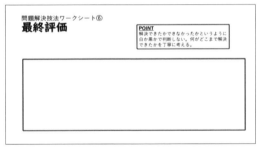

ワークシート⑥

7．生徒の中に残る言葉

　問題解決のスキルでは，手順以上に各ステップで示される一つ一つの言葉（下記のア〜カ）が子どもたちに残る。

ア　「もうだめだ」という考えに問題解決が妨げられないようにすることが大切。

イ　問題は一気に解決しない。問題を細かく分けて一つ一つ取り組む。

ウ　解決できたかできなかったかというように白黒で評価しない。
　　何がどこまで解決できたかを丁寧に考えて次につなげる。

エ　完璧な解決策はない。どの案にもメリット

とデメリットがある。

オ　数の法則＝できるだけ多くの解決策を考える。

カ　判断遅延の法則＝よい案を捨ててしまっている時がある。よい案は後から出てくることが多い。良いか悪いかの判断は後回しにして，解決策を多く考える。

　この指導案の目的は問題解決ではなく，問題解決のプロセスを学習していくことにある。子どもたちがこの先，自らの力を活用してさまざまな問題を乗り越えていけるように，その方法を体験的に学習するのがこの指導案である。一層の定着のために，日常でどのように活用したかをふりかえる機会を用意できるとよい。

8. 学級会や職員会議でも活用できる

　先日，認知行動療法教育研究会東京地区の勉強会でこの指導案を扱った。その際，主催者が事例として提示したのは「次回のこの勉強会に10名が参加する」であった。「たくさんの人に参加してほしい」では具体性に乏しく，「30名の参加」では達成は難しい。10名の参加は可能であり，勉強会の運営や効果を考えても好ましい人数であると判断したからだ。さっそくグループで，メモ用紙に解決策を次々に書いて出し合っていった。生徒が使用するワークシートを用いてステップを進めた。すると勉強会が終わる頃には，広報活動のSNSに載せる写真撮影が始まり，その日のうちにWeb上にアップされた。その効果の速さには目を見張った。参加者からは「みんなで勉強会のことを考えたことで，雰囲気がよくなった」という感想が聞かれた。

　クラスの問題や自分の問題について，友達と一緒に解決方法を考えるよさはこんなところにある。短い時間で集団がよくなっていく様子を感じるのはとてもよいものである。「学級の話し合いや職員会議でも使える（参加者感想）」スキルである。

V　生活で活かすために

1. 指導案11　「学んだことを劇で表現する」

　「こころのスキルアップ教育」テキストの構成は，認儀行動療法のスキル別の指導案に加えて，後半に各スキルを用いたショート劇の指導案が組み込まれている。授業に劇を取り入れるのはなかなか勇気がいるが，スキルの習得には効果的である。ショート劇の指導案では，子どもたち同士で話し合いながらセリフを作り上げていく過程を大事にする。子どもたちの世界を子どもたちの言葉で演じることで，より日常的にスキルを使えるようになる。またそれを見ることでも理解が深まる。

　ショート劇の授業では，指導者は劇の出来不出来に目がいきがちだ。しかし，この劇の目的はそこではない。実践する際には，教師の生徒へのフィードバックが，劇の出来不出来に偏らないように注意したい。また，セリフづくりでは，各スキルの学びをセリフに反映させるという条件がついている。だが，セリフづくりを始めると子どもたちの意識はそこから離れてしまいがちだ。そこで最近は，各班にチェックシートを配布している。「母親の助言により，春子さんは『できごと』『考え』『気分』をつかまえることができた。その様子をセリフに盛り込むことができましたか」のような問いを用意し，劇の発表前にチェックを入れて確認するようにしている。

　初回はうまくいかないかもしれないが，教師がデモンストレーションを行ったり，パフォーマンスを楽しむ元気な生徒がでてきたりするので，回数を重ねるうちに，生徒の演じることに対する不安は小さくなる。しだいに生徒主体の活気のある授業になるだろう。

2. 「こころのスキルアップ教育」でIT を活用する

　新型コロナウイルスの感染拡大の影響で，テレワークや遠隔授業が広がり，学校のデジタル

化も急速に進むと思われる。授業では，指導案1の後に大野裕監修・認知行動療法活用サイト「こころのスキルアップ・トレーニング」https://www.cbtjp.net を紹介している。PC版を映写して，実際に記入する過程を一つずつ見せていく。そしてスマホのアプリを使うと，無料で「かんたんコラム」ができることを紹介する。授業中にスマホを使用することが勤務校では認められていないので，授業中にスマホを使用することはせず，活用してどうだったかなどをふりかえり用紙に記入する時間を設けている。うまく活用した生徒の感想を読み上げると，他の生徒の積極的な使用を促す効果がある。

このアプリを使うことによって，こころを整理するスキルを日常的に活用しやすくなる。可能であれば，教室で一斉にダウンロードを行い，数回は一緒に入力する時間をもつほうがよい。帰宅すれば高校生にとって魅力的な楽しいアプリがたくさん待っているので，教室で教師がダウンロードを確認し，その場で実際に使ってみることが活用につながる。また最近では，チャットボットアプリ「こころコンディショナー」の開発が進んでいる。タブレットやパソコンが生徒一人一台の時代も近い。そのときに，アプリの日常的な活用を促すために，パソコンにあらかじめアプリを用意し，学級で取り組む時間をつくるなど，気軽に生徒たちが使える環境ができていくことを期待したい。最大の利点は，自分でできるというところにある。

Ⅵ　おわりに

ずいぶん前のことになるが，認知行動療法の研修会に参加して，基本的な治療スキル「ＣＴＲＳ」の6項目（1アジェンダの設定，2フィードバック，3理解力，4対人能力，5共同作業，6ペース調整および時間の有効使用）を知った。自然と，教師という仕事に重ねながら拝聴していた。専門家（教師）として，人として，しっかりと生徒に向き合うこと。誠実に思いやりのある態度で授業にのぞむこと。こうした認知行動療法がもつ空気感は「こころのスキルアップ教育」の下支えとなっている。

「こころのスキルアップ教育」の授業は，楽しく役に立つ授業である。子どもたちが仲間とつながる授業である。認知行動療法が大切にする温かい雰囲気の中で，教師一人一人のその場に応じた工夫が授業に活かされるということも，よりよい授業づくりのポイントであると考えている。

文　献

大野裕・中野有美・認知行動療法教育研究会（2015）　こころのスキルアップ教育の理論と実践．大修館書店．

大野裕・田中克俊（2017）保健，医療，福祉，教育にいかす簡易型認知行動療法実践マニュアル．ストレスマネジメントネットワーク．

ひきこもりの青年への強みに基づく認知行動療法

Shinichiro Matsuguma

松隈　信一郎*

I　はじめに

　昨今，ひきこもりが社会問題として関心を向けられている。ひきこもりとは「（自宅にひきこもって）社会参加をしない状態が 6 カ月以上持続しており，ほかの精神障害がその第一の原因とは考えにくいもの」（斎藤，1998）と定義されており，疾患名ではなく状態を表す言葉である。

　内閣府の調査によると，わが国におけるひきこもりの人口数は若者（15 〜 39 歳）が約 541,000 人（内閣府 2016），中高年（40 〜 64 歳以上）が約 613,000 人（内閣府，2019）と報告されているが，現実はその倍以上存在すると推測する専門家もいる。

　筆者は，ポジティブサイコロジーのストレングス（強み）研究を専門とし，公認心理師として 10 〜 20 代の不登校やひきこもりの青年を対象に訪問支援を実施している。ポジティブサイコロジーとは「人生を価値あるものにするものは何かに関する科学的な研究」（Seligman et al., 2000）であり，幸福感や感謝等のポジティブな感情や美徳や強みといった人間のポジティブな特性を科学的に解明しようとする試みである。筆者自身，このポジティブサイコロジーの科学的な根拠をもとに訪問支援を行っているが，いかにひきこもりの青年のプラス面に重点を置くことが重要であるかを日々，痛感している。

　本稿では，まず「ひきこもり」の文脈において，プラス面，とりわけウェルビーイングを高めることの重要性について論じたい。そして，ウェルビーイングを高めるために重要な役割を担う「徳性の強み（Character Strengths）」について，また，ひきこもりの支援における「強みに基づく認知行動療法（Strengths-Based Cognitive Behavioral Therapy : CBT）」の可能性について，筆者の実践経験を基に示していく。最後に，近年ポジティブサイコロジーの領域で扱われる「ストレングス・ディベロップメント（Strengths Development）」という新しい概念からも「ひきこもり」について考察したい。

II　ウェルビーイングを高める意義

　前述の通り，ひきこもりは疾患名ではなく，状態を示す言葉である。そのため，ひきこもりの青年との面接において，筆者は「精神疾患を治療する」という姿勢から入らないことが望ましいと考える。なぜなら，ひきこもりはあくまでも「状態」を表す概念であり，必ずしも精神的不調や精神疾患があるとは限らないからだ。従来の精神医学や臨床心理学では，患者の不快

＊一般社団法人ストレングス協会
　〒 180-0003　武蔵野市吉祥寺南町 1-31-2 七井ビル 210

感を取り除き，悲しみ，不安，および怒りを最小限にすれば，必然的に患者は幸せになると信じられてきた（Seligman, 2015）。そのため，従来の病理モデルであれば，治療すべきネガティブな感情や精神疾患が見つからない場合，ひきこもりは治療の対象とはならない。ゆえに，「見守る」「待つ」という支援方法が採用されるが，筆者はこのように治療すべき対象が見つからないがために見守るしかないというアプローチには行き詰まりがあると考える。なぜなら，心の病気（Mental Illness）と心の健康（Mental Health）は異なるものであり，筆者の経験上，ひきこもりの状態は心の病気というよりも，むしろ，心の健康が低い状態であると捉えた方が理に適うことが多いからだ。

　ポジティブサイコロジーには心の健康やウェルビーングに関してさまざまな定義が存在する。代表的なものは Seligman（2012）が提唱した PERMA という概念である。Seligman はウェルビーングの構成要素として，ポジティブな感情（Positive emotion），エンゲージメント（Engagement），良い関係（Relationships），意味（Meaning），達成感（Accomplishments）の 5 つの要素を挙げ，各々の頭文字から PERMA という概念を提唱した。過去 20 年間のポジティブサイコロジーの研究を通して，悲しみ，不安，および怒りと戦うためのスキルと，よりポジティブな情動を持ち，仕事と愛する人々により深く関わり，より良い関係を築き上げ，自身の存在に意義や目的を見出し，達成と熟達に至るために必要なスキルとは，まったく異なることが明らかになっている。つまり，心の健康を構成する要素は，精神疾患を治療すれば魔法のように湧いて出てくるものではないのだ。

　筆者の実践経験によるが，ひきこもりの青年は，例えば，「学校に行く意味がわからない（Meaning）」「時間も忘れて没頭できるものがない（Engagement）」「良好な人間関係が築けていない（Relationships）」等，ウェルビーングの構成要素が低いケースが多いように感じる。

心の健康を高めるという観点やスキルがあれば，精神疾患とは言い難いひきこもりの青年をただ見守るだけでなく，PERMA を強化することで彼らの主体性を回復できる可能性は大いにありうる。もちろん，個人によってひきこもりに至った背景は多種多様であるため，一概に断定できるものではないが，ひきこもりの心の健康を考慮することはきわめて重要である。それゆえ，筆者はひきこもりの青年のウェルビーングを高めることに重点を置くが，その際，重要な役割を果たすのが，彼ら一人一人が持つ「強み」である。

Ⅲ　「徳性の強み（Character Strengths）」の定義

　ポジティブサイコロジーが創立した 1998 年まで，精神障害の診断と統計マニュアル（DSM）を代表とする人間のネガティブな症状や機能に関する共通言語は存在したものの，美徳や強み等，ポジティブな側面に関する共通言語はほとんど皆無であった。しかし，ポジティブサイコロジーの到来により，ミシガン大学心理学部教授の故 Christopher Peterson が中心となり，古今東西，各宗教の聖典や哲学書，心理学や倫理学等の文献を 3 年間かけて調査し，歴史や文化を超えた，人間であれば誰しもが持つ普遍的な 6 種の美徳と 24 種の徳性の強み（Character Strengths）を特定した（Seligman et al., 2004）（表1）。

　各々の強みは人格の一部としての強みであり，これらの強みは 6 種の美徳へと繋がる道筋（Pathway）と定義されている（Seligman et al., 2004）。中でも 24 種のうち，自分のアイデンティティを表し，それを自然と使うことができ，なおかつ，その強みを使っている際，活力が湧いてくるものを自分自身の「特徴的な強み（Signature Strengths）」と呼び，人はそれぞれ，特徴的な強みを約 5 種は持つと報告されている（McGrath, 2017）。この 5 種の組み合わせが，その人ならではの人格を表し，この特徴的な強みを日常生活で意識して活かす（この活動をス

表1　VIA 徳性の強み（Character Strengths）

美徳（Virtues）	徳性の強み（Character Strengths）
知識・知恵	創造性，好奇心，知的柔軟性，向学心，大局観
勇気	勇敢さ，忍耐力，誠実さ，熱意
人間性	親切心，愛情，社会的知性
正義	公平さ，チームワーク，リーダーシップ
節制	寛容さ，思慮深さ，謙虚さ，自律心
超越性	感謝，審美眼，希望，ユーモア，スピリチュアリティ

トレングス介入と呼ぶ）と幸福感が高まり，抑うつ傾向が軽減されると報告されている（Seligman et al., 2005）。またメタ分析によると，ストレングス介入は人生の満足度を有意に高め，不安を軽減するという報告がある（Schutte et al., 2019）。さらに，Wagner ら（2019）は徳性の強みがウェルビーイングの構成要素である PERMA の各要素と有意に相関することも示唆している。これらの強みは，ひきこもりであろうとなかろうと，人間であれば誰しもが持つ普遍的な強みであり，この徳性の強みがひきこもりのウェルビーイングを高める上で重要な役割を果たしていく。

IV　強みに基づく認知行動療法（Strengths-Based CBT）

ポジティブサイコロジーの研究が進むにつれ，認知行動療法もうつ病や不安症，睡眠障害等の治療目的のみならず，クライエントの幸福感やレジリエンス等のポジティブな側面を積極的に高める効果があるのではないかということに関心が向けられはじめた。そのような中，Padesky ら（2012）は問題解決のためではなく，クライエントのレジリエンスを高めることを目的にした「強みに基づく認知行動療法（Strengths-Based CBT）」を開発し，構造化された4つのステップを提唱した。この強みに基づく認知行動療法は，治療者がクライエントに新しいスキルや考え方，感情反応を教育するのではなく，彼らがすでに所有している強みを見出し，その強みを基礎にレジリエンスモデルを

構築していく。また，人は自分のポジティブな側面を語ることに躊躇しやすいため，治療者は中立的な姿勢を示すのではなく，笑顔や沈黙，イメージ，比喩などを上手に使いながら，クライエント固有の強みを見つけ，それが定着するように手助けしていく。この強みに基づく認知行動療法は個人のポジティブな特性を高めることに重点を置くので，心の病気というよりもむしろ，心の健康が低いひきこもりの青年に対して，従来型よりもより適したアプローチであるだろう。各ステップの概要は以下の通りである。

ステップ1：強みを探す

治療者とクライエントが協働してクライエントの強みを見つけていく。ここで Padesky ら（2012）はクライエントも気づいていない「隠された強み（Hidden Strengths）」を探すことを強調している。強みは複数存在していてさまざまな側面から見られ，気づきにくいことが多いことから，Padesky ら（2012）はクライエントが生活の中で持続的に取り組んでいる二つ以上の活動に目を向けることを推奨している。「持続的に取り組んでいる」ということは，困難な状況に遭遇しても乗り越えている証拠であり，その乗り越え方に着目することで，その人がもつ強みを見つけることができるというわけだ。また，Padesky ら（2012）は情熱的な興味や価値に基づいているもの，日常でこれだけは欠かせないという些細な活動において，誰しもがレジリエントであると想定している。そのため，目の前の問題や課題とは無関係な活動の中

から，クライエントのレジリエンスを発揮させる強みを見つけていくことを推奨している。

ステップ2：個人のレジリエンスモデル（Personal Model of Resilience: PMR）を作成する

　ステップ1で見つけたクライエントの強みを書き出し，クライエントが自分の強みをどのように使っているかを明らかにする。その際に，イメージやメタファーを活用し，クリエイティブに個人のレジリエンスモデル（PMR）を作成していく。例えば，クライエントの強みが「どんな状況でもユーモアを持つ」というものなら，PMRは「困難な状況でも喜劇のワンシーンとして一度，捉えてみる」という強みに基づくレジリエンスモデルを作成していく。

ステップ3：PMRを応用する

　よく遭遇する問題領域をいくつか特定し，ステップ2で作成したPMRのうち，どれをどのように使うかを考える。問題を解決するのではなく，問題に直面しても心をしなやかに粘り強くいられるためにどうするかを考える。また，そもそも問題を予防するためにはどうすればいいかも考える。

ステップ4：レジリエンスを実践する

　最終ステップではステップ3で考えた行動実験を行っていくが，信念を確認するための従来型の実験とは異なり，PMRの効果を確認するために実験をする。

　これら4つのステップに沿って，ひきこもりの青年のレジリエンスや心の健康を高めることは非常に重要である。特にステップ1に関して，現在の問題とは関係のない情熱的な興味や価値に基づくものの中から強みを探していく過程は，ひきこもりの若者と非常に相性がよい。なぜなら，多くのひきこもりの青年らが興味を持って取り組むオンラインゲームの中で，彼らがレジ

リエンスを発揮している様子をよく見るからだ。例えば，ゲームで使用するキャラクターのレベル上げをするために単純作業を繰り返し行っていたり，"イベント"（オンライン上のゲーム大会）に合わせて，日々，課金をせずにポイントを貯め続けたり，自分の感情をコントロールして粘り強く行動している，という姿をよく目にするのである。彼らは「好きだからできる」と言うが，これらの事象は彼らの中にレジリエンスがあることを示している。そして，そのレジリエンスが発揮されている場面を明確化することで，彼らの強みが見えてくる。

　また，ひきこもりの青年の強みを探すにあたって，24種の徳性の強みを参照することで，より見つけやすくなる。徳性の強みは内的なものであるため，リアルとバーチャルの境界がない。そのため，ひきこもりの青年が多くの時間を費やすオンラインゲームでも確実に徳性の強みを使っているのだ。例えば，オンラインゲームで個人戦ではなく，"デュオ"（二人対二人の対戦）や"トリオ"（三人対三人の対戦）の試合に熱中している青年は「チームワーク」という特長的な強みを兼ね備えているだろう。あるゲームソフトが好きな理由を「映像の美しさ」と述べる青年は「審美眼」が特徴的な強みかもしれない。また，チーム戦で俯瞰的に試合を見て的確に指示を出す青年は，その場面で「大局観」や「リーダーシップ」を確実に発揮している。このように24種の徳性の強みを参照すると，彼らの「隠された強み」がより浮き彫りになってくる。

　さらに，徳性の強みはリアルとバーチャルの境目がないため，バーチャルの世界で見出した強みをステップ2〜4にかけて，現実世界に応用しやすいという利点もある（Matsuguma et al., 2018）。例えば，「自分には強みや長所などない」と言うひきこもりの青年が，チーム対抗で行うシューティングゲームの対戦中に，仲間を生き残らせるためにあえて犠牲になったと話してきた場合，彼は徳性の強みである「親切

心」を確実にその瞬間，活かしていると判断できる。治療者がその「親切心」を指摘し，現実世界での活用方法を協働で考え行動実験に繋げることで，青年は自分でも気づいていなかった「隠された強み」を現実世界でも応用できることを自覚していく。実際に，この青年は普段嫌々していた家事手伝いを自分の強みである「親切心」を活かしていると認識するようになり，主体性や自尊感情を高めていった。このように，多くのひきこもりの青年が時間を費やすバーチャルの世界で見せる「隠された強み」を現実世界に応用していくという強みに基づく認知行動療法はひきこもりの青年のレジリエンスやウェルビーングを高めていく可能性を大いに秘めている。

V　ストレングス・ディベロップメント（Strengths Development）

ポジティブサイコロジーの創立初期では，「強みは見つけて，使う（Identify–Use）」というモデルが一般的であったが，近年，強みは「コンテクスト（環境や状況）の中に存在する」という考えが主流になり，状況に応じて，より多く使った方がよい時もあれば，逆に使い過ぎることによって，弱みに転じてしまう時もあるため，育てていく必要があると考えられている（Biswas-Diener et al., 2011）。例えば，卓越したものに感銘を受け，より良いものを目指したくなる「審美眼」という強みも，ある状況では使い過ぎると「完璧主義」に陥ってしまう。また，「思慮深さ」というリスクを評価して回避する強みも，ある状況では「臆病」になり，動けなくなってしまう。このように，強みというのは，現実に即してしなやかに活用していくことが重要であるという見方に変わってきたのだ。強みは固定されたものではなく，スピードメーターのようにボリューム調整が必要なものだと捉えるとわかりやすいだろう。この強みのボリューム調整をうまくできるようになることが「強みを育てる（Strengths Development）」と

いうことである。

「強みのボリューム調整」という概念はポジティブサイコロジーの中でも非常に新しいテーマであり，特に臨床分野において期待が寄せられている。なぜなら，これまで「精神障害」と診断されていた「症状」も「強みのボリューム調整」という観点から新たに捉え直すことができるかもしれないという画期的な研究が報告されはじめたからだ。例えば，2017 年の研究報告では，「社交不安障害」と診断される人たちと健常者に，「強みのボリューム調整」に特化した徳性の強みアセスメント〈Overuse, Underuse, Optimal Use（OUOU）of character strengths scale〉に回答してもらい，分析した結果，「社交不安障害」は「社会的知性」「慎み深さ」を使い過ぎ，「熱意」「ユーモア」「自律心」「社会的知性」を全然使えていない状態であるという形で 87.3%，的確に説明することができた（Freidlin et al., 2017）。また，2019 年には「強迫性障害」と診断された人たちと健常者に対して同様の研究が実施され，「強迫性障害」は「社会的知性」「知的柔軟性」「審美眼」「公平さ」「慎重さ」を使い過ぎ，「寛容さ」「自律心」を全然使えていない状態であるという説明で 89.3%，健常者と強迫性障害の人たちを分けることができたのである（Littman-Ovadia et al., 2019）。DSM によると，これらの症状は「精神障害」として診断されていたが，24 種の「徳性の強み」からこれらの症状を見ると，ある強みを使い過ぎている状態，または全然使えていない状態であるとも言えるのではないかと提言され始めたのだ（Niemiec, 2019）。

もちろん，この研究分野は始まったばかりであるため，短絡的に結論付けることはできない。また，ひきこもりの場合，統合失調症等の精神障害や発達障害が原因で社会生活に支障をきたし，ひきこもりになるケースもあるため，多角的に診ていく必要がある。一方，従来の病理モデルに偏り過ぎることも，ひきこもりが「状態」であることを考慮すると問題がある。その

ため，従来のアプローチに行き詰りを感じた際には，ひきこもりの「状態」を「強みのボリューム調整」という概念で捉えて直してみるという柔軟さをまず持ちたいところである。

また，「強みのボリューム調整」という概念は，ひきこもりの青年のセルフイメージを向上するのに有効な考え方でもある。「自分の中に欠陥があり，それがある限り，自分は駄目だ」と思い込んでいるひきこもりの青年らと多く出会うが，この「強みのボリューム調整」という観点から自身の状態を捉えると，「今の苦しい状況は，自分の中に欠陥があるからなのではなく，ただ強みの使い方を間違っていたからだ」と捉え直すこともでき，一種のアイデンティティの変容を起こす契機にもなりうる。実際に，筆者が関わったあるひきこもりの青年は「この完璧主義の頑固な性格を直さなければ自分は社会に出られないと思っていたけれど，『審美眼』を使い過ぎていたことが分かりました」と「強みのボリューム調整」を通して，自己認識を深めていった。彼は職人技や卓越したものの美しさに対する高い感性（審美眼）という自身のポジティブな特性をすべての状況で使ってしまっていたことに気づき，「審美眼」の良い部分を認めながらも，状況に応じて緩めることができるようになっていった。「頑固者」と自身のことを捉えるか，ある状況で「審美眼を使い過ぎている状態」と捉えるかで明らかにセルフイメージが変わるのは容易に想像がつくだろう。このように強みを育てる観点を持ちながら，強みに基づく認知行動療法のステップを踏んでいくことで，心の病気とは言い難いひきこもりの青年らは活力や主体性を取り戻していく可能性があるのである。

Ⅵ　まとめ

本稿では，ひきこもりの青年に対するアプローチとして，ウェルビーングを高めることの意義，そして，ポジティブサイコロジーの徳性の強みや強みに基づく認知行動療法の可能性について論じてきた。ひきこもりの特性上，データ収集が困難であるため，ここで論じたアプローチの有効性を大規模な形で評価することは困難なことかもしれない。しかし，筆者はこのポジティブサイコロジーの観点からみた強みに基づく認知行動療法やストレングス・ディベロップメントの有効性は，ひきこもりの青年がウェルビーングを高め，価値ある人生を送っていくために追究するに値する研究領域だと考える。

一人でも多くの青年が自身の「隠された強み」に気づき，豊かな人生を歩んでいくことを願い，今後も精進していきたい。

文　　献

Biswas-Diener R, Kashdan TB & Minhas G (2011) A dynamic approach to psychological strength development and intervention. The Journal of Positive Psychology, 6(2) ; 106-118.

Freidlin P, Littman-Ovadia H & Niemiec RM (2017) Positive psychopathology : Social anxiety via character strengths underuse and overuse. Personality and Individual Differences, 108 ; 50-54. (http://dx.doi.org/10.1016/j.paid.2016.12.003)

Littman-Ovadia H & Freidlin P (2019) Positive psychopathology and positive functioning : OCD, flourishing and satisfaction with life through the lens of character strength underuse, overuse and optimal use. Applied Research in Quality of Life. (http://doi.org/10.1007/s11482-018-9701-5)

McGrath RE (2017) Technical report : The VIA assessment suite for adults : Development and initial evaluation. Cincinnati, VIA Institute on Character.

Matsuguma S, Kawashima M & Tsubota K (2018) Applying strengths from the virtual to the real world: Strength intervention for hikikomori youth : A case study. Positive Clinical Psychology : International Perspectives, 1.

内閣府政策統括官（2016）若者の生活に関する調査報告書．(https://www8.cao.go.jp/youth/kenkyu/hikikomori/h27/pdf-index.html)

内閣府政策統括官（2019）生活状況に関する調査

報 告 書 .（https://www8.cao.go.jp/youth/
kenkyu/life/h30/pdf-index.html）

Niemiec RM（2019）Finding the golden mean: the
overuse, underuse, and optimal use of character
strengths. Counselling Psychology Quarterly,
32(3-4)；453-471.

Padesky CA & Mooney KA（2012）Strengths-
based cognitive behavioural therapy：A four-
step model to build resilience. Clinical
psychology & psychotherapy, 19(4)；283-290.

Peterson C & Seligman MEP（2004）Character
strengths and virtues：A handbook and
classification, 1st Edition. New York, Oxford
University Press.

斎藤環（1998）社会的ひきこもり―終わらない思
春期 . PHP 研究所 .

Schutte NS & Malouff JM（2019）The impact of
signature character strengths interventions：A
meta-analysis. Journal of Happiness Studies,
20(4)；1179-1196.

Seligman MEP & Csikszentmihalyi M（2000）
Positive psychology：An introduction. Ameri-
can Psychological Association, 55(1)；5.

Seligman MEP, Steen TA & Park N et al.（2005）
Positive psychology progress：Empirical valida-
tion of interventions. American Psychologist,
60(5)；410.

Seligman MEP（2012）Flourish：A visionary new
understanding of happiness and well-being. New
York, Simon and Schuster.

Seligman MEP（2015）Forward. In Palmer BW
（Ed）Positive psychiatry：A clinical handbook.
American Psychiatric Pub, pp.xvii-xix.

Wagner L, Gander F & Proyer RT et al.（2019）
Character strengths and PERMA：Investigat-
ing the relationships of character strengths with
a multidimensional framework of well-being.
Applied Research in Quality of Life.（http://doi.
org/10.1007/s11482-018-9695-z）

大学生の抑うつに対する行動活性化の取り組み

神人　蘭[*1]，高垣　耕企[*2]，
横山　仁史[*1]，岡本　泰昌[*1]

Ran Jinnin, Koki Takagaki
Satoshi Yokoyama, Yasumasa Okamoto

I　大学生の抑うつ

　思春期・青年期は，アイデンティティの確立や精神的自立が求められることや，生物学的・環境的要因の変化を多く体験するため，身体や精神の不調を訴えやすく，精神疾患の好発年齢である。9歳から16歳を対象として実施された縦断調査では，対象者のうち13.3%が調査参加時点ですでに何らかの精神疾患の診断基準を満たしており，この調査中に新たに診断された者も合わせるとその累積有病率は36.7%にも上ることが報告されている（Costello et al., 2003）。また，精神疾患の基準を完全に満たさないまでも重度の苦痛を抱える，いわゆる"閾値下"の状態もこの時期の特徴と言える。特に思春期後期から青年期にあたる大学生は，一般人口に比べて高いうつ病罹患率を示すことに加えて（Ibrahim et al., 2013），抑うつ関連のストレスに対して脆弱であることが国内外を問わず報告されている（Farrer et al., 2016；Jinnin et al., 2017；Othieno et al., 2014；ul Haq et al., 2018）。閾値下うつとは，うつ病と健常の間に存在する連続したスペクトラムであり，抑うつ症状を有

するがうつ病の診断基準を満たさない状態である（Georgiade et al., 2006）。閾値下うつは，10代中頃をピークに，その後減少する一方で，閾値上のうつの有病率は10代中頃から増加する（Rohde et al., 2009）。大学生に該当する18歳から20歳の思春期後期は，閾値下うつから閾値上うつに移行していく時期と考えることができ，いわばうつ病への臨界期と考えられるBertha & Balazs, 2013）。閾値下うつはその時点における重大な機能障害や生活の質の低下をもたらすだけではなく，慢性的な経過をたどり，対人関係の問題や，学業成績の低下，薬物乱用や自殺率の増加などの否定的な結果にいたることが多く報告されている（Birmaher et al., 1996；Horowitz & Garber, 2006；Lewinsohn et al., 1999）。また，将来のうつ病につながる要因でもあるため（Jinnin et al., 2017；Klein et al., 2009），より長期的な視点での回復支援が必要である。

　大学生でも気分が落ち込むなど自ら抑うつ感を訴えて学生相談に訪れるケースが近年増加しており（上田，2002, Tomoda et al., 2000），新入大学生の約25%が抑うつ症状を有していることが明らかとなっている。抑うつ症状の有無がストレス対処能力や大学生活の自己評価などと関連していることもわかっている（高柳他，2017）。抑うつ症状と自殺の関連も指摘されており，自殺した大学生の中には気分障害と診断

＊1 広島大学大学院精神神経医科学
　〒734-8553　広島市南区霞1-2-3
＊2 広島大学保健管理センター
　〒739-8514　東広島市鏡山1-7-1

されていた割合の多かったことが指摘されているが，その一方で，大学の保健管理センターなどが関与せず，診断も治療も受けていない者が多いことも明らかになっている（内田 2010）。

これらの知見から，学生メンタルヘルスの現場において，抑うつ症状の早期発見，早期介入を行っていくことがきわめて重要と考えられる。

II　新入大学生の抑うつ症状の推移

新入大学生の約 20% が 1 年以内にうつ病の診断基準にあてはまっていることが報告され（Tomoda et al., 2000），思春期および青年期のうつ病は慢性的な経過をたどり，対人関係の困難や，学業成績の低下，自殺率の増加などの不良な結果にいたることが多いと指摘されている（Thapar et al., 2012）。

われわれは，新入大学生の閾値下うつはどのように推移するのか，そして，うつ病発症のリスクファクターであるかを検討するために，新入大学生を対象としたコホート研究を実施した（Jinnin et al., 2017）。

まず，構造化面接（Composite International Diagnostic Interview：CIDI）によって過去 1 年以内に大うつ病エピソードを満たさない大学生に対して Beck Depression Inventory, 2nd Edition（BDI-II）の評価を行い，閾値下うつを有する新入大学生を特定した。

そして，2 カ月ごとに BDI-II の評価を行い，1 年間の BDI-II の得点の推移について評価し，1 年後に再度 CIDI を実施した。その結果，閾値下うつを有する大学生の BDI-II の得点は 1 年間を通して維持され，さらには 1 年後に大うつ病エピソードを有する者が現れた。その結果によりうつ病のリスクファクターである閾値下うつに対しても，うつ病の発症を予防介入が必要であることが明らかとなった（Thapar et al., 2012）。

III　抑うつに対する行動活性化

思春期・青年期のうつに対する支援策では，抗うつ薬の服用に否定的な意見もあるため，心理学的な介入法が一般に推奨されることが多い。中でも治療エビデンスの頑健さが高く評価される心理療法として認知行動療法（Cognitive Behavioral Therapy：CBT）が挙げられる。CBT の中でも行動活性化（Behavioral Activation）と呼ばれる行動変容法は，思春期後期のうつ病や閾値下うつの行動的特徴に対応した支援策とされており（Takagaki et al., 2014），価値に沿った行動や目標に向かう行動の頻度を増やすような働きかけを行っていく。

行動活性化は，比較的古くからあるうつ病に対する行動的なアプローチで，うつ病患者は活動性が低下することによって，それまで得られていた自らの反応に随伴するポジティブな体験，すなわち行動の結果として起こる事象によってその行動が増加する（正の強化）機会が不足しており，それによって抑うつに至る，という理論に基づいた行動技法である。1970 年代に Lewinsohn ら（1978）が開発した治療プログラムでは，正の強化を受ける機会を増えるように快活動を増やすことを目的としているが，2000 年代以降に開発された行動活性化プログラム（Martell et al., 2001）では，うつ病患者は，上述したような正の強化の主たる供給源を失っているだけでなく，嫌悪的状況の受動的回避が原因で非活動的になっているとの考えから，逃避や回避行動，反芻思考のような活性化を阻害する過程に焦点をあてた治療プログラムとなっている。

2000 年代以降に開発された行動活性化プログラムと Lewinsohn らが開発した治療プログラムとの治療要素における相違点は，「負の強化随伴性に焦点をあてて，回避行動の減少に注目すること」「行動が生じる文脈や行動の機能的な側面を重視すること」「自然な強化子を受ける行動を増やすために価値を明確化すること」である（Addis & Martell, 2004；岡島他 2011）。価値とは個人に方向性を与えるが，意図的に手に入れることのできない人生の望ましい結果であると定義され，その機能は行動を増加させるポジティブな結果（報酬）をもたらすものである。

Ⅳ 閾値下うつ症状を持つハイリスク大学生に対する予防的介入の取り組み（広島大学元気プロジェクト）

われわれが行った研究（Takagaki et al., 2014）では，うつ病と閾値下うつで，行動的特徴に違いがあることを示している。両群ともに健常群と比べて環境からうける主観的な報酬知覚の頻度が低いものの，うつ病群では加えて回避行動の頻度が高い。この結果を元に，閾値下うつを有する大学生には，普段の生活で楽しみや達成感を感じることができるような活動を増やすことに焦点をあてた行動活性化のプログラムを実施し，うつ病の診断基準を満たす大学生には回避行動の減少を支援する治療プログラムを実施している。

われわれは，閾値下うつ症状を有する大学生に対して，ハイリスク群の予防的介入として行動活性化を用いたプログラム（5回）を実施し（図1），ランダム化比較試験（Randomized Controlled Trial：RCT）にて効果検証を行っている（Takagaki et al., 2016）。

研究参加の承諾が得られた新入大学生を対象に，構造化面接（CIDI）と臨床評価尺度を実施した。研究参加基準は20歳未満で自記式抑うつ評価尺度であるBDI-IIの得点が10点以上であり，大うつ病エピソードと双極性障害の診断基準を満たさないもの，現在，薬物療法や精神療法の治療を受けていないもの，とした。参加基準にあてはまった118名を介入群（n = 62：女性24名，男性38名，平均年齢18.23，SD = 0.42）と対照群（n = 56：女性21名，男性35名，平均年齢18.20，SD = 0.40）に無作為に割り付けた。

介入プログラムは，Furukawaら（2012）を基に①心理教育，②セルフモニタリング，③目標設定，④快活動の特定，⑤行動実験，⑥活動スケジュールが中心となり構成される全5回（1回60分）の行動活性化プログラムを作成した。本プログラムは，治療マニュアルに従い週1回実施した。対照群は介入期間中に質問紙調査のみを実施した。

ベースライン時では，介入群と非介入群で，年齢，男女比，そしてすべての臨床評価尺度の得点に差はなかった。主要評価項目については，介入群は非介入群に比べてBDI-IIの得点（12.76点から7.03点）が有意に改善し，効果量は−0.90（g）であった。副次的評価項目として，QOLも同様に，介入群では対照群と比べて有意に増加し，効果量（g）は0.57であった。さらに，目標に向けた活動やスケジュール化された活動の頻度が増加し（g = 0.65），また行動に対する正の強化子を感じる頻度も増加した（g = 0.65）。

短期的な効果だけではなく，行動活性化療法の長期的な効果を検証するために，介入群と統制群で1年後のBDI-IIの得点に差があるかを検討した。その結果，行動活性化療法を受けた介入群は，統制群に比べて1年後のBDI-IIの得点が有意に低いことが明らかになった（Takagaki et al., 2018）。

全5回と比較的短いプログラムであったが，抑うつ症状，QOL，行動的特徴が有意に改善し，その効果量も大きかったことから，閾値下うつに対する有効性が示唆された。本研究で実施した行動活性化プログラムはマニュアル化されており，しかも短期で実施可能なことから，今後はさまざまな場面で容易に取り入れやすいプログラムと考えられる。

本研究では，CBTの治療経験が十分な治療者が介入を行っており，治療者自身による自己チェック評価とスーパーバイザーにより同様の評価を行うことで治療の質を担保している。マニュアル化されているからと言えども，マニュアル通りに行えば良いわけではない。マニュアルに沿って行うとしても，対象者の全体像を理解し，抱えている問題に焦点をあて，協働的に取り組むというCBTの基本的スキルが必要である。

Ⅴ うつ病の大学生に対する取り組み（広島大学元気プロジェクト）

前述したように，うつ病群の行動的特徴は，環境から受ける主観的な報酬知覚の頻度が低いことに加えて，回避行動の頻度が高くなる（Takagaki et al., 2014）。この回避行動の減少

閾値下うつ

Session	テーマ・内容
#1	こころの仕組みを理解しよう（疾病教育） 行動活性化を理解しよう 週間活動表の作成 自分の行動パターンを知ろう 生活目標の設定
#2	活動表から快活動の特定 活動計画を立てる 活動実験の実施
#3	活動計画を見直してみよう 活動計画を妨げる問題への対処
#4	活動を妨げる問題に対する対処の見直し 役に立った活動，役に立たなかった活動 を整理しよう
#5	全体のまとめ 将来起こるかもしれない問題に対処しよう

うつ病

Session	テーマ・内容
#1	行動活性化を理解しよう 主体価値の特定 自分の行動パターンを知ろう，週間活動表の作成
#2	主体価値に基づいた目標設定，快活動の特定 活動のリストから階層表の作成し，活動計画を立てる 活動実験の実施
#3～#4	活動計画を見直してみよう 活動計画を妨げる問題への対処
#5～#6	回避行動の特定，反すうの特定 ターゲットとなる回避行動と反すうのリストを作成 活動計画を立て，活動実験の実施
#7～#9	活動計画を見直してみよう 活動計画を妨げる問題への対処
#10	全体のまとめ 将来起こるかもしれない問題に対処しよう

図1　閾値下うつとうつ病に対する行動活性化介入プログラム

を支援するためには，回避行動が維持されている要因を分析する必要がある。その上で，気分によらず，価値に沿った代替行動を意識的に選択して取り組むようにして行動し，その結果を評価するということを繰り返していく。そのためにも，回避を文脈（機能）から理解することが重要となる。回避行動は短期的に考えれば不快な感情や嫌悪的状況の回避には成功しており，長期的には問題を維持してしまう結果となっている。抑うつ症状を呈すると，短期的に楽な行動を選択しやすくなる傾向があり，患者本人も適切な対処方法として考えていることも多く，回避行動が長期に持続している場合も多い。そのため，回避行動が長期的には抑うつ症状の維持や悪化させる結果となっていることに気づいていない場合も多い。患者が何を回避し，今の生活パターンになり，どのように生活を変化させていくのが良いのか，については機能分析を明確にしていく必要があり，TRAP と TRAC というツールを用いて明らかにしていく

（Martell et al., 2001）（図2）。TRAP は，Trigger（きっかけ），Response（反応），Avoidance-Pattern（回避パターン）の頭文字をとったもので，TRAP ツールを使用することで，回避行動の機能分析を行うことができる。さらに，TRAP の対となるものとして TRAC があり，Trigger（きっかけ），Response（反応），Alternative Coping（代わりとなる対処法）の頭文字である。TRAP と TRAC には，いつのまにか生活の中ではまってしまっている TRAP（罠）に気づき，もともと進んでいた，あるいは進もうと思っていた TRAC（進路）に戻ろうという意味が含まれており，TRAC では，患者が望んでいる目標（価値）に近づいていけるような代わりとなる行動を選択することが重要である。

われわれが実施しているうつ病に対する行動活性化は，全10回（1回60分）で構成され（図1），前半の5セッションは閾値下うつに対する行動活性化と同様に，心理教育，活動モニ

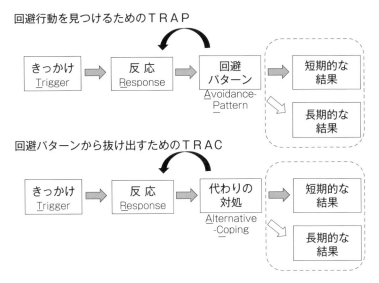

回避行動を見つけるためのＴＲＡＰ

| きっかけ Trigger | → | 反 応 Response | → | 回避 パターン Avoidance- Pattern | → | 短期的な 結果 |
| | | | | | → | 長期的な 結果 |

回避パターンから抜け出すためのＴＲＡＣ

| きっかけ Trigger | → | 反 応 Response | → | 代わりの 対処 Alternative -Coping | → | 短期的な 結果 |
| | | | | | → | 長期的な 結果 |

図2　うつの TRAP（トラップ）の TRAC（トラック）へ

タリング，価値と目標の設定，研究参加者にとって喜びや達成感を感じることのできる活動の特定，行動実験，活動スケジュールが中心となっている。そして後半のセッションは，TRAPやTRACを使用しながら回避行動と反芻思考を特定し，その代わりとなる対処へと変容させていくことが中心になる。

　このプログラムの実施可能性を検証するために，大うつ病エピソードにあてはまる大学生を対象に全10回の行動活性化を実施し，抑うつ症状の変化について検討した（Takagaki et al., 2018）。介入前後で BDI-II の得点は改善し，1年後の BDI-II の得点も低いままであった。現在われわれはうつ病を有する大学生に対する行動活性化の効果を RCT によって検証している。

Ⅵ　おわりに

　本稿では，われわれが行っているうつ病と閾値下うつに対する広島大学での取り組みについて紹介した。大学生のうつ症状は対人関係の問題や，学業成績の低下等の大学生活を送る上でも共にさまざまな機能障害を引き起こすことから，早期に発見し，適切な介入を行うことが必要と考える。

文　献

Addis M & Martell C（2004）Overcoming depression one step at a time：The new behavioral activation approach to getting your life back. New Harbinger Publications.（大野裕・岡本泰昌監訳（2012）うつ病を克服するための行動活性化練習帳：認知行動療法の新しい技法. 創元社）

Bertha EA & Balazs J（2013）Subthreshold depression in adolescence：A systematic review. European Child & Adolescent Psychiatry, 22；589-603.

Birmaher B, Ryan ND & Williamson DE et al.（1996）Childhood and adolescent depression：A review of the past 10 years, Part I. Journal of the American Academy of Child & Adolescent, 35；1427-1439.

Costello EJ, Mustillo S & Erkanli A（2003）Prevalence and development of psychiatric disorders in childhood and adolescence. Archives Of General Psychiatry, 60(8)；837-844 .

Farrer LM, Gulliver A, Bennett K, Fassnacht DB & Griffiths KM（2016）Demographic and psychosocial predictors of major depression and generalised anxiety disorder in Australian university students. BMC Psychiatry, 16；241.

Furukawa TA, Horikoshi M & Kawakami N et al.（2012）Telephone cognitive-behavioral therapy for subthreshold depression and presenteeism in workplace：A randomized controlled trial. PLoS One 7; e35330.

Georgiades K, Lewinsohn PM & Monroe SM（2006）Major depressive disorder in adolescence：The role of subthreshold symptoms. Journal of the American Academy of Child & Adolescent, 45(8)；936-944 .

Horowitz JL & Garber J（2006）The prevention of depressive symptoms in children and adolescents：A meta-analytic review. Journal of Consulting and Clinical Psychology, 74；401-415.

Ibrahim AK, Kelly SJ & Adams CE et al.（2013）A systematic review of studies of depression prevalence in university students. Journal of Psychiatric Research, 47(3)；391-400.

Jinnin R, Okamoto Y & Takagaki K et al.（2017）Detailed course of depressive symptoms and risk for developing depression in late adolescents with subthreshold depression: A cohort study. Neuropsychiatric Disease and Treatment, 13；25-33.

Klein DN, Shankman SA & Lewinsohn PM et al.（2009）Subthreshold depressive disorder in adolescents: Predictors of escalation to full-syndrome depressive disorders. Journal of the American Academy of Child and Adolescent Psychiatry, 48(7)；703-710.

Lewinsohn PM, Youngren MA & Munoz RF et al.（1978）Control your depression. Prentice Hall Press.（大原健士郎監修／熊野久代訳（1993）うつのセルフコントロール . 創元社）

Lewinsohn PM, Rohde P & Klein DN et al.（1999）Natural course of adolescent major depressive disorder, I：continuity into young adulthood. Journal of the American Academy of Child & Adolescent, 38；56-63.

Martell CR, Addis ME & Jacobson NS（2001）Depression in Context：Strategies for Guided Action. Guilford Press.（熊野宏昭・鈴木伸一監訳（2001）うつ病の行動活性化療法：新世代の認知行動療法によるブレークスルー . 日本評論社）

岡島義・国里愛彦・中島俊他（2011）うつ病に対する行動活性化療法 . 心理学評論 , 54(4)；473-488.

Othieno CJ, Okoth RO & Peltzer K et al.（2014）Depression among university students in Kenya：Prevalence and sociodemographic correlates. Journal of Affective Disorders, 165；120-125.

Rohde P, Beevers CG, Stice E & O' Neil K（2009）Major and minor depression in female adolescents：Onset, course, symptom presentation, and demographic associations. Journal of Clinical Psychology, 65(12)；1339-1349.

Takagaki K, Okamoto Y & Jinnin R et al.（2014）Behavioral characteristics of subthreshold depression. Journal of Affective Disorders, 168；472-475.

Takagaki K, Okamoto Y & Jinnin R et al.（2016）Behavioral activation for late adolescents with subthreshold depression：A randomized controlled trial. European Child & Adolescent Psychiatry, 25(11)；1171-1182.

Takagaki K, Okamoto Y & Jinnin R et al.（2018）Enduring effects of a five-week behavioral activation program for subthreshold depression among late adolescents：An exploratory randomized controlled trial. Neuropsychiatric Disease and Treatment. 14；2633-2641.

Takagaki K, Okamoto Y & Jinnin R et al.（2018）Effects of behavioral activation program without psychotropic medication treatment for depression in late adolescence：Case report. Neuropsychiatric Disease and Treatment, 14；2159-2162.

高柳茂美・杉山佳生・松下智子他（2017）大学生のメンタルヘルスの実態とその関連要因に関する疫学研究―九州大学 EQUSITE Study. 厚生の指標 , 64；14-22.

Tomoda A, Mori K, Kimura M & Takahashi T et al.（2000）One-year prevalence and incidence of depression among first year university students in Japan a preliminary study. Psychiatry and Clinical Neurosciences, 54；583-588.

Thapar A, Collishaw S & Pine DS et al.（2012）Depression in adolescence. Lancet, 379；1056-1067.

内田千代子（2010）21 年間の調査からみた大学生の自殺の特徴と危険因子―予防への手がかりを探る . 精神神経学雑誌 , 112(6)；543-560.

上田裕美（2002）抑うつ感を訴える大学生 . 教育と医学 , 50；428-433.

ul Haq MA, Dar IS, Aslam M & Mahmood QK（2018）Psychometric study of depression, anxiety and stress among university students. Journal of Public Health (Germany), 26(2)；211-217.

ジュニアアスリートのメンタルサポート

Ryo Sekizaki

関﨑　亮*

I　ジュニアアスリートを取り巻く環境と発達課題

　競技スポーツの現場では，「心・技・体」という言葉が頻繁にきかれるように，競技力の向上あるいは実力発揮に「心」の存在がある。本邦においては，1964年に開催された東京オリンピックに向けて，アスリートの「あがり症」対策に心理学を基盤とした専門家がかかわったことが知られている。このような背景から，この領域については，スポーツ精神医学に先行したかたちでスポーツ心理学が発展し，応用スポーツ心理学，パフォーマンス心理学，運動心理学など研究内容が多様化している。

　2019年ラグビーワールドカップでの日本代表の活躍や2021年のオリンピック・パラリンピックの開催を受けて，18歳以下を対象としたジュニア期からの戦略的支援の強化が組み込まれ，トップアスリート発掘・育成事業が加速している。このようにより高い水準の技能や記録に挑むことを重視する，いわゆるジュニアアスリートにおいては，競技に専心的に取り組む特有の心理的負荷である「勝利至上主義」「技術至上主義」「周囲からの過度の期待」「競技成績の不振」「競技生活での指導者等との人間関係」「ボディイメージの歪み」などストレスフルな状況下におかれる。

　また，ジュニアアスリートにおいては，一般青年と同じように各発達段階で解決しなければならない心理社会的発達課題がある。ジュニア期の発達課題はアイデンティティ形成となる。この課題の達成は，これまでの成長の中で成功体験と失敗体験を繰り返し，いかに乗り越えてきたかに大きく影響を受ける。ジュニアアスリートにおいては，そもそも才能豊かであり，指導者からの指示に対して，大した労苦を伴わずパフォーマンスを発揮することができてしまう。一般的に自分自身と向き合い試行錯誤しながら技術を身につける過程が，トップレベルのジュニアアスリートでは省略されていることが多く，アイデンティティ形成において，自分について考えるレディネスが育まれていない場合がある。

　その結果，一般的にプロ選手が引退に伴って直面する喪失感などを指す「キャリアトランジション」に類似した状況におかれる。これは，トップジュニアアスリートは幼少期からかなりの時間を競技スポーツに費やすとともに周囲からの期待を受け，スポーツを手掛かりとしたアイデンティティ形成からスポーツのみに依存したアイデンティティ形成になることがある。そのようなトップジュニアアスリートにおいて，進路選択の場面は，いわゆるプロが経験するキャリアトラン

＊桐生第一高等学校 / 株式会社 Welcome to talk
　〒376-0043　桐生市小曾根町 1-5

ジションと類似した状況におかれるのである。

ジュニアアスリートは，アイデンティティ形成の中で競技スポーツにある潜在的なストレスに対峙していく必要があり，心の健康を維持していくためにはストレスの軽減を目的に心理技法を身に付けておく必要があると中込（2004）は指摘している。

日本スポーツ界においては，今後高揚感や期待感に包まれながら，さらなるジュニアアスリートの活躍が想定される。ここでは，ジュニアアスリートを取り巻く環境を最近の諸家の知見を交えながら概観し，今後のジュニアアスリートの活躍にともない懸念される精神的・心理的問題とその対応について，筆者の具体的な取り組みや今後の展開について解説していきたい。

II　ジュニアアスリートの心性と
　　メンタルヘルス対策

ジュニアアスリートは，概して競技スポーツがこれまでの生活の多くを占めており，周囲からの期待などに応えるために想像を超えるような厳しいトレーニングを行い，また，競技をすることで心理的な安定を保持している。そのため，まるでその競技にしか興味がないかのような固執的な心性を有している。たとえば，新体操やフィギュアスケートのような痩身容姿や体重管理が厳しく求められる競技では，体重の僅かな変化に対して敏感になり，あたかも強迫性神経症のように体重計に頻繁にのることもある。

また，ボクシングのような競技では，ときに他者への思いやりが邪魔になり，逆に攻撃性・破壊性が競技力にいかされることもある。このようにスポーツにおける競技力の向上と人間形成には，対立し合う場合があり，スポーツを手段として人を育むことは，スポーツの魅力の一つとして一般的に受け入れられているが，実際にはとても難しく複雑である。

他方，本邦においては，学校教育の一環である運動部活動が青少年スポーツの担い手になっているという現状がある。学習指導要領には部活動と教育課程との関連が明記され，実際に中学校では約 65％，高等学校で約 42％の生徒が運動部活動に参加しており，多くの生徒の心身にわたる成長と豊かな学校生活の実現に大きな役割を果たし，さまざまな成果をもたらしている。従って，ジュニアアスリートに限らず，メンタルヘルス対策の主軸は学校保健の予防活動になりうる。一次予防（メンタルヘルスに関する健康教育等）に含まれる「セルフケア」が特に強調されているが，学習指導要領の変遷による授業時間数の縮小により，精神的不調のある場合に適切な行動を選択できる知識や考え方を獲得する十分な教育内容は提供されているとは言えない。二次予防にあたる，すでに精神的不調を認めた場合でも，ジュニアアスリートは援助希求行動が乏しいことが報告（堀・佐々木，2005）され，限られた自由時間の中で通学と通院を両立することの困難さなども挙げられる。

また，通院できたとしても，アスリートの心性を理解した医療従事者は多くなく，アスリートへの薬物療法においては，ドーピングに注意することはもちろんのこと，運動による生理的変化を考慮する他，鎮静，不整脈，錐体外路症状などの副作用にも注意しなければならない。特にジュニア期に対する抗うつ薬を含めた向精神薬による薬物療法については種々の問題が指摘されている（Yhase & Lang, 2004）。これらの結果として，うつ病，身体表現性障害，摂食障害，睡眠障害，競技不安，燃え尽き症候群などの精神疾患を発症することは珍しくなく，未治療のまま年齢を重ねていることも指摘されている（Stark et al., 2006）。

このようなアスリートのメンタルヘルスの問題は本邦に限られたことではない。全米大学体育協会（The National Collegiate Athletic Association：NCAA）は，学生アスリートの自殺とうつ病に関する研究において，学生の自殺が死因率の 7.3％を占めており，競技差によって自殺の相対リスクが変化することを報告している（Rao et al., 2015）。また，学生において，

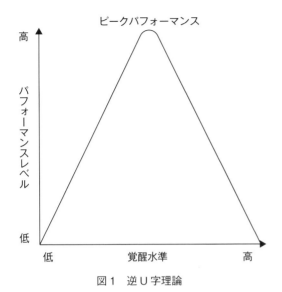

図1 逆U字理論

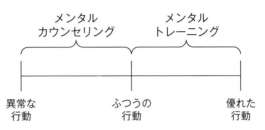

図2 スポーツにおけるメンタルサポート
Martens R（1987）第5章 心理的スキルのトレーニング.
猪俣公宏監訳（1991）メンタルトレーニング. 大修館
書店）（一部改変）

メンタルヘルスは最大の関心事であり，メンタルヘルスケアサービスを提供することはNCAAの責任であるとしている。

また，国際オリンピック委員会の合意声明においても，トップアスリートにおけるメンタルヘルスの問題は一般的に存在する一方で，これまでエビデンスに基づくガイドラインがないため，今後標準化されたエビデンスに基づくアプローチを進めるとしている（Reardon et al., 2019）。

Ⅲ 競技スポーツにおける
心理的コンディションとパフォーマンス

ジュニアアスリートに関わらず，スポーツ選手は，競技力の向上のために厳しいトレーニングを通じて身体的コンディションを高めている。また，パフォーマンスとして実力発揮されるための最適な心理的コンディションが存在することを経験的に知っている。スポーツ心理学では，このような心理的コンディションを緊張の程度で捉え，覚醒水準と呼んでいる。図1に示すように覚醒水準は高すぎても低すぎてもパフォーマンスは低下し，最適な覚醒水準のときにパフォーマンスは最も向上するという逆U字の曲線を示す。また，覚醒水準はおかれた状況の認知

の影響を受け，覚醒水準が高い場合であっても，負けられないと考える人は高い不安を感じるが，楽しみたいと考える人は心地の良い興奮を感じる。つまり，同じ覚醒水準にあっても，認知の仕方によって反応が異なり，パフォーマンスにも差異が出てくるとされる（蓑内，2008）。同様のことは，ストレスとパフォーマンスの関係においても指摘される。図2に示すようにストレスには2つの型があり，スポーツ場面における心理的ストレス過程はストレス2型が主であることが報告（Mckay et al., 1981）されている。試合前のプレッシャーなどによるストレス状況において表出される不安や抑うつといったストレス反応はその状況をどのように捉えるかという認知的評価に大きく影響されるだけでなく，自分自身に対する否定的な考え方も，不安，抑うつあるいはパフォーマンス低下に大きな影響を及ぼすことが知られている（Lazarus & Folkman, 1984；Meichenbaum et al., 1971；Glass et al., 1976；Beck et al., 1979）。

このような考え方から，欧米諸国では，自分自身の考え方のクセを理解し，自分を苦しめる考え方に気づき発想を切り替える心理技法としてジュニアアスリートの育成からオリンピックの期間中におけるアスリートのメンタルマネジメントに，認知行動療法的アプローチが数多く採用されている。

ストレス１型

環境刺激 ➡　　 覚醒　 ➡消極的思考➡ストレス

───────────────────────

ストレス２型

環境刺激 ➡ 消極的思考 ➡　　 覚醒　　 ➡ストレス

Mckay M et al.（1981）Thoughts and feelings.
（一部改変）

図３　プロセス別のストレス型

Ⅳ　ジュニアアスリートのメンタルサポートへのコミットメント

　競技スポーツにおけるメンタルサポートには，学術的背景の違いにより対象領域が便宜的に二つに分けられる。一つは，試合での実力発揮や過酷な練習における内発的動機付けを高めるなどの競技力向上を目指したメンタルトレーニングである。もう一方は，精神的・心理的問題の解決を目的としたメンタルカウンセリングである。図３に示すように，Martens ら（1987）はこれらの相違をアスリートの行動を「異常な」から「優れた」までの連続体上で考えることで，精神的・心理的問題を対象とする領域と競技力向上を対象とする領域に区別している。「異常な」とは神経症や精神障害などの重大な心理的問題を抱えているケースを指し，逆に「優れた」とは，優秀な身体的スキルを有しており，より最適なパフォーマンスを発揮するのに更なる心理能力を必要とするようなケースのことである。実際には，優れたパフォーマンスを望むその背景に心理的問題が存在するなど，これらを明確に分けることは難しく，両方の視点からメンタルサポートにあたることが重要になる。

　一方，精神医学の歴史と同様に，スポーツ精神医学やスポーツ心理学の臨床場面においてメンタルヘルスに対するスティグマは強く存在する。多くのアスリートは，メンタルサポートを受けることが「メンタルが弱い」ことと同じように捉え，メンタルサポートを受けることに心理的障壁を感じてしまう。筆者は，アスリートのこのような心性を鑑み，アスリートのニーズにあったメンタルサポートを展開するため，図４のようにパフォーマンスと心理的コンディションの関係を示し，アスリートの主観的状態をポディショニングしている。実際の活用場面では，ほぼすべてのアスリートがAにポディショニングすることを望む。Aの場合，優れたパフォーマンスを発揮し，心身ともにバランス良い状態で理想形といえよう。しかしながら，多くの場合，その後，周囲からの期待，競技での強いプレッシャーや対人関係の軋轢などに直面し，一定のパフォーマンスを維持しながらも，病態水準に達するようなところで競技を継続していたり（C），パフォーマンスが劣ることで病態水準には達しないまでも，次第にものごとを否定的に捉えるようになったりと（B），最終的にDに移行することがあることは把握しておく必要がある。なぜなら，その結果として病態が悪化し，その後の受診からの治療に時間がかかり，また，受診しないまま競技を引退するケースも少なくないからである。

　このようにそれぞれのポディションを説明しながら，アスリートとの間でパフォーマンスの向上に対する現状と目標の共有を行い，また，その目標に向けた認知行動療法的アプローチの意味合いについて理解を得るようにしている。

　冒頭でも記したように，ジュニアアスリートは人間形成過程であり，メンタルヘルスに含まれる心理技法を身に付けることは精神的な健康を獲得・維持するのに重要であり，その体得を通じて，実力発揮や競技力向上に結びついていくと考える。

Ⅴ　認知行動療法の発展とジュニアアスリートへの応用

　認知行動療法（Cognitive Behavior Therapy：CBT）は，「その人のものの捉え方（考え，認知）が，気分（感情）とからだの反応，行動に大きく影響している」という原理を用いて，自分の考えを見つめ直すことにより，抑うつ感

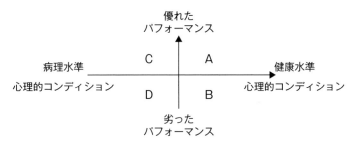

図4　心理的コンディションとパフォーマンス

や不安感といった"つらい気持ち"を緩和することを目指した精神療法（カウンセリング）である（大野・中野編著，2015）。CBT は抑うつや不安の軽減に対して有効であることに加えて，自分自身に対する自信がもてる，自分の考え方のクセを理解する，自分を苦しめる考えに気づき発想を切り替えることができるなどの認知的変容やストレスマネジメントスキルなどの獲得にも有効である（Kimura et al., 2015；Mori et al., 2014）。その適用範囲の広さから，海外を中心に教育現場を対象にした認知行動療法的アプローチに基づいた疾病予防教育プログラムが発展しており大きな成果を上げている。一方，CBT の有効性が多くのエビデンスから実証されるにつれ需要が高まり，CBT を実施するセラピストの不足が深刻な問題となることに加え，個別・集団面接の形態で CBT を実施するにはセラピスト側にも患者側にも非常に大きな時間的・経済的コストを要してしまう。そこで，近年ではインターネットを用いた認知行動療法（internet-based cognitive behavior therapy：iCBT，または Computerized Cognitive Behavior Therapy：CCBT）が開発されている。その有効性は多くの研究が示す（Andersson et al., 2013；Marks et al., 2003；Proudfoot et al., 2003；Wright et al., 2005）ところであり，複数の研究を対象としたレビューの結果からもう一つ状態，不安の軽減に関して対面式の臨床面接と同等かそれ以上の有効性が示されている（Kaltenthaler et al., 2008）。iCBT はインター

ネットツールをより身近に感じている青年期においては，抵抗感が少なく，また，通院する必要がないため，スティグマが少なくプライバシーが守られ，いつでもどこでも受けることができるとともに援助希求のない人に対してもサービスを提供できる可能性がある。

前述したジュニアアスリートの主な活躍の場が学校教育の一環である運動部活動であり，アスリート心性などのメンタルヘルスの背景を考慮しても，CBT／iCBT を学校保健教育として展開することで，ジュニアアスリートを含む児童・生徒・学生が自分自身の考え方や他者の健康課題を理解し，自ら進んで自己管理を行うことが生涯にわたってできるようになる。これは，まさにスポーツや学校体育の意義の一つだと考える。

Ⅵ　学校保健における CBGT/iCBT の取り組み

学校保健が準拠する学校保健安全法において，児童生徒の心の健康問題について，養護教諭を中心とした関係教職員等との連携による組織的な保健指導体制作りが強調されていることを鑑み，桐生第一高等学校では CBT を取り入れる際，まず養護教諭に対して認知行動療法教育研究会の協力を得て，大野と中野（2015）が CBT の原理を用いて作成した情緒教育の授業プログラム"こころのスキルアップ教育の理論と実践"を使用して，CBT を取り入れる趣旨説明からその基本構造と応用・実践までセミナー形式で実施した。次に，認知行動療法研修開発センターにおいて運動部活動に関わる教職員

を含めた教職員研修会を実施した。これらの取り組みを通じて，養護教諭と関係教職員とのコミュニケーションをはかることができ，信頼関係を築く機会になったことは非常に重要であった。

このような過程を経て，筆者らは，第81回全国高等学校野球選手権大会優勝経験を有する硬式野球部がある同校の進学スポーツコースを対象に集団認知行動療法（CBGT）を行った。進学スポーツコースは，硬式野球部に加え，それぞれ全国高等学校大会レベルのラグビー部，サッカー部，バスケットボール部，3×3バスケットボール部，柔道部，陸上部の全7競技，約350人の男子生徒からなる。CBGTは，全12単位時間で構成されており，基本的に1学年時に6単位時間，2学年時に4単位時間，3学年時に2単位時間と卒業までの3年間で実施できるようにカリキュラムに組み込まれている。

筆者らがCBGTを授業展開するにあたり，用いたのが「こころのスキルアップ教育プログラム」である。これは子どもたちの情緒の安定とストレスへの対処力を高めることを目指した，こころを育むための授業プログラムである。このプログラムは，基本的にはクラス担任の教師が受けもちクラスの子どもたちに対して授業を行う，というコンセプトで作成されている。そして，各授業の内容は，先生方の理解が容易に進み，すぐに授業に臨めるように，先生方が慣れ親しんでいる学習指導案のスタイルで示されている。ここで示される授業を学校で行うことにより，子どもたちが自分自身の“こころ”との向き合い方を学び，こころがつらくなったときや具体的な問題が生じた際の対処の仕方について考え，学んでいくことができる内容となっており，自己理解，他社理解を深めることを目指している。

プログラムの内容は，単元1「こころを整理するスキル」（全4単位時間），単元2「問題解決のスキル」（全2単位時間），単元3「怒りに向き合うスキル」（全2単位時間），単元4「コミュニケーションスキル」（全2単位時間），単元5「こころのスキルアップ教育のまとめ」（全2単位時間）という5つの単元からなる。

進学スポーツコースは，各学年120名程度となるため，グループの構成は単元の内容により，競技別や出席番号別などで区別する工夫を行いながら，6名から9名を1グループとしている。授業を行う場所は，講堂や大教室等を活用して，アクティブラーニング形式で取り組んでいる。

一方，これらの取り組みは，こころのスキルを育成することが狙いではあるが，このようなスキルは1回の授業を受講するだけで身につくものではない。そこで，筆者らは，CBGTに加え，iCBTを組み合わせている。図5は，筆者らが進学スポーツコースを対象にiCBTの有効性について行った2群間介入比較研究であるが，ここでも抑うつや不安に対する有効性が示唆されている（Sekizaki et al., 2017）。このようにCBGTとiCBTを組み合わせることで，部活動の顧問も通常の練習や試合の振り返りの中に認知行動療法的アプローチを取り入れてくれるようになったことは非常に価値あることであった。

なお，ここで使用した“こころのスキルアップトレーニング”はインターネット上でうつ・不安に関する心理教育や認知再構成を行うiCBTサービスであり，気分が揺れた場面やそのときの気分や思考などを指示に従い入力していくことによって，自分の考えや問題などを整理していけるようになっている。また，一部に自動返信対応が導入されており，自己学習が可能なように各所に解説が記載されているため，セルフヘルプとして認知行動療法を活用できるように工夫されている。

Ⅶ　今後の展望

近年，本邦においても心理技法であるCBTを学校におけるメンタルヘルス対策のために導入する事例が徐々にみられるようになってきているが，まだまだ一部の教育機関に限られたことである。学校現場を取り巻く環境は複雑化・

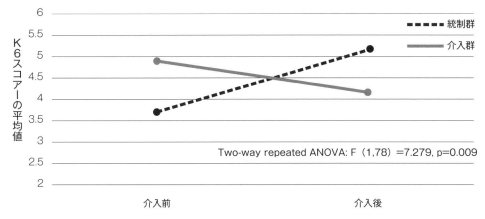

図5　介入前後における2群間のK6スコアーの変化

Sekizaki, R.et al. School mental healthcare services using internet-based cognitive behavior therapy for young male athletes in Japan. Early interv Psychiatry（in press）.

多様化し，学校に求められる役割が拡大する一方で，教員の働き方改革により，子どもとの向き合い方に工夫が求められ，部活動においても外部指導員の積極的な活用が勧められている。

2022年度の新学習指導要領では，精神疾患の理解教育が含まれることが決まり，今後それぞれの生徒が自分自身や他者の健康課題を理解するとともに心身の不調に気付く場面も多くなることが想定される。これは，ユニバーサルレベルの予防から，その延長線上にセレクティブレベル・インディケイティドレベルの個別的な予防を要する場合が生じるということである。

そこで，現在筆者らは，CBT/iCBTの取り組みに加え，個別的な予防への対応として，米国等での遠隔精神医療を用いた学校における精神保健支援モデルを参考に，本邦にある小学校・中学校・高等学校・大学などの学校と児童精神科医・精神科医・心理士などの専門スタッフをインターネットを用いて繋ぎ，オンライン健康相談を提供するWelcome to talk（https://welcometotalk.com）というサービスを展開している。実際のオンライン健康相談では，精神保健，精神疾患，精神科医療などに関する正しい情報提供を通じて，健康課題を自ら進んで管理できるようなEdTechによる自学自習と学び合いのアウトリーチ型の学校精神保健サービスになっている。このような取り組みはまだ始まったばかりであり，利用者の満足度を高め，疾病の早期発見および早期支援には更なる改善が必要と考えている。

前述のように，2019年ラグビーワールドカップでの日本代表の活躍や2021年のオリンピック・パラリンピックの開催を受けて，教育場面における更なる運動部活動が増えることが想像される。ジュニアアスリートはもちろんのこと，一般青年においてもストレスマネジメントスキルなどの心理技法や生涯罹患率が5人に1人とされる精神疾患への正しい理解と対処を獲得することは重要であり，スポーツがそれらを学ぶ機会に繋がることを期待したい。

文　献

Andersson G, Hesser H & Veilord A et al.（2013）Randomised controlled non-inferiority trial with 3-year follow-up of internet-delivered versus face-to-face group cognitive behavioural therapy for depression. Journal of Affective Disorders, 151；986-994. doi:10.1016/j.jad.2013.08.022.

Beck AT, Rush AJ & Shaw BF et al.（1979）Cognitive Therapy of Depression. Guilford Press.

Glass CR, Gottman JM & Shmurak SH（1976）Response-acquisition and cognitive self-statement modification approach to dating-skill training. Journal of Counseling Psychology, 23；520-526．

堀正士・佐々木恵美（2005）大学生スポーツ競技者における精神障害．スポーツ精神医学，2；41-48．

Kaltenthaler E, Parry G & Beverley C et al.（2008）Computerised cognitive-behavioural therapy for depression：systematic review. British Journal of Psychiatry, 193；181-184. doi:10.1192/bjp.bp.106.025981.

Kimura R, Mori M & Tajima M et al.（2015）Effect of a brief training program based on cognitive behavioral therapy in improving work performance：A randomized controlled trial. Journal of Occupational Health, 57；169-178．

Lazarus RS & Folkman S（1984）Stress, Appraisal, and Coping. Springer.

Marks IM, Mataix-Cols D & Kenwright M et al.（2003）Pragmatic evaluation of computer-aided self-help for anxiety and depression. The British Journal of Psychiatry, 183；57-65. doi:10.1192/bjp.183.1.57.

Martens R（1987）Coach Guide to Sport Psychology. Human Kinetics Publishers.（猪俣公宏監訳（1997）コーチング・マニュアル メンタルトレーニング．大修館書店）

Mckay M , Davis, M & Fanning P（1981）Thoughts and Feelings：The art of cognitive stress intervention. New Harbinger.

Meichenbaum DH, Gilmore B & Fedoravicius A（1971）Group insight versus group desensitization in treating speech anxiety. Journal of Clinical and Consulting Psychology, 36；410-420．

蓑内豊（2008）スポーツ心理学辞典，p.264. 大修館書店．

Mori M, Tajima M & Kimura R et al.（2014）A Web-Based Training Program Using Cognitive Behavioral Therapy to Alleviate Psychological Distress Among Employees：Randomized Controlled Pilot Trial. JMIR Res. Proto., 3:e70.

中込四朗（2004）アスリートの心理臨床，pp.73-82．動和書院.

大野裕・中野有美・認知行動療法教育研究会（2015）こころのスキルアップ教育の理論と実践．大修館書店.

Proudfoot J, Goldberg D & Mann A et al.（2003）Computerized, interactive, multimedia cognitive-behavioural program for anxiety and depression in general practice. Psychological Medicine, 33；217-227. doi:10.1017/S0033291702007225.

Rao Ashwin L et al.（2015）Suicide in National Collegiate Athletic Association（NCAA）Athletes：A 9-Year Analysis of the NCAA Resolutions Database. Sports Health 7.5（2015）, pp.452-457. PMC. Web. 19 Nov. 2017.

Reardon CL, Hainline B & Aron CM et al.（2019）Mental health in elite athletes：International Olympic Committee consensus statement. British Journal of Sports Medicine. 53（11）；667-699. doi:10.1136/bjsports-2019-100715. PMID：31097450．

Sekizaki R, Nemoto T & Tsujino N et al.（2017）School mental healthcare services using internet-based cognitive behavior therapy for young male athletes in Japan. Early Interv Psychiatry, 14(14)；2017.

Stark KD, Hargrave J & Hersh B et al.（2006）Internalizing disorders. Treatment of childhood depression：The ACTION treatment program. In PC Kendall（Ed.）Child and Adolescent Therapy, pp.169-216. The Guilford Press.

Thase ME & Lang SS（2004）Beating The Blues：New approaches to overcoming dysthymia and chronic mild depression（p.150）. Oxford University Press.

Wright JH, Wright AS & Albano AM et al.（2005）Computer-assisted cognitive therapy for depression：Maintaining efficacy while reducing therapist time. The American Journal of Psychiatry, 162；1158-1164. doi:10.1176/appi.ajp.162.6.1158.

地域での認知行動療法の活用

▶愛媛県における簡易型認知行動療法の技法活用の9年間の取り組みについて

平野 美輪*, 森 蓉子*,
戒能 德樹*, 竹之内 直人*

Miwa Hirsno, Yoko Mori,
Naruki Kaino, Naoto Takenouchi

I はじめに

愛媛県は，四国の北西部に位置している人口約135万人の県である。瀬戸内海・宇和海に面し，温暖な気候で，伊予柑をはじめとする生産量日本一の柑橘類，全国の高校生が競う俳句甲子園，道後温泉，最近サイクリングスポットとして整備されているしまなみ海道などが有名である。

愛媛県は，大野裕先生（一般社団法人認知行動療法研修開発センター）の出身地であり，そのご縁から愛媛県心と体の健康センターでは，平成23年度から認知行動療法の支援者向け研修を試行錯誤しながら展開してきた。ここでは，当センターにおける9年間の取り組みについて紹介したい。

当センターは平成19年4月1日に，愛媛県精神保健福祉センターと愛媛県健康増進センターの業務の一部を統合し，設置された。平成23年度から自殺予防対策の一環として，地域の医療・福祉・教育関係の支援者を対象に，「支援者向け」認知行動療法研修を主催するようになり，認知行動療法のスキルを医療の現場のみならず，教育機関や地域保健活動の中のさまざまな支援の場面において活用することを目指している。

この9年間，中心となってご指導いただいたのは大野裕先生の他，愛媛県内での認知行動療法の第一人者であり，厚生労働省認知行動療法研修事業スーパーバイザーでもある渡部亜矢子先生（宇和島市 公益財団法人正光会広小路診療所）である。愛媛県での取り組みが継続しているのは，このお二人の先生のご協力の賜である。この場を借りて心から感謝を申し上げたい。

平成23年度から令和元年度までの9年間の研修の実施状況を表1に示す。このような著名な先生方が，遠路足を運んでくださるのは，やはり大野先生を通じたご縁によるものである。

参加者は，県内の医療，保健，福祉，教育など，さまざまな分野の支援者で，延べ1,804名となっている。

対象者を認知行動療法の初学者と実践者に分け，それぞれにとってより効率的に学び，明日からの支援に活かせる実践的な内容の研修会を企画している。

II 研修の実施状況

1．基礎研修

基礎研修は，認知行動療法を学んだことがない支援者や初学者を対象に実施している。認知行動療法研修を始めた当初の2年間は，基礎研修からフォローアップ研修まで大野裕先生にご

＊愛媛県心と体の健康センター
〒790-0811 松山市本町7丁目2

表 1　当センター主催の認知行動療法研修会実施状況

年度		講師
H23 年度	基礎研修	国立精神・神経医療研究センター　大野裕先生
	集団認知行動療法	広島県立総合精神保健福祉センター
		正光会宇和島病院　渡部亜矢子先生
	事例報告	国立精神・神経医療研究センター　大野裕先生
H24 年度	事例検討	国立精神・神経医療研究センター　大野裕先生
	基礎研修	国立精神・神経医療研究センター　大野裕先生
	マインドフルネス	慶神会武田病院　石井朝子先生
	集団認知行動療法	筑波大学　岡田佳詠先生
		正光会宇和島病院　渡部亜矢子先生，福田詩子先生
	集団認知行動療法	国立精神・神経医療研究センター　田島美幸先生
	フォローアップ研修	国立精神・神経医療研究センター　大野裕先生
H25 年度	基礎研修	国立精神・神経医療研究センター　大野裕先生
	フォローアップ研修（事例検討）	国立精神・神経医療研究センター　大野裕先生，田島美幸先生
H26 年度	基礎研修	愛媛県心と体の健康センター職員
	フォローアップ研修	国立精神・神経医療研究センター　大野裕先生
H27 年度	基礎研修	愛媛県心と体の健康センター職員
	中期研修（事例検討）	正光会宇和島病院　渡部亜矢子先生
	フォローアップ研修（事例検討）	国立精神・神経医療研究センター　大野裕先生
H28 年度	基礎研修	愛媛県心と体の健康センター職員
	中期研修（事例検討）	正光会宇和島病院　渡部亜矢子先生
	フォローアップ研修（事例検討）	認知行動療法研修開発センター　大野裕先生
H29 年度	簡易型認知行動療法研修	正光会宇和島病院　渡部亜矢子先生
	マインドフルネス	慶応義塾大学医学部　藤澤大介先生
	フォローアップ研修（事例検討）	認知行動療法研修開発センター　大野裕先生
H30 年度	基礎研修	愛媛県心と体の健康センター職員
	簡易型認知行動療法研修	正光会宇和島病院　渡部亜矢子先生
	マインドフルネス	慶応義塾大学医学部　藤澤大介先生
	フォローアップ研修（事例検討）	認知行動療法研修開発センター　大野裕先生
R1 年度	基礎研修	松山記念病院　山岡英雄先生，藤田真子先生
	簡易型認知行動療法研修	正光会広小路診療所　渡部亜矢子先生
	フォローアップ研修（事例検討）	認知行動療法研修開発センター　大野裕先生

指導いただいた。3 年目の平成 25 年度には基礎研修の講師を大野裕先生，田島美幸先生（国立精神・神経医療研究センター認知行動療法センター）とともに，当センター職員が基礎研修の講義の一部を行うようになった。平成 26 年度からは当センター職員が基礎研修の講師を務めるようになり，大野先生には後述するフォローアップ研修の講師として，認知行動療法を実践する支援者を指導していただくようになった。

令和元年度には当県で最も精神科病床数が多く，地域の精神科医療の中核的な役割を担っている松山記念病院（松山市）の看護師 2 名に講師を依頼した。松山記念病院は，外来診療や入院診療の他，デイケアやリワーク等のグループ，スタッフの育成等，さまざまな場面で認知行動療法的アプローチを実践されており，平成 23 年度当初から多くの病院職員が当センター主催の研修に参加されていた。令和元年度の基礎研

修では，現場での経験談を交えながら，和やか
な雰囲気で演習中心の研修を進めてくださり，
参加者にも好評であった。

　最初は基礎研修も大野裕先生にお任せだった
のが，地域の支援者が講師となり基礎研修が行
えるようになったことも，当県での認知行動療
法の取り組みの広がりを示す一端といえる。

２．フォローアップ研修

　認知行動療法をすでに実践中の支援者に対し
ては，ハイレベルな学習の機会として，フォロ
ーアップ研修を実施している。フォローアップ
研修は当初は演習や質疑応答など，さまざまな
形式で行ったが，平成26年度からは公開事例
検討を行い，大野先生に助言者としてご指導を
いただいている。フォローアップ研修の参加者
は実践報告ができる支援者に限定しており，ハ
イレベルな内容だが，貴重な学習の機会として
毎年大変好評である。事例検討では大野先生が
会場からの質問や意見をうまくまとめながら進
行してくださるのだが，先生が事例提供者に質
問をしていく様子がまさに認知行動療法的であ
り，先生のアプローチを生で見られる貴重な機
会にもなっている。事例提供者だけでなく会場
の参加者も，支援者が支援策や対応に困って身
動きが取れなくなっている状況から，先生から
の問いかけを通して現実の状況を見つめ直し，
新たな視点で捉えることで解決に近付くという，
まさに認知行動療法的な体験をするのである。
実施回数を重ねるにつれ，会場からの発言が増
え，活発な意見交換が行われるようになっており，
研修を通して支援者それぞれの認知行動療法に
対する理解が深まっているのを実感している。

　また，フォローアップ研修では事例検討だけ
でなく，地域での先進的な取り組みの報告もい
ただいている。その中で教育分野において，高
校の国語教師兼臨床心理士の桐木玉美先生（現
愛媛大学教育学部附属教育実践センター研究
員）から，認知行動療法の理論を取り入れた
「こころのスキルアップ教育」について継続的

にご報告をいただいてきた。先生は，いじめの
予防的アプローチとして，高校生の授業の中で
全4回の心のスキルアップ講座を行い，効果を
検証され，令和元年度には，その取り組みを日
本認知療法・認知行動療法学会でも発表された。
医療・保健福祉関係の参加者は，教育分野での
先進的な取り組みをとても興味深く，頼もしく
思いながらお聞きしている。

３．相談場面を想定したロールプレイ

　平成24年度と26年度に当センター主催の認
知行動療法研修会への参加状況とうつ病に対す
る認知行動療法の実施状況を把握する目的で，
愛媛県下の精神科医療機関および心の健康に関
する来所相談を行う保健所や保健センター等の
行政機関を対象に実態調査を行った（表2，表
3）。解析の対象とした医療機関数は62機関
（回収率77.5%），行政機関は25機関（回収率
96.2%）であった。研修会への参加機関は医療
機関，行政機関ともに増加しており，医療機関
においては認知行動療法を実施している機関が
15機関（24.2%）から22機関（35.5%）に増
加していた。一方，行政機関においては平成
26年度にはそれまでに全体の84%にあたる
21機関が研修会に参加されているにもかかわ
らず，認知行動療法を実施している機関はわず
か2機関にとどまり，研修の内容を行政機関で
は活用できていない現状が明らかになった。
「有効性は理解できるが，どう用いていいかわ
からない」との声が大きく，支援者が「まずや
ってみよう」と思えるよう，実践までのハード
ルを下げることが求められた。

　当センターが主催する認知行動療法研修の基
礎的な研修は，それまでは講義による技法の説
明が主であったが，実践までのハードルを下げ
るために，保健師等が日頃すでに実践している
型の中に認知行動療法的な視点を組み込むこと
で，より受け入れてもらいやすいのではないか
と考えた。そこで平成28年度から相談対応の
中でのスキルアップを目指す目的で，相談場面

— 217 —

表2　当センター主催の認知行動療法研修会への参加状況
（平成 24 年度・平成 26 年度うつ病認知行動療法の普及に関する実態調査より）

| | 医療機関（n = 62） | | 行政機関（n = 25） | |
	平成 24 年度	平成 26 年度	平成 24 年度	平成 26 年度
参加あり	8	13	19	21
参加なし	42	39	6	4
回答なし	12	10	-	-

表3　うつ病患者に対する認知行動療法の実施状況
（平成 24 年度・平成 26 年度うつ病認知行動療法の普及に関する実態調査より）

| | 医療機関（n = 62） | | 行政機関（n = 25） | |
	平成 24 年度	平成 26 年度	平成 24 年度	平成 26 年度
実施あり	15	22	3	2
実施なし	35	31	22	23
回答なし	12	9	-	-

表4　研修で実施したロールプレイのやりとり例（一部抜粋）

話し手	やりとり
支援者	その後，気分の落ち込みや，自分を責めるような気持ちはどうですか？
母	やはり，思うように動けない自分が嫌になってしまったり，B が泣いたときうまくあやせずに落ち込んでしまいます。
支援者	それはつらいですね。
母	そうなんです。母は忙しいのに，上手に子どもをあやしていて，何もできない自分が嫌になってしまいます。
支援者	
母	そうですね…B が泣いたら，抱っこしています。あとミルクをあげたり…
支援者	抱っこしているんですね。それとミルクをあげているんですね。それで，どうでしたか？

を想定したロールプレイを取り入れるようになった。表4 に示すようなセリフの一部が空欄になっている相談場面のやりとりの台本を用意し，参加者に空欄部分の質問を考えてもらいながらロールプレイを実施した。

　平成 29 年度の簡易型認知行動療法研修において，受講者 41 名（回収率 100％）を対象に支援者が認知行動療法の受講前後に認知行動療法のイメージについてのアンケート調査を行った。その結果を図1に示す。ロールプレイを取り入れた研修受講後に「私にはとてもできない」，「理屈は分かるが実践の仕方が分からな

い」と回答した参加者が顕著に減少した。また，地域の支援者から「ロールプレイを通して，具体的な事例で実践することができ分かりやすかった」「技法のエッセンスを取り入れることはできそう」といった感想も聞かれ，実際の相談場面に即した内容でのロールプレイを行うことで支援者の認知行動療法の実践への意欲が高まることが示唆された。

4．中期研修～簡易型認知行動療法研修

　実態調査の結果を受けて，平成 27 年度，28 年度は，渡部亜矢子先生を講師とし，地域保健

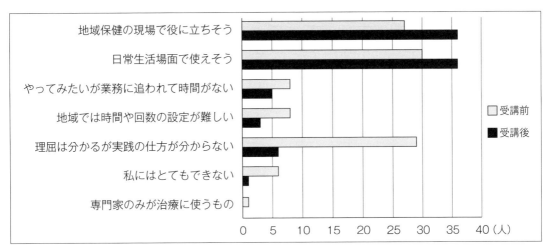

図1　ロールプレイを行った研修前後のアンケート調査
Q. 認知行動療法についてどのようなイメージをお持ちですか。（複数回答）

に携わる支援者を対象にした事例検討会を行った。これは高強度の認知行動療法の実施は難しいが，地域で相談を受けているケースに対し，認知行動療法的なかかわりを実施してみようとする事例の検討会である。地域での相談は，支援者の受け入れが悪く継続しない事例，時間構わず電話で「死にたい」と訴えてくる事例など，医療機関に比べると相談の枠組みが構造化しにくいという特徴がある。その環境の中で支援の手段として認知行動療法的なアプローチを使っていくために，さまざまな状況の事例について検討がなされた。先生からは，治療的なアプローチには面接の時間と場所を決める構造化が必要であること，本人がどうなりたいかという視点を大事にすることなど，事例に沿った具体的な助言をいただいた。参加者からは，実際の面接の流れや具体的な流れについての助言が大変参考になったという声をいただき，地域での実践者の要望に沿った内容になっていたと思われる。

平成 29 年 1 月，大野裕先生が「簡易型認知行動療法実践マニュアル」（2007）を出版された。当センターでも，平成 29 年度には，地域での実践に重きを置き，簡易型認知行動療法研修を企画した。平成 23 年度から 28 年度までの 6 年間で，延べ 738 名，県下すべての保健所・市町から参加があり，基礎的な知識や有効性の理解についてはある程度広まってきたと思われること，本やインターネット，DVD 等の媒体でも学習できるようになっていることから，今後はより地域で実践できる技法普及に重きを置いた研修が必要と考え，平成 29 年度には，従来の基礎研修と中期研修の枠組みを廃止し，新たに「地域で活かす簡易型認知行動療法」を企画した。面接や訪問先で，認知行動療法をどのように用いるかという具体的な研修内容を企画し，講師を渡部亜矢子先生に依頼した。この研修では，渡部先生の講義に加え，先生の指導の下，当センター職員が作成した相談場面のやりとりのロールプレイを取り入れた。参加者には好評であったが，研修受講者の 4 割は認知行動療法を学んだことがなく，基礎研修を実施してほしいとの意見を多くいただいた。そのため，平成 30 年度からは基礎研修を復活させ，簡易型認知行動療法研修は，基礎研修受講者または同等の知識を有するものを対象に中級者研修の位置づけとし，「地域で活かす簡易型認知行動療法」と題して，ロールプレイやグループワークを取り入れながら，平成 29 年度，30 年度，令和元年度と継続している。令和元年度には，相談場面のデモンストレーションや渡部先生の

精 神 療 法　増刊第7号 2020

表5　産後うつ研修での対照型ロールプレイのやりとり例（一部抜粋）

話し手	やりとりA	やりとりB
支援者	こんにちは。その後，体調はいかがですか？	
母	この子が一日中よく泣くので，寝られなくて……。頭もぼーっとして……。一日中赤ちゃんを抱っこしているだけのような気がします。	
支援者	それはしんどいですね。	
母	そうなんです。	
支援者	誰か，手伝ってくれる方はいないんですか？	赤ちゃんが一日中よく泣いて寝られないとのことですが，夜中に赤ちゃんが泣いたときの状況をもう少し詳しく教えてもらえますか？
母		夜中，おっぱいやって，やっと寝たと思って，布団に置くと，またギャーッと泣かれて……「また？！」と思って，イライラしてしまうんです。
支援者		そういうときは，どうしているんですか？
母	夜は，私と赤ちゃん2人で同じ部屋で寝ているんですが，赤ちゃんの泣き声で夫が部屋に来て，抱っこしてくれることもあります。夫が来てくれるとほっとします。	
支援者	それは助かりますね。	
母	はい。でも夫は昼も仕事をして，赤ちゃんも上手にあやせるのに，私は仕事もせず，夫や母に家事も手伝ってもらっているのに，この子一人の世話もできないなんて，母親失格だと思ってしまって……。	
支援者	そんなことないですよ！あなただって一日中抱っこして，よく頑張っているじゃないですか。母親失格なんかじゃないですよ。	「母親失格」と思うと辛いですね。どんなときに「母親失格」と思いますか？「母親失格」と思うときのことを，もう少し詳しく教えてもらえますか？

解説をはさみながら，ロールプレイを実施した。近年では中級者研修においても認知行動療を取り入れたアプローチの実践者が多くなり，活発なグループワークや質疑応答ができるようになってきたと感じている。今後も渡部先生のお力をいただきながら継続していきたいと考えている。

5．産後うつ研修（松山市への技術支援）

平成28年度，松山市保健所から当センターへ産後うつ病対策への技術援助の依頼があった。産後のメンタルヘルス支援は，自殺対策においても重要な課題になっている。母親自身の精神的安定を図ることで虐待予防に繋がるだけでなく，赤ちゃんにとってはライフサイクルの始まりの大切な時期であり，将来起こりうるさまざまな心の問題に対する予防の第一歩となり得る。また，育児現場へ訪問により介入できるのは，保健師の強みである。この保健師の強みと，問題解決志向的なアプローチである認知行動療法を組み合わせることで，母親が抱えているストレスを軽減することができるのではないかと考えた。

そこで，母親に対する支援方法の一つとして保健師が訪問先で簡易型認知行動療法の技法を用いて介入する方法を学ぶ研修を行うことを提案した。これまでの地域の支援者を対象に行ってきた研修の経験から，実際の相談場面に即した研修内容が有効であると考え，いつもの訪問場面で活用できるよう，具体的なやりとりを交えた研修を企画した。

研修では支援者が一方的に助言するのではなく，「質問をしながら，相談者本人に気づいてもらう」認知行動療法のスキルを用いた訪問面接の方法を学ぶロールプレイを試行錯誤しながらさまざまな形で実施した（写真）。中でも，平成29年度に松山市保健所の担当者からの提案で実施した“対照型”のロールプレイは好評であった（表5）。これは従来型の対応（A）と，認知行動療法のスキルを用いた対応（B）の2パターンのやりとりのデモンストレーションを

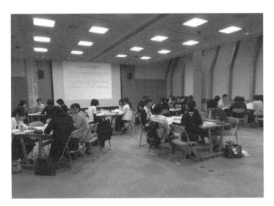

写真　産後うつ研修のグループワークの様子

視聴し，ロールプレイを行うというものである。

　研修後のアンケートでは，簡易型認知行動療法を使った対応は，従来の"傾聴・共感"や"指導・助言"が中心の対応と比べて，「効果がある」「部分的に効果がある」と回答した者が96％を占め，「相談者である母親自身が提案したことは，現実的で行動に移しやすく，問題解決には効果があると感じた」「今までのやり方に通じるものがある。できるところから取り入れたい」といった感想が聞かれた。"傾聴・共感"や"助言・指導"が中心の従来型の対応と比べ，認知行動療法のスキルを用いた対応は相談者が主体となって進んでいくということが実感しやすかったようであった。

　母親に対する直接支援の効果については検討できていないが，支援者の技術や意欲の向上，不安感の軽減が図られ，対応に活かされつつある。技術支援を継続的に行う中で，相談者が自ら気づき，答えを出せるように導いていくという対応により，母親の抱えていた問題が解決する支援ができたとの声も聞かれている。

　松山市保健所に対しては，平成28年度から令和元年度まで継続して産後の母親を訪問する保健師等を対象にした研修会での技術支援を実施した。松山市での取り組みをきっかけに，平成29年度には愛媛県四国中央市，高知県南国市からも同様の依頼をいただき，研修会を行った。いずれの研修会においても，保健師がいつ

もの訪問場面で簡易型認知行動療法の技法を用いて介入できるよう，具体的なやりとりを交えたロールプレイを行った。これまでの保健師の経験で培ってきたスキルを活かしながら，簡易型認知行動療法のエッセンスを用いることにより，「傾聴・共感＋α」の訪問先での支援が可能と思われる。

　なお，これらの取り組みについては，平成29年度，30年度の全国精神保健福祉センター研究協議会，平成30年度の第18回日本認知療法・認知行動療法学会等で発表の機会をいただいた。

6．マインドフルネス研修

　平成24年度に一度実施して以降，マインドフルネス研修は実施していなかったが，さまざまな分野でマインドフルネスの考え方が取り入れられるようになったことから，平成29年度，30年度にマインドフルネス認知療法研修を企画した。大野先生のご縁で，藤澤大介先生（慶應義塾大学医学部医療安全管理部／精神・神経科）にお越しいただき，演習中心のマインドフルネス認知療法研修を行った。体験的な研修は大変好評で，今後も継続的に学びたいという声を多くいただいている。今後も，継続して実施したいと考えている。

Ⅲ　おわりに

　当センターの認知行動療法研修は，令和2年度に10年目を迎える。これまで，ご指導をいただいてきた大野先生始めたくさんの先生方，参加いただいている支援者の皆さまに，この場を借りて心から感謝申し上げたい。引き続き，地域の支援者や関係機関と連携しながら，認知行動療法の地域での活用を進めていきたい。

文　献

大野裕・田中克俊（2017）保健，医療，福祉，教育にいかす簡易型認知行動療法実践マニュアル．ストレスマネジメントネットワーク．

精神療法 増刊第7号 2020

訪問看護での認知行動療法活用法

Katsumi Gosawa

郷沢　克己*

はじめに

2019年2月5日発行『精神療法第45巻第1号』の〈特集〉公認心理師のための簡易型認知行動療法入門第3部各分野での活用「福祉分野での活用」を担当した。"おわりに"で

「私自身——生活をいかに楽にそして支障なく有意義に送るか——の目的のためには療法に拘らず，使えるものは何でも使っている。応用・柔軟性と言えば聞こえは良いが邪道と言えなくもなく，心理士としても少し異色であるとも自覚している。」

と記したが，今回は自分の実践している「訪問看護」というフィールドそのものの執筆の場をいただいたので，認知行動療法の活用をより具体的に書いていきたいと考える。

I　訪問看護

現在の日本の医療界では，科を問わず入院期間は短縮の方向にある。患者さんの人権や診療報酬などさまざまな角度から検討されてのことであるが，入院の期間が短くなっているのは動かしようのない事実である。そして退院後の受け皿として，大きな部分を担っているのが「訪

問看護」である。「訪問看護」も大きくは自費と保険に分かれ，保険も介護保険と医療保険に区別でき精神疾患を含めたメンタル不調は医療保険での訪問となることが多い。

最近街中で見かけることの多くなった「訪問看護ステーション」であるが，「病院・医院」は内科・外科・消化器科・循環器科など科で分かれることもあるが，「訪問看護ステーション」は何科であっても受け入れることができることが前提となっている。その中でも精神科領域は専門性が高い分野であり，時代の需要も加わり精神科特化型の訪問看護ステーションも増えつつある。

II　訪問看護の中での心理士

そもそも訪問看護ステーションの構成メンバーに心理士の職種はない。必然的に心理士を置く訪問看護ステーションはまだほとんどないのが現状である。筆者が約5年前から籍を置く（心理職としては初）「ハートフル訪問看護ステーション中目黒」の場合，訪問看護療養費明細書（レセプト）上は複数名訪問看護加算の〈看護補助者〉として医療職に同行しながら利用者さんのアセスメントを心理の角度から行ったり，ご家族の話をじっくり聞かせていただくなどの家族支援を行う形で始まることが多く，主治医からの指示も心理士に対しては家族支援である

* ハートフル訪問看護ステーション中目黒
〒153-0051　目黒区上目黒2-15-6　川鍋ビル4階
* ちひろメンタルクリニック
〒205-0011　羽村市五ノ神1-2-2

ことが多い。

　なぜ構成メンバーの職種にない心理士を置いているか？　その理由を「ハートフル訪問看護ステーション中目黒」社長の渡部貴子は

　　　わたしが心理士に期待することは，利用者さんやご家族の支援，スタッフのメンタル支援はもちろん，それにプラスして精神科特化型の訪問看護ステーションとしてさらに専門性を上げること，質の向上なのです。

　　○精神科訪問看護は，利用者さんへのケアだけでなく，利用者さんを取り巻く家族や支援者へのサポートが重要と考えておりその一端を担えること。

　　○さまざまな職種が入ることにより，利用者さんの理解や状況・症状を多角的に見ていくことができること。

　　○精神科医療職人として高いコミュニケーションスキルを習得することが必須であるため，心理士による助言提案が有効であること。

　　○感情労働者であるスタッフの，心の自己管理・トレーニングができるよう支援していくために必要であること。

と語っている。これまで，訪問の他に朝礼や別途時間を設けて勉強会なども行っており，訪問時に同行したスタッフへ心理士として気付いたことをその都度伝えてもいる。2019年の第二回公認心理師資格試験では，「ハートフル訪問看護ステーション中目黒」の看護師・作業療法士各1名が現任者講習を受け受験資格を得た上で受験し見事合格した。そして今年2020年も新たに受験するスタッフもおり，このことからも渡部社長の期待に少しは応えられているのではないかと考える。

Ⅲ　大前提

　訪問看護でも利用者さんとの「信頼関係」がすべての始まりであり，すべてそのものであると言っても良いと考える。そして「コミュニケーション」は「信頼関係」を構築するための重要な手段である。メンタル不調が長ければ長いほど，周りからのかかわりも多く長くなっていることが多く，そこでの経験から他人を信頼することができずに，心そのものを硬く閉ざしている方もたくさんいる。例えるとテーブルを挟んで利用者さんとは反対側からかかわっている。当然向かい合い相対する形になり，目に見える景色はまったく違っている。加えて支持的な言い方や上から目線の発言をしてしまうとそれが正論であり有効なことであったとしても利用者さんの心には決して届かない。

　必要なことは，まずこの人はテーブルのこちら側で自分の横に座り同じ方向を見ていると利用者さんに感じてもらうことが重要である。その前段階，大前提の前提で「この人は今までの人とは何か違う」と思ってもらえるかがポイントで，初対面が最大・最重要の機会と考える。身なり，言葉使い，表情，態度，視線，などなど初対面の時は考えられるすべてのことに細心の注意を払う。同時に相手の身なり，言葉使い，表情，態度，視線，居住環境などからの情報も何一つ漏らすことのないようにアンテナを張り巡らす。こうして「信頼関係」の構築と「概念化」を同時進行で進めていく。

Ⅳ　信頼関係

　文字通り信じて頼る関係。関係はかかわりあい，つながり。こちらのことを信じてもらい頼ってもらうこともちろん大事だが，同時に相手のことも信じて頼ることができるかかわりこそが真の信頼関係の構築と考える。妄想・幻覚・幻聴も利用者さんにとっては実際に経験していることであり，恐怖や不安も逃げることのできない事実で，過度のこだわりも今は必要不可欠なことである。ロジャーズが提唱したカウンセラーにとって必要な態度の三要件「自己一致」「無条件の肯定的関心」「共感的理解」そのものである。特に「無条件の肯定的関心」——どのような行動，態度，感情，思考に対しても

肯定的で無批判で暖かい受容的態度を経験する
——と「共感的理解」——何を考え，感じ，体
験しているか，そして，自分自身の行動をどう
受けとめているかを傍観者として観察するので
はなく，共に体験する。あたかも自分自身の事
のように——を実践しているかが大切であり，
利用者さんもこの点は驚くほど敏感に感じ取っ
ている。これから協同作業を進める上での大事
なポイントとなる。

V　コミュニケーション

　知覚・感情・思考の伝達，簡単に言えば言葉
的・非言語的メッセージのキャッチボール。
　キャッチボールが球技の基本であるようにコミ
ュニケーションも「信頼関係」構築の重要な手
段であると同時にかかわりの基本である。米国
では心理療法を学ぶ前にコミュニケーションをし
っかりと学ばなければならず，ここをクリアでき
なければ心理療法へ進めないと聞いたことがあ
るが，まったくの同感で日本でももっとコミュニ
ケーションに重きを置く必要があると感じている。
　キャッチボール＝やり取り＝相手に伝え，相
手から受け取る。伝え手であり受け手でもある。
「そもそもコミュニケーションの相手は生まれ
も育ちも生活環境も違う別人格を持つ他人，伝
えよう（受け取ろう）としなければ，伝わらな
くて（受け取れなくて）あたり前。ましてや阿
吽の呼吸などあり得ない。どんなにしっかりと
伝えよう（受け取ろう）と努力しても100％は
無理」と考えている。その上で伝え手の場合は
相手が取りやすいボールを投げる準備をする。
どこへどのぐらいの速さでどのタイミングで投
げるかを受ける側の身になり考える。受け手の
場合は相手のどんなボール（たとえ暴投だとし
ても）でもキャッチできるように準備する。あ
らゆる場面をイメージし，どんな動きでもでき
るように身構える。特に受け手の時は相手の言
語的・非言語的メッセージの裏にある感情・気
持ち・苦しみ・望みなどをいかに読み取れるか
が重要と考える。

VI　関係性

　同じような内容であるが，利用者さんとの関
係性も重要である。基本的には対等な関係であ
る。訪問看護では患者さんではなく利用者さん
と呼ぶ。訪問看護サービスを利用する者であり，
患者ではない。小さなことではあるがこれも対
等な関係との意思表示であり，このような小さ
なことの積み重ねが大切である。
　言葉的・非言語的メッセージのキャッチボー
ルも伝え手，受け手を交互に行うという意味で
は対等であり，そもそもキャッチボールをする
こと自体が対等な関係である表れである。筆者
は定期的に認知行動療法の事例検討会に参加し
ているが，そこには心理士に限らず，医師や看
護師，作業療法士，行政関係者など多くの職種
の人が参加している。ある事例検討会の際に一
人の医師が「患者さんの話はどこまで聞いてあ
げれば良いのでしょうか？」と質問していた。
医師でありながら認知行動療法を学んでいる時
点で，患者さんのことを真剣に考えていること
には間違いないと思うが，ここですでに対等な関係
ではなくなっており，ボタンの掛け違いが起こっ
ている。まずは何でも話してくれる関係になるこ
とがスタートと考えるが，この質問には聞いてあ
げるか否かこちらは判断するが，患者さんには
話すか話さないかの選択肢はないと受け取れ，
無意識ではあると思うが上からの考えになって
いる。医療職，特に医師に多いと思うが，人の
命をいかに救うか，症状を軽減するにはどうす
るかを学び実践してきている中で知らず知らず
のうちにこちらは何かをしてあげる存在で，患
者はされる存在と認識してしまっているように
感じる。確かに診察・診断，処方や手当てなど
をしてあげることは多いが，対等な関係の上で
こちらがボールを投げる順番として行うべきで
ある。最近ではアカウンタビリティやインフォ
ムドコンセントなど対等な関係を前提とした十
分な説明の上での同意も進んでいるので，その
姿勢は関係性・かかわりにも広がって欲しい。

Ⅶ　概念化

　簡単に言うと，人となり。どんな歴史を持っている人なのか，どんな考え・望みを持っているか，どのような問題を抱えていて，どのくらい生活に支障がでているかなどなど。

　訪問看護の場合，医療・福祉関係者そして行政関係者など，多くの人たちがかかわっていることが多いので，情報共有は比較的容易である。しかし，これもあくまで参考情報と捉え，最終的には直接のかかわりの中で自分自身で概念化を行うことが何より大切である。在宅への訪問の場合は，相手のホームグラウンドに入れるので，情報収集の点においては利用者さんが多くの時間を過ごす居住環境を実際に見ることができ，普段の生活ぶりがよく分かりとても貴重な手がかりとなる。同様に家族と同居の場合は家族に対しての概念化も重要である。利用者さんに一番身近でかかわる者としてどんな考え・望みを持っていて，どんな問題を抱えているのか。利用者さんと同じなのか違うのか？　この点も重要になってくる。

Ⅷ　気づき

　本人による気づきは認知行動療法においてとても重要なカギであると考える。困っていることがない。できていることがない。存在する価値がない。そういったことは，すべて「気づいていない」に置き換えると分かりやすい。困っていることに気づいていない。できていることに気づいていない。存在する価値に気づいていない。まずは利用者さんに気づいてもらうことが始まりとなり，一つの気づきで完結することもあれば，その気づき体験がその後の数々の気づきへと繋がっていくこともある。

　かかわる側がかかわる側の「限界」に気付くことも重要である。退院直後など訪問開始後しばらくは連日の訪問になることもあるが，毎日１時間訪問したとしても１日の残りの時間は23時間あり，土日祝日には基本的に訪問はな

い。時間的なこと以外でも訪問看護にできることには「限界」がある。もちろん個人としての「限界」もある。「限界」の内容を良く吟味し他者・他職へのリファーも含め，最善の対応を考えることが必要となる。

Ⅸ　認知行動療法

　認知行動療法には「認知再構成法」「行動活性化」「問題解決」「曝露反応妨害表」「漸進的筋弛緩法」「アサーション」そして「ホームワーク」などいくつかのスキルがある。訪問看護では順番にすべてのスキルを利用者さんと行っていくのではなく，その時一番必要なスキル・利用者さんの困っていることに役立つことを行っている。ただ，「認知再構成法」はすべての基礎となるのでここはしっかりとおさえておきたい。そしてそれぞれのスキルは繋がっていることも頭に置いて必要に応じて加えていくことも大事である。「問題解決」において最初に「こんな大きな問題は解決できない」と言う考えを「認知再構成法」の〈根拠〉〈反証〉を取り入れ考え方に柔軟性を持たせる。その日一緒に学んだことを次回までの実生活中に試してもらう「ホームワーク」をしてもらう。

　そして何より大事なのは，“分かりやすく”“細かく”であると考える。「コラム表」や「活動記録表」，ストレッチしている絵などを用い，具体例なども入れてそれぞれのスキルに取りかかる際のハードルを極力下げ，それぞれの項目もできるだけ細かく分ける。「曝露反応妨害法」や「スモールステップ」に限らず，ほとんどの事柄は，細かく分けることで次にやるべきことが明解になる。「成績を上げたい」よりも「次の中間試験の数学で70点を取りたい」，「身体を動かす」より「明日の朝，30分間ウォーキングする」という具合である。

Ⅹ　訪問看護スタッフ

　訪問看護の仕事は肉体的にもとてもハードである。「ハートフル訪問看護ステーション中目

黒」の場合，ステーションを拠点に自転車を使い各スタッフは 1 日 6 件前後の訪問を行う。昨今の異常気象の中，たとえ猛暑・極寒・ゲリラ豪雨などの厳しい状況であっても服装，グッズなどいろいろと工夫し，いつもと同じように利用者さん宅の門をくぐっている。訪問看護以外にも記録や報告書の作成，保険証や自立支援医療受給者証・自己負担上限額管理表の確認や請求業務，社内外の関係者との状況共有・連絡調整，事例検討や研修会参加など業務内容は多岐に及ぶ。宮沢賢治の「雨ニモマケズ」の世界である。

「雨にも負けず風にも負けず雪にも夏の暑さにも負けぬ丈夫なからだを持ち欲はなく決して怒らずいつも静かに笑っている……東に病気の子供あれば行って看病してやり西に疲れた母あれば行ってその稲の束を負い南に死にそうな人あれば行って怖がらなくてもいいと言い北に喧嘩や訴訟があればつまらないからやめろと言い日照りの時は涙を流し寒さの夏はオロオロ歩きみんなにデクノボーと呼ばれ褒められもせず苦にもされずそういうものにわたしはなりたい」

何より利用者さんのことを真剣に考えることができる意識の高い人でなければ務まらない仕事である。ただ，利用者さんのことを思い過ぎるがゆえに訪問するからには何かをしてあげなければいけない。良くしてあげなければいけない。良くならないのは自分の力不足，と考えバーンアウトに繋がることも少なくない。利用者さんへのかかわりの方法として「認知行動療法」を学ぶ勉強会をスタッフに行っていると先述したが，自分自身の振り返りにも「認知再構成法」や「行動活性化」「アサーション」などを取り入れて欲しいとも伝えており，もちろん「限界」を気づけるようにも進めている。

XI　訪問

日々の訪問では今まで書いてきたことを同時進行ですべて行う。限られた訪問時間の中で効率よく頭をフル回転させる。一見世間話・雑談をしているだけのような穏やかな雰囲気の中で行うのがポイントと考える。

実際には部屋・家の周辺状況から前回（今まで）との違いはないかを確認し，同様に利用者さんの容姿・風貌や態度・言葉使いの変化を確認する。視覚のみではなく嗅覚や聴覚など五感すべてを使う。もちろん「1 週間どうでしたか？」「今，気になっていることは何ですか？」「一番困っているのはどんなことですか？」と直接利用者さんに問い掛けもする。この時に注意する点としては，「気になっていることはありますか？」とのクローズクエスチョンにはしないこと。「あります」「ありません」「はい」「いいえ」で答えられる問いは極力避け，言葉を語ってもらえるような環境を整える。同様に利用者さんの発言に関しては，こちらで決めつけずその後も自由に発言できるように持っていく。利用者さんが「昨日彼女と車で首都高を通ってディズニーランドに行ってきました」と言った際の受け答えは「へぇーそれで」が良いと考える。文字にすると素っ気ない印象であるが，身を乗り出し興味津々の態度でもっと聞きたいとの思いを込めて「へぇーそれで？」と言えば，利用者さんは自分の話したいことを語ってくれる。それを「ディズニーランドですか，良いですね」と返すと本当は彼女のことをもっと話したかったのかもしれなくても，こちらに合わせて「平日なのにとても混んでいました」というありきたりのやりとりとなり，表面上は会話が成立しているように見えても「やはりこの人は何も分かってくれない」と折角構築した信頼関係は簡単に崩れてしまう。少し大袈裟と思うかもしれないが，それほど細心の注意が必要なのがかかわりとしての会話と考える。最初の時点では利用者さんが「昨日」のことを話したいのか，「彼女」のことなのか「車」なのか「首都高」か「ディズニーランド」なのかは分からない。なので，「へぇーそれで」になる。諏訪中央病院名誉院長の鎌田實は著書『言葉で治療する』の冒頭で「病にかかった時，患者さんと家

族は医師や看護師からかけられる言葉しだいで，治療を受ける日々が天国にも地獄にもなる」と書いているが，在宅での生活でも同じであると考える。

　先ほど利用者さんの家族に対しての概念化も大事と書いた。家族として苦しさや辛さ・不安を感じることももちろんあるが，家族が利用者さんの変化の妨げになっていることも少なからずある。家族が心配するあまり先回りしてすべてに対処し利用者さんの困った状況を事前に防いでいたり，逆に家族が良かれと思うことを利用者さんの気持ちや意思を確認することなく進めてしまったり，本人が困っていなかったり，他人が勝手にやっていると感じているようであれば変わろうとのモチベーションには決して結びつかない。家族は影響を受ける存在となる時もあり，逆に影響を与える存在となる場合もある。家族支援と一言で片付けられないほど，そこには多くの状況が複雑に存在しており，もう一人の利用者さんとかかわるぐらいの準備と心構えは必要であると考える。

Ⅻ　安心感

　かかわりの中でもう一つ常に頭に置いているのが「安心感」である。こちらそして利用者さん本人に対しての「安心感」である。こちらに対しての安心感は信頼関係の構築とも繋がっているが，今まで受けてきた押し付けの価値観・考え方とは違うものを提案できるかが鍵と考える。不登校の子に「学校に行くことがすべてではない。現在はＮ校や未来飛鳥高校など通信制の高校もたくさんあるし，学校に行っていなくても成功している人は大勢いるのではないか。そもそもなにをもって成功と言うかは人それぞれ違うと思う」また，次のような性格の人をどう思うかと尋ねる。「秩序やルールを守り，とても献身的であって，頼まれると嫌と言えない，真面目で仕事熱心で責任感が強い人」。ほとんどの人が，信頼できる人で友人にしたい人などとポジティブなことを言うと思うが，実はこれ

はうつ病になりやすい人の性格と伝える。

　自分自身に対しての安心感は，多くのメンタル不調を抱える人は自分だけが特別に変わった存在と考えがちであるので，デビッド・D・バーンズの著書「いやな気分よさようなら」の中の〈認知の歪みの定義〉の一覧表を示してあてはまるものを選んでもらう。

1．**全か無か思考**：ものごとを白か黒のどちらかで考える思考法。少しでもミスがあれば，完全に失敗と考えてしまう

2．**一般化のしすぎ**：たった一つの良くない出来事があると，世の中すべてこれだ，と考える

3．**心のフィルター**：たった一つの良くないことにこだわって，そればかりくよくよ考え，現実を見る目が暗くなってしまう。ちょうどたった1滴のインクがコップ全体の水を黒くしてしまうように

4．**マイナス化思考**：なぜか良い出来事を無視してしまうので，日々の生活がすべてマイナスはものになってしまう

5．**結論の飛躍**：根拠もないのに悲観的な結論を出してしまう
　a．心の読みすぎ：ある人があなたに悪く反応したと早合点してしまう
　b．先読みの誤り：事態は確実に悪くなる，と決めつける

6．**拡大解釈（破滅化）と過少評価**：自分の失敗を過大に考え，長所を過少評価する。逆に他人の成功を過大に評価し，他人の欠点を見逃す。双眼鏡のトリックとも言う

7．**感情的決めつけ**：自分の憂うつな感情は現実をリアルに反映している，と考える。「こう感じるんだから，それは本当のことだ」

8．**すべき思考**：何かやろうとする時に「〜すべき」「〜すべきでない」と考える。あたかもそうしないと罰でも受けるかのように感じ，罪の意識をもちやすい。他人にこれを向けると，怒りや葛藤を感じる

9．**レッテル貼り**：極端な形の「一般化のし

すぎ」である。ミスを犯した時に，どうミスを犯したかを考える代わりに自分にレッテルを貼ってしまう。「自分は落伍者だ」他人が自分の神経を逆なでした時には「あのろくでなし！」というふうに相手にレッテルを貼ってしまう。そのレッテルは感情的で偏見に満ちている

10．個人化：何か良くないことが起こった時，自分に責任がないような場合にも自分のせいにしてしまう

　多くの人が 7 個以上あてはまると言い，10 個すべてあてはまる人も珍しくない。

　メンタルが不調な時は認知が歪んでいるのもある意味当然ではあるが，当てはまる数が多いほど自分は特別ではなく，他の苦しんでいる人達と同じなのだと変な安心感を得られるのも事実である。

　そしてすべての「安心感」に通じるのが"共感"である。ロジャーズの「共感的理解」についてはすでに記したが，最近話題になっている脳科学・AI 研究者の黒川伊保子の著書『妻のトリセツ』『夫のトリセツ』の中の女性脳・男性脳の話が興味深い。簡単に言うと女性脳は"共感"を重視し，男性脳は"問題解決"を重視する。何か問題が起きた時に男性脳は「こうしたらどうか」と対処方法を口にするが，女性脳はそんなことは求めてなく「それは大変だったね」との共感を求めている。女性脳には過度なストレス信号を沈静化させる機能があり，怖い・悲しい・痛い・寂しい・惨め・辛いなどの神経回路のストレスが軽減される。とも書いてある。女性脳にかかわるように共感し，必要であればその後で男性脳に関わるように問題解決をしていく。

XIII　モチベーション

　モチベーション・動機，利用者さんが持っているか否かでその後が大きく変わってくると考える。逆に言えば「今をどうかしたい」「変わりたい」などのモチベーションがあれば，目的

に半分以上は達成したと考えており，あとはやるべきことを一緒に一つずつ行い，実施と検証を繰り返しながら習得していくだけである。

　ある利用者さんは若い時から周りに必要以上に気を使い，すべて自分が我慢することでその場を繕って結果的に自分を苦しめ続けていた。他人の視線や様子が気になり冷静さを保てなくなって，自身の存在価値も見失っていた。周囲に不平不満を感じてもまだ自分が我慢をしている状態であった。そんな中「何とか変わりたい」の気持ちだけは持ち続けていてくれた。今は見違えるように楽しく日々を送っており，何か問題があっても自分の状況をもう一人の自分が上から観察するように第三者的に見て，適切な対処方法を考え実行している。本人に後から聞くと，信頼感や安心感を得られるようになり楽になってきたところに「やらなければいけないことは，苦しみながらだろうが楽しくだろうがやらなければいけない。どうせやらなければいけないのなら楽しくやった方が気が楽なのではないか」と言われ，なぜだか分からないがその言葉がスッと自分の心に落ちたそうである。この方にとってはこの言葉が「認知再構成法」習得のキッカケになったようである。正直こちらは多くの提案の一つではあったと思うが，いつどんな状況で語ったか詳細は覚えていない。本人のモチベーションの力によって自分にしっくりくる言葉を逃さずキャッチすることができた素晴らしい結果と考える。それからは驚くほど着実に変わり続けている。スポーツ界のメンタルトレーニングの「負けたらどうしよう。失敗したらどうしようと考えると脳は負けなくてはいけない。失敗するんだ。と勘違いして身体もそのように動いてしまう。逆に勝って仲間と抱き合う姿や表彰される姿をイメージすると脳は勝つんだと認識して実力以上の力を出せるので，より具体的に勝つイメージを強く持つことが大事」との例を自分自身の生活に置き換えて実践している。最近は自身で YouTube 上で心理に関することを検索し「心理カウンセラー・

ラッキー」のチャンネルを探し出し，時間がある時に視聴しその内容・感想を教えてくれている。自分の学んだことを他人に教えることはそれ自体，存在価値を感じられ，自身の勉強にもなる。「心理カウンセラー・ラッキー」はすでに50本以上公開されておりそれぞれが10分前後と手軽に視聴でき，分かりやすい絵や内容そして聞きやすい声で解説されていて自分も時々視聴し参考にさせて貰っている。同様に「ハートフル訪問看護ステーション中目黒」の訪問スタッフにも少しずつ広がっている。もちろんこのことは利用者さんにフィードバックし感謝も伝えている。この時点では完全に伝え手，送り手は逆転しておりこちら側が教わる立場となっている。まさに理想の関係であると考える。

XIV　目標

冒頭に――生活をいかに楽にそして支障なく有意義に送るか――との目的を挙げ，いつもなら自分で無意識にできていた上手なストレス対処が何らかのキッカケで滞ってしまっている時に，再び自分自身の力を発揮できるように応援・手伝う方法を書いてきた。そして最終目標は「自分自身の治療者になる」ことと考えている。「ハートフル訪問看護ステーション中目黒」の行動指針の一つ〈私たちは，利用者さまの自己選択，自己決定，自己責任を尊重します〉にも繋がると考える。訪問終結に向けて，これまでたくさん変わってきて社会生活へ復帰する準備は整ってきたが，これからは周りには今までのように配慮してくれる人達ばかりではなく，自分勝手な人や他人に思いやりを持てない人なども現れ，ある意味厳しい現実があるのが実際の社会である。楽しいことや嬉しいことだけではなく，辛いことや悲しいこと嫌なことも経験すると思うが，そんな時ほど今まで一緒に作ってきた「引き出し」を見渡しその時に一番合った「引き出し」を開けで欲しい。今のあなたなら必ずできるとわたしは確信していると伝えている。これからもあなたの応援団であることに

は変わりないので，一休みしたい時や新たな気づきを伝えたくなった時はいつでも連絡してほしいとも付け加えている。

おわりに

訪問看護の場での認知行動療法の活用を自分なりに分かりやすく書いてきたつもりである。これは実際に訪問でかかわる際の自分のスタイルでもある。極力専門用語を使わず，分かりやすく具体的に例えなども入れて話している。表現方法だけでなく内容自体もそれほど難しいことではない。「認知行動療法は，広く使われている効果的なストレス対処のコツをわかりやすく伝えていくアプローチである」と大野裕も言っている。訪問看護の場でも今後「認知行動療法」が「学ぶと言うよりコツをつかむような気楽さ」で，職種を超えさらに広がっていくことを期待したい。

謝　辞

本稿の執筆にあたり通常業務そして精神科訪問看護の普及活動でお忙しい中，時間を割いてご指導ご助言いただき，そして何より早くから訪問看護の現場に心理士を参加させていただいた株式会社ハートフル代表取締役　精神科認定看護師　渡部貴子社長に心より感謝申し上げます。

文　献

デビッド・D・バーンズ著／野村総一郎・夏苅郁子他訳（2004）いやな気分よさようなら―自分で学ぶ「抑うつ」克服法．星和書店．

郷沢克己（2019）第3部　各分野での活用　福祉分野での活用．精神療法，45(1)；54-59．

鎌田實（2009）言葉で治療する．朝日新聞出版．

黒川伊保子（2018）妻のトリセツ．講談社

黒川伊保子（2019）夫のトリセツ．講談社

大野裕（2003）こころが晴れるノート：うつと不安の認知療法自習帳．創元社．

大野裕（2011）はじめての認知療法．講談社現代新書．

大野裕・田中克俊（2017）保健，医療，福祉，教育にいかす簡易型認知行動療法実践マニュアル．ストレスマネジメントネットワーク．

職域における簡易型認知行動療法の活用可能性

Yutaka Ono
Noriko Kato
Yohei Sasaki

大野　裕[*1]，加藤　典子[*2]，佐々木　洋平[*2]

はじめに

　簡易型認知行動療法 Low-intensity Cognitive Behavior Therapy は，集団や教育資材，IT を活用することで人的資源の活用を抑えながら定型的（高強度）認知行動療法に匹敵する効果を期待する認知行動療法アプローチである。簡易型認知行動療法はまず英国で提唱されたが，それは対面式の定型的認知行動療法を実践できるだけの人的資源を確保するのが困難だったためである。その後，IT 機器の発展も手伝って，英米を中心にコンピュータやインターネットを活用した簡易型認知行動療法が活用されるようになり，最近ではモバイルデジタル機器を用いたチャットボットも開発されている（Bennett-Levy et al., 2010 ; Wright et al., 2010）。

　そこで本稿では，簡易型認知行動療法を職域で活用する可能性とその方策について，これまでの研究成果をもとに論じることにしたい。それは，職域ではメンタルヘルスに特化した専門家を活用できる場面が少ないことから，より簡便な方法で職場におけるこころの健康対策を実施できる可能性のある簡易型認知行動療法を活用することが有用であると考えるからである。

＊1 大野研究所
　　〒 102-0072　千代田区飯田橋 3-4-4 第 5 田中ビル 3F
＊2 慶應義塾大学医学部精神・神経科学教室
　　〒 160-0082　新宿区信濃町 35

　図 1 は，職域における集団研修やイントラネットによる動画教育，さらにはインターネットやチャットボットを，認知行動療法の考え方に基づきながら有機的に活用したこころの健康対策の実践モデルを示したものである。ここからは，この実践モデルに基づきながら論を進めていくことにしたい。

I　職場におけるメンタルヘルス不調と支援のあり方

　私的な情報であるが金融系の某大企業の健康保険組合で社員が服用中の薬剤を調査したところ約 15％の社員が何らかの向精神薬を服用していたという。職域ではそれだけ多くの人が医療機関を受診して向精神薬を処方されるほどの精神的ストレスを体験していることになる。しかも，一般住民を対象に行われた地域調査によれば，うつ病や不安症などの精神疾患を持つ人の中で医療機関を受診する人の割合は 3 分の 1 であったと報告されている。こうした情報を考慮すると，職域でメンタルヘルス不調を体験している人の割合は高いと推測できる。このことは，精神的な不調が引き起こす年間の推定生産性損失を見ると，休職（約 465 億円）や自殺（約 7 千億円）に比べて，出社はしているものの精神的不調のために十分なパフォーマンスを発揮できていない presenteeism に起因する生

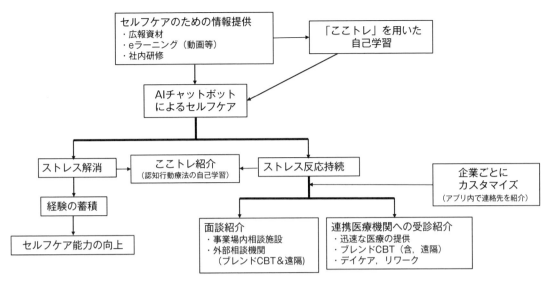

図1 認知行動療法を用いた職域における心のケアモデル

産性損失（約4兆3400億円）の方が圧倒的に多いこと〈平成22年度障害者総合福祉推進事業（精神疾患の社会的コストの推計）報告書〉からも裏づけられる。

こうしたことからも，職域でのセルフケアの支援の重要性は明らかであるが，精神的不調を感じている人だけを対象にする研修を行うことには社員の抵抗感が強い。だからといって，全社員に対して集団研修を行うことにすると，精神的な不調を自覚していない人も含まれてくるために，参加者のモチベーションをどう高め，維持するかが課題になる。こうした課題を克服するためには，問題に対処する力を伸ばすという側面だけでなく，ポジティブな部分を強化するという側面も同時に社員に伝えていく必要がある。

こうした観点を考慮した上で，社員に対する集団研修について解説したい。それは，簡易型認知行動療法概念に基づいた全社員に対する広報資材の配布やイントラネットでの動画配信やeラーニング，集団研修などである。集団研修は一般に，1～2時間かけてグループワークなどを活用し体験的に行われることが多いが，そ

の流れは以下に挙げるストレス対処の4つのステップにまとめることができる。

第1ステップ：気持ちや身体の変調に気づく

気持ちや身体の変調はアラームであり，そのアラームに気付いて適切に反応することが効果的なストレス対処の第一歩であることを伝える。

第2ステップ：ひと息入れて自分を取り戻す

気持ちが動揺したときに，行動を通してひと息入れる方法を紹介する。この方法は人によって異なり，散歩をしたり，ジョギングをしたり，トレーニングジムに行ったりするなど，体を動かすことで自分を取り戻す人もいれば，本を読んだり，人と話したりして，他の視点を取り入れることで気持ちを切りかえる人もいる。旅行をしたり，美術館へ行ったり，家庭菜園で野菜を育てたりするなどして，日常から離れて気分転換をするのも有効な方法である。このように自分が関心のあることをして五感に働きかけ，日常の流れから自分を取り戻すことができれば，ストレスにうまく対処できるようになる。ここで，過去や将来にとらわれないで今の自分を見つめ直すマインドフルネスについて教育することも役に立つ。

第3ステップ：思い込みから自由になる

ストレスを強く感じているとき，私たちは悪い面ばかりを見てしまうようになる。「もうどうすることもできない」「なんて自分はダメなんだ」といった厳しい言葉を自分に投げかけて，つらい気持ちになっていく。そうしたときに，少し冷静になって問題に柔軟に対応できるとずいぶん気持ちが楽になってくる。

ここでは，問題がないと楽観的に考えるのではなく，問題は問題として認識した上で上手に自分の力を使いながら問題に対処する工夫ができるようになる考えのことだということを伝えることが大事である。

第4ステップ：期待する現実に近づくために工夫する

つらい気持ちになっているときには，「どうせ何をやってもダメだ」と考えるようになりやすい。その結果，あきらめの気持ちが強くなるが，そうすると，いつまでたってもやる気は出てこないし，自信もつかない。そうしたときには，行動を通してやる気を刺激する行動活性化を行ったり，問題解決技法を使ったり，コミュニケーションスキルを意識して他の人から手助けをしてもらえるようにする。

そのときに，「実際に起きた現実（actual outocome）」（AO）と「期待する現実（desired outocome）」（DO）を意識するようにすることが役に立つ。ガッカリするような現実（AO）に目を向けながら，こうなってほしいと自分が期待する現実（DO）に近づくようにするにはどうすれば良いか，その工夫を具体的に考えていくように勧める。

II　集団研修後の「こころのスキルアップ・トレーニング」の活用と効果の検証

これまでの研究成果を見ると，上述したような職域での集団研修は効果的ではあるが，単発の研修では時間とともに効果が薄れていく可能性が指摘されている。そこでわれわれは，その効果を持続させる方法として，認知行動療法学習サイト「こころのスキルアップ・トレーニング（http://cbtjp.net，以下「ここトレ」と略）やチャットボットを使った自己学習を活用する可能性を検討している。

「ここトレ」は，日常生活の中で体験する悩み，うつや不安などのストレス反応に対処するスキルを身につけることを目的とした認知行動療法学習サイトで，認知行動療法に関する種々の情報を文章や動画で提供するとともに，利用者が情報を書き込んで考えや問題を整理しながら認知行動療法について体験的に学習できるように構成されている。その中の認知再構成法や行動活性化，問題解決のセクションでは，利用者の書き込みをコンピュータがまとめて，利用者が問題に対処する手助けをするように作られているなど，認知行動療法を体験的に身につけることができるようになっている。

また，「ここトレ」の会員には毎週，こころの健康に関するメルマガ『こころトーク』が配信されるようになっている。こうした仕組みを導入したのは，人とデジタル機器との協働の重要性を意識したからである。そこで次に，こうした介入の効果について調査した研究の結果について紹介することにしたい。

1．集団研修とメール指導

Kojimaら（2010）は，某企業で介入群（n=137）と待機群（n=124）の計261名の一般社員を対象に認知行動療法が職場の抑うつ度にどのような効果があるかについて非無作為化比較試験を行った。

介入グループは，約3時間の集団研修を行った。集団研修の内容は，ストレスおよび認知行動療法についての講義と認知再構成法の実践的研修である。認知再構成法の研修は，非機能的思考記録表を個人が記入し，それを小グループで話し合う形で行われた。その研修の後，社員は実生活の中で新たに書き込んだ非機能的思考記録表を3回，会社の保健スタッフにeメールで送付し，それに対して保健スタッフがコメン

トをつけて返送した。介入群は全員が集団研修を終了し，そのうち114名（83%）が3回のeメール指導を受けた。

その結果を抑うつ度の自己評価尺度であるCES-D（Center for Epidemiologic Studies Depression Scale）を用いて評価したところ，介入群では2.21ポイント減少していたのに比べて，対照群では0.12ポイント増加しており，有意差（95%信頼区間：−3.89 to −0.77; P<0.001）が認められた。

この結果は，認知行動療法が職場の抑うつ度を改善する可能性を示唆するものである。しかし，集団研修の後のeメール指導は少人数であれば可能であるが，対象社員の数が増えると保健スタッフで対応するのが困難になる。その問題を解決するために，前述したウェブによる自己学習を用いた研究を次に紹介する。

２．ウェブを活用した職場での
うつ病予防教育の研究

次に紹介する二つの研究は，Kojimaらの研究で用いた内容に類似した研修を120分〜150分行い，その後「ここトレ」による認知再構成の自己学習を1カ月間行ったものである。また，このサイトで毎週配信されているメルマガに，産業保健スタッフが独自のメッセージやコメントを書き込んで自己学習を促した。これはまた，社員と産業保健スタッフの距離を近づけ，その後の相談を促す効果が期待できる。

次に，研究結果について紹介する。まず，関東の某企業で行われた研究（Kimura et al., 2015）で，ある職場の全社員213名を無作為に2群に分けて，介入群に対して上記の研修が行われた。介入群では，84名が120分の集団研修に参加し，そのうち79名が「ここトレ」による自己学習を行った。

ITT分析を行った結果，仕事のパフォーマンスに関する自己評価が介入群で有意に増加した（1.47 vs. 0.69，平均値差 0.78 [95%信頼区間{CI}, 0.05 to 1.51], Cohen's d = 0.31)。このほか，

認知の柔軟性が増す可能性が示唆された。この研究で特徴的なのは，抑うつ不安尺度のK6が4点以下のいわゆる健常人に対して行った介入においても，こうした効果が認められた点である。

別の企業では，職場の全社員168名を無作為に2群に分けた介入が行われた（Mori et al., 2014）。介入群には150分の集団研修が行われ，その後1カ月間「ここトレ」を用いた自己学習を行った。その結果，介入した集団全体における抑うつ不安尺度得点は，研修終了直後および6カ月後とも有意な変化は認められなかった。

しかし，介入前にK6の評点が5点以上の，軽度の抑うつ不安が認められた群を抜きだして検討したところ，研修終了直後と6カ月後ともに有意な改善が認められた。さらに，研修終了6カ月後では，集団研修を受けただけでウェブによる自己学習を行っていなかった群に比べて，ウェブによる自己学習を行った群では明らかな改善の持続効果が認められた。

同様の効果は，学校の教師を対象にした研究（Oishi et al., 2018）でも認められている。

Ⅲ　AIを用いたチャットボット
「こころコンディショナー」の活用

次に，今後の可能性として，セルフケアの手段，もしくは集団研修後では，集団教育や自己学習を行った後に，AI（人工知能）を用いたチャットボットを活用して日常のストレスに対処しこころの健康を高めていくアプローチが注目されてきている。ここでは，その一つとして，認知行動療法理論に準拠したAIチャットボット「こころコンディショナー」について紹介したい。「こころコンディショナー」は，悩んでいる人の気持ちに寄り添いながら，認知行動療法の手法を用いて問題に対処できるように手助けする目的で，筆者が共同制作しているプログラムである。

職域におけるこころの健康対策の手段としてこうしたＡＩプログラムが用いられる理由として，うつや不安に悩む人がモバイルデジタル機

器の活用に関心を持っていることや，対面式の面接や質問紙よりもそうした機器を使う方が心を開きやすくなるということを示唆する研究成果が報告されてきていることが挙げられる。このようなことから，ストレスや精神症状を抱えながらも相談行動を取れない人がまず心を整えるツールとして AI チャットボットが役立つ可能性がある。

　われわれが開発している「こころコンディショナー」は相談モードと雑談モードの二つのモードで構成されている。相談モードでは，三大ネガティブ感情と呼ばれるうつ，不安，怒りの三大感情を手がかりに，考えを整理し，問題対処能力を引き出す以下のような流れになっている。この相談モードに加えて，「こころコンディショナー」には，自分の考えを一方的に吐き出したり，他愛ないおしゃべりをしたりする雑談モードも組み込まれている。雑談モードでは，ネガティブな気持ちになっていることが疑われる言葉がいくつか続いたときには，相談モードに切りかえるかどうかを確認する作りになっている。

　相談モード，雑談モードともに対話のプロセスはすべて保存され，自分で振り返って確認したり活用したりできるようになっている。また，いずれのモードでも，思うように気持ちが軽くならないときには，認知行動療法についてさらに詳しく学習できるように「ここトレ」が紹介されている。また，「こころコンディショナー」や「ここトレ」の自己学習で気持ちが軽くならないときには，職場内もしくは外の相談機関や提携相談機関の連絡先を提示するなど，契約企業別にカスタマイズができるように作られている。

　「こころコンディショナー」のパイロット版は，コロナウイルス感染症の広がりのために落ち込みや不安を体験している人が多いと考えられることから，2020 年度上半期は無償で利用していただけるようにしている。詳細はストレスマネジメントネットワークのサイト（https://stress-management.co.jp/）で報告していくので参照していただきたい。

Ⅳ　ブレンド認知行動療法（ハイブリッド認知行動療法）

　ブレンド認知行動療法 blend cognitive behavior therapy（ハイブリッド認知行動療法とも言う）とは，対面式認知行動療法とインターネット支援型認知行動療法を組み合わせたアプローチである。これは，後述するように対面式認知行動療法に匹敵する効果があり，有害事象も報告されていないことから，今後，医療機関や EAP などの事業場外相談機関や事業場内の相談部門で活用できる可能性が高いと考えられる。

　ブレンド認知行動療法の介入プログラムは，実施者用マニュアルや患者用セッションノートの PDF データを「ここトレ」の会員専用ページ内の「ここトレをカウンセリングで利用する専門家のために」のコーナーからダウンロードできる。表 1 は，そこで用いられたプログラムの流れの概要である。このプログラムは，従来の対面式認知行動療法より治療期間が短縮化されており，3 カ月間，週 1 回 30 分間の面接を行うことになっている。

　ブレンド認知行動療法は，治療者は対面の面接場面で「ここトレ」の支援を受けながら，マニュアルに沿って問題の定式化，宿題の振り返り，疑問点への対応，次回までの宿題設定を行う。そのとき，患者用セッションノートが補助ツールとして用いられる。面接の後，患者は日常生活の中で「ここトレ」を用いて心理教育動画素材，思考記録表や週間活動記録表への記入，気分の状態の評定などを行う。

　なお，治療者は，一般社団法人認知行動療法研修開発センター（https://cbtt.jp/）の e-ラーニング〈[動画] インターネット支援型認知行動療法（Blend CBT）1 日研修〉を視聴してスキルアップを図ることができる。

　効果検証研究（Nakao et al., 2018）の参加者は，1 種類以上の抗うつ薬を 6 週間以上服用しても中等度以上のうつ病症状を認める 20 ～ 65

表1　簡易型認知行動療法プログラムの全体構成（1回30分・初回のみ45分）

セッション	各回のテーマ	取り組む内容
1	プログラムの紹介 問題・目標設定	プログラムの概要とうつ病の心理教育・問題の整理
2		プログラム内容の心理教育・治療目標の設定
3	行動活性化	活動記録を使って，活動と気分のつながりを振り返る
4		達成感や喜びを感じられる活動の計画を立てる
5		活動の結果を振り返り，今後の計画を立てる
6	認知再構成	気持ちが動揺した場面の気持ちを振り返る
7		気持ちが動揺した場面の考え（自動思考）を振り返る
8		自動思考の根拠と反証をあげて適応的思考を案出する
9	問題解決法	問題を設定して，解決策のアイディアをあげる
10		解決策の長所・短所を検討して選択して，実行計画を立てる
11		解決策を実行した結果を評価する
12	再発予防	まとめと再発予防

歳のうつ病の外来通院患者40名である。これらの患者を，それまでの治療をそのまま継続する通常治療（treatment as usual：TAU）群とTAUにブレンド認知行動療法（ハイブリッド認知行動療法）を併用した群に分けて，無作為化待機群比較試験（12週）と非統制フォローアップ（ブレンド認知行動療法群のみ3カ月追跡）が行われた。

その結果，ブレンド認知行動療法を受けた20名全員は脱落なく3カ月間の全プログラムを完遂した。これは，ブレンド認知行動療法の安全性を裏づける所見である。加えて，ハミルトンうつ病尺度を用いて症状を評価したところ，ブレンド認知行動療法によって寛解状態になった患者の割合は，介入終了直後が40%，3カ月後には65%まで上昇した。一方，薬物療法グループにおいてほぼ無症状になった患者の割合は，介入終了直後は5%であり，有意差が認められた。

図1は，従来の4カ月間の対面式認知行動療法のランダム化比較研究試験（Nakagawa et al., 2017）との結果を比較したものである。対象患者に違いはあるものの，ブレンド認知行動療法では，定型的認知行動療法と同等ないしはそれ以上の効果が期待できる可能性を示唆している。

こうした結果が得られた要因として，ブレンド認知行動療法では，患者の抱える問題を絞りこんで診たてを行う作業と治療者・患者の治療関係の構築に重点を置くことができ，コンピュータを活用した認知行動療法プログラムでは，認知行動療法のスキル実践に重点を置くことができることが挙げられる。また，患者が医療機関での治療者との認知行動療法の面接に加えて，自宅でインターネット支援型認知行動療法プログラムにアクセスし予習・復習をすることでより効率的に治療を行えたことも，効果を高めた要因であると考えられる。

さらに，最近では，インターネットを使う利便性を活用した遠隔認知行動療法の実証実験が始まっており，予備的研究では有用性を示唆する所見が得られている。このことは，在宅勤務者や支社・支店の勤務者に対するインターネット支援型認知行動療法の活用可能性を強く示唆するものである。簡易型認知行動療法について詳しく知りたい方は，1日研修の動画をすべて認知行動療法研修開発センターのサイト（https://cbtt.jp/）にアップしているので参考にしていただきたい。

そこで以下に，これまでに簡易型認知行動療法を精神科外来に通院する患者に実施した経験

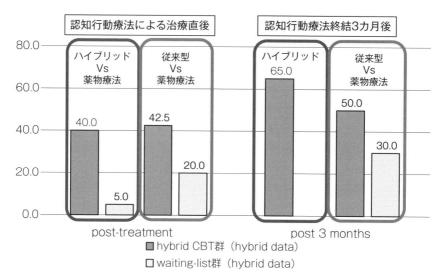

（Nakao et al. J Medical Internet Research, 2018）

図 2　ブレンド認知行動療法，従来型認知行動療法，薬物療法の比較

から作成した架空の事例をもとに，ブレンド認知行動療法の実践のプロセスを紹介する。

症例 1

　患者 A は 30 代の独身男性である。4 年制大学卒業後，現在休職中の総合商社での勤務を開始したが，朝起きられず，会社に行けなくなった。憂うつな気分が続き，一日中横になっているという主訴で精神科を受診した。精神科での主診断は，うつ病性障害（DSM-5）であり，併存疾患は認められていない。また，精神科既往歴もない。

　患者は，X−1 年に部署を異動した後，気軽に相談できる相手がいなくなり，業務内容の変化に対応しきれず残業が続いた。業務が予定通りに進まないことで，一度上司から同僚の前できつく叱責されたことをきっかけとして，同僚からもバカにされているように感じるようになった。部署異動から半年ほど経って，突然朝起きられなくなり，精神科を受診した。大うつ病性障害の診断がなされ，休職となった。A は薬物療法を受けて，不眠や食欲不振といった症状は改善していたが，生活リズムが整わず，復職後の対人関係に対する不安が強かったことから，主治医の勧めで認知行動療法の導入となった。

　ブレンド認知行動療法の導入時には，ブレンド認知行動療法の長所として，「ウェブサイトを利用することで，自宅などで治療の記録を簡単につけられるようになり，取り組んだ内容を振り返りやすく，認知行動療法を短時間で効率的に実施できる」ことを説明する。また，普段からスマートフォンやパソコンなどでインターネットを利用しているかについて確認をして，患者の適応を確認する。加えて，ここトレの「個人情報の取り扱い」や「会員規約」の画面を案内し，セキュリティ対策はなされているが個人名などの入力は避けるように伝える。患者がブレンド認知行動療法の実施にためらいを示している場合は，「ここトレ」の 1 カ月の無料登録期間を利用して数回試行し，患者が合わないと感じれば実施しない選択もあることも伝える。本症例でも，これらの対応を実施した。

第1回セッションでは，プログラムの紹介と問題の明確化および目標の設定を行う。本症例でも，初回セッションで，うつ病や認知行動療法に関する心理教育を行い，その上で，うつ病の悪循環の例が患者にどのようにあてはまるかを話し合い，問題（患者が困っていること）リストと問題となっている状況を認知行動モデルを使って整理をした。

　Aはノートやここトレで説明される将来は絶望的だといううつ思考とやるべきことを先延ばしにするうつ行動の悪循環が生じていることと，復職の見通しが立っていないなどの問題が自分にあてはまっていると述べた。そして，プログラムに一致することで安心する一方，悪循環から抜け出せるかどうかが不安であると語った。そこで，治療者は，Aがそうした疑問点を含めた話し合いによって治療が進むことを強調し，今後の治療でも，セッションで不安や疑問を共有して一緒に解決していきたいと伝えた。

　第2回セッションでは，長期目標と短期目標の設定を行う。本症例でも，プログラムで学ぶスキルとして，行動活性化，認知再構成，問題解決の三つを紹介し，半年から1年後の目標と認知行動療法が終了する3カ月後の目標を作成した。

　Aは，セッションノートに記載されている記入例の長期目標「復職をして，フルタイムで勤務する」，「休日には友人と食事や旅行に行く」と，短期目標の「復職に向けて，大まかなスケジュールを立てる」ことが自分にもあてはまると話した。治療者が記入例に追加することがあるかを尋ねると，Aはサッカー観戦などの趣味が最近できていないので，再開したいと自分なりの目標を書き加えていた。

　第3～5回セッションでは，行動活性化を行う。行動活性化について，Aは「1日の大半を横になって過ごしている場合はどうすればいいですか？」という疑問を述べた。治療者は，横になっている中でも気持ちが落ち込んだりつらくなったり，楽になるときがあるかについて質問をして，Aが行動と気分の関連について意識できるよう手助けした。

　Aは，こうした作業を通して，SNSで友人や同僚の様子を眺めるときは気持ちがつらくなる一方，ひいきのサッカーチームの試合の名シーンの動画を視聴するなどの趣味に集中していたり，体力づくりのために駅前の喫茶店などに散歩で出かけられたときに気持ちが楽になることに気づき，趣味や復職につながる活動を増やす計画を立てた。

　行動活性化について，Aは「ここトレ」では，自動的に気持ちが楽になる活動とつらくなる活動をそれぞれリストアップしてくれたことが，活動計画の立案に役立ったと感想を述べた。

　第6～8回セッションでは，認知再構成を行う。Aは，復帰に向けた人事担当者との面談を前に，復職後に「また，苦手な上司にきつくあたられるのではないか」という考えが思い浮かび，不安になったと語った。この考えの根拠と反証を検討する中で，「上司にきつく言われる可能性はあるが，休職者が出た今では反省しているかもしれない，また自分としても休職期間中に対策を考えておくことができる」という適応的な思考を案出することができた。治療者が，認知再構成についての感想を尋ねたところ，Aは復職に不安があるという現実は変わらないけれども，まずどうすれば良いかを考えることが大切だと気づいたと話していた。

　第9～11回セッションでは，問題解決を行う。これまでのセッションで，復帰後の職場における上司との関係についての心配が復職に向けた不安を高めていることが共有されていたため，上司との関係に関する不安に対処するために現時点で取り組む問題解決策について検討した。

　解決策のアイデアを考え出す作業では，治療者は可能か不可能かなどの判断を後回しにする判断遅延の法則について強調し，Aはこれまでは検討していなかった新しいアイデアをいくつか考え出すことができた。具体的には，産業医に上司との関係について相談すること，上司

表2 簡易型認知行動療法プログラムの全体構成（全7回・1回30分・毎週／隔週）

	テーマ	内容
第1回	認知行動スキルとは	認知行動スキルについて理解する。
第2回	行動で心を元気にする	行動活性化のスキルを身につける。
第3回	状況・気持ち・考えを整理する	状況を振り返り，自動思考をつかまえる。
第4回	適応的思考を作り出す	現実を見直して，考えを柔軟に切り替える。
第5回	問題を上手に解決する	問題解決のスキルを身につける。
第6回	気持ちや考えを上手に伝える	コミュニケーションスキルを身につける。
第7回	まとめとふりかえり	これまでの取り組みを振り返る。

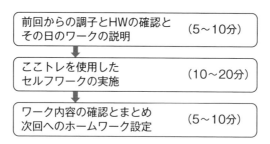

図3 第2回〜第6回のセッションの構成

が異動になるまで休職を続けること，復職を諦めること，サッカーくじを毎週買って一攫千金を狙うことなどを挙げていた。

Aは，これらのアイデアの中から，産業医に上司との関係について相談をするという解決策を選択し，実際に産業医面談で上司との関係についての不安を話すことができた。そして，産業医に勧められて，人事担当者にも上司との関係の不安について相談し，人事部所属での復帰に向けて調整を受けることができた。

第12回セッションでは，まとめと再発予防に取り組む。まとめとして，プログラムを通し，自分は目標を具体的に設定することで行動の計画が立てやすくなり実行できること，復職後の上司との関係などが不安になったときに，漠然と絶望的な気持ちになることが多かったが，不安なときこそどうすれば良いかを考え具体的な解決策に目を向けることが大切であることに気がついたと語った。再発予防策として，自分が考えをうまく切り替えられないときや，問題解決が難しいと感じたときには，ここトレのスキルを振り返ってみることとなった。

V　復職後の超簡易型認知行動療法プログラム

次に，ストレスチェック後の高ストレス者面談や復職後支援で使える超簡易型認知行動療法について紹介したい。

近年，復職後の再発予防の必要性が指摘されている。それは，復職支援リワークが充実してきているにもかかわらず，復職後に再休職する会社員が少なくないからである。そうした社員に対しては，復職後に前述したような簡易型認知行動療法が役に立つ。しかし，多くの事業所ではそれを実施するだけの産業保健スタッフのマンパワーが不足している。そのために次項の宇都宮論文に詳しく記載されている復職後支援の必要性が指摘されている。

筆者らは，宇都宮と共同でこれまでにも，職域で活用できるインターネットを活用した超簡易型認知行動療法プログラムを開発し，その効

果検証を続けている。これは，うつ病や適応障害による休職から復帰した後の労働者や，ストレスチェックにより高ストレスに該当した労働者を対象としてメンタルヘルスを向上させるために開発してきたプログラムであり，前述の外来での簡易型認知行動療法と同様に「ここトレ」のコンテンツを使用している。

この超簡易型プログラムの特徴は，「ここトレ」のコンテンツを使用したセルフワークを主軸とした上で，部分的にプログラム担当の専門職（産業医，保健師，心理職等）のサポートを受ける形になっている点にある。つまり，外来版と比較して，プログラムの参加者によるセルフワークの比重が大きく，プログラムを担当する専門職によるサポートの強度が低くなっている。

具体的には，初回と最終回のセッションは，セッション全体の30分間を通してプログラム担当者が同席するものの，その他のセッションでは，最初と最後のそれぞれ5分間，合計10分間程度のみプログラム担当者が同席をして，それ以外の時間は，担当者が席を外して社員が一人でサイトのワークに取り組む設定となっている。このように，これらのアプローチは，外来での簡易型認知行動療法を，期間，時間ともに短縮していることから超簡易型と名づけた。

その流れを紹介すると，ストレスチェック後の高ストレス者のセルフケアによるメンタルヘルスの向上を目的としたプログラムは，表2に示したように，①導入と心理教育，②行動活性化，③認知再構成法（3コラム），④認知再構成法（7コラム），⑤問題解決法，⑥アサーション，⑦再発予防の全7回で構成されている。

一方，うつ病・適応障害から職場復帰した労働者を対象とした復職後の再発予防プログラムは，①導入と心理教育，②認知再構成法（5コラム），③認知再構成法（7コラム），④問題解決法，⑤アサーション，⑥再発予防の全6回のセッションで構成されている。

これらの復職後およびストレスチェック後のプログラムは，どちらも，厚生労働省のうつ病の認知療法・認知行動療法マニュアルの構成に準拠して作成しているが，復職後プログラムには行動活性化のスキルを含めていない。それは，こうした労働者は復職前にすでに生活活動記録表を記載して自らの活動を管理している労働者が多いことから，そうした復帰前の取り組みとの重複を避けるためである。

なお超簡易型認知行動療法は，現在では対象を広げて，メンタルヘルスを向上させるセルフケアを目的として，職域に限らず活用できるよう再整備をしている。このプログラムに関しては，「ここトレ」の会員ページ内の「認知行動スキルを自己学習したい方のために」のコーナーにメニュー画面が設定されており，プログラムで使用する資料をダウンロードできるようになっている。

症例2

つづいてストレスチェックで高ストレスと判定された社員に超簡易型認知行動療法を用いた実践例を紹介する。これも，個人情報に配慮して，筆者らがこれまで職場で超簡易型認知行動療法を実施した複数例をもと作成した架空のものとなっている。

症例は，システム開発の部署に勤務するエンジニアの40歳代の男性会社員Bである。Bは職場において実施されたストレスチェックの結果，高ストレスに該当したため，Bの希望によって産業医による面談が実施された。産業医面談の結果，以前と比べて残業時間が多くなっているものの，1カ月45時間以内に抑えられていること，専門医療機関を受診する必要がある症状等は認められなかったこと，セルフケアのプログラムに本人が強い関心を示したことから，産業医の勧めにより簡易型認知行動療法の導入となった。本事例に対しては，前述の全7回のプログラムを実施した。

初回セッション（第1回）では，認知行動療法の基本的な考え方について，ここトレの動画等の視聴を通して学び，現在の問題とプログラ

ムにおける目標を整理する。認知行動療法の考え方を紹介する動画を視聴した B に，担当者が感想を尋ねると，「管理する立場になったので，プロジェクトメンバーに仕事を任せていかないといけない。また，そのために上司と業務分担について相談する必要がある。けれども，今の上司は自分にとっては話しにくいため，相談がつい後回しになっている。このプログラムへ取り組むことをきっかけとして，自分のやり方を見直して，今の状況をどうにかしていきたい」と話していた。

　A はプログラムで取り組む問題として，「担当プロジェクトの業務分担がうまくできておらず，仕事を抱え込んでいる」，「仕事が忙しく，家族と過ごす時間を取れていない」ことの二つを挙げた。また，この二つの問題について，プログラムを終えるまでの当面の目標を尋ねると，「上司に相談して，担当プロジェクトの業務分担を決める」，「週に一度は平日に子どもたちと一緒に夕食を取る」ことを挙げた。

　認知行動療法のスキルのセッションに移った第 2 セッションで，B は「前回に目標を立てたことで，週に一度早く帰ることを意識して，子どもたちと一緒に夕食をとることができた」と話し，活動記録にも入力してきたことを報告した。少しの工夫で気持ちが楽になることを実感したと述べ，プログラム中を通して，週一回の家族との夕食は続けていた。

　第 3 回・第 4 回の認知再構成法のセッションで，B は上司に相談をしようとしたときに「言っても無駄だ」と考えた場面や，プロジェクトメンバーに仕事を頼むときに「自分でやった方が早い」と思った場面について入力し，ここトレのコンテンツを使ったセルフワークで検討を加えた。その結果，B は「上司は気持ちよく相談に乗ってはくれないかもしれないが，いつまでも話し合わないでいると，一人で仕事を抱え込むことになる」，「今は自分でやった方が確かに早いけれども，すべて自分でやろうとすることで残業が多くなっているので，長い目で見れ

ば頼んだ方が良い」といった適応的思考を考え出すことができていた。

　第 5 回の問題解決法のセッションでは，認知再構成法での適応的思考を踏まえて，上司に業務の分担について相談するための方法を検討し，調整役の先輩に同席をしてもらって上司に相談ができていた。また，第 6 回のアサーションのセッションでは，プロジェクトメンバーに対する仕事の分担の伝え方について検討して，メールでの連絡を実行していた。

　まとめのセッションである第 7 回の最終セッションでは，当初設定した問題がどの程度解決したか，また，目標がどの程度達成できたかについて担当者と振り返る。B はこの振り返りで，「プロジェクトは今後も進んでいくため，業務の整理はこれからも必要で，家族との時間ももっと増やしたいと思うけれども，初回に立てた目標はほぼ達成できた」と話した。また，プログラム全体の感想としては，「会社内で，職場の悩みを自由に話すことができる場所があるのが心強かった」と述べていた。また，プログラム内で実施する QIDS-J の得点は，初回セッションでは 11 点であったが，最終セッションでは 4 点まで改善していた。

　本症例でも取り上げたように，ストレスチェックで高ストレスに該当した労働者に対して，超簡易型認知行動療法を実施する際には，労働環境の問題に対して適切な判断や調整が実施されているか確認をすること，治療として行う認知行動療法と比較して，本人の取り組みの比重を大きくすることが重要である。

　また，この症例のように，これまで超簡易型認知行動療法プログラムを体験したほとんどの参加者が，最終セッションで「話せる相手がいたことが良かった」と述べていたことから，インターネットを活用した超簡易型認知行動療法に関する先行研究において指摘されている通り，サポートが重要であることを実感している。

おわりに

　認知行動療法理論に基づく集団教育に認知行動療法学習サイト「ここトレ」を併用することで健康な社員のモチベーションが高まり，ストレスを感じている場合にはそれが軽減する可能性について紹介した。さらに今後は，ＡＩチャットボット「こころコンディショナー」を用いることで，社員のこころの健康を高められる可能性があることについて論じた。

　「こころコンディショナー」に関しては，実証実験の過程で，チャットボット利用中に人に相談したくなったという社員の意見が報告されたことから，誰にも相談できず一人で悩んでいる社員のこころの健康にも役立つ可能性が示唆された。コロナウイルス感染症の広がりをきっかけに在宅勤務が増える可能性がある職場のストレス対策として「こころコンディショナー」や「ここトレ」を使った簡易型認知行動療法が今後果たす役割は大きいと考えられる。

文　　献

Bennett-Levy J, Richards D & Farrand P et al.（2010）Oxford Guide to Low Intensity CBT Interventions（Oxford Guides in Cognitive Behavioural Therapy）Oxford University Press.

Kimura R, Mori M & Tajima M et al.（2015）Effect of a brief training program based on cognitive behavioral therapy in improving work performance：A randomized controlled trial. Journal of Occupational Health, 57(2)；169-178 .

Kojima R, Fujisawa D & Tajima M et al.（2010）Efficacy of cognitive behavioral therapy training using brief e-mail sessions in the workplace：A controlled clinical trial. Industrial Health, 48(4)；495-502 .

Mori M, Kimura R & Sasaki N et al.（2014）A web-based training program using cognitive behavioral therapy to alleviate psychological distress among employees：Randomized controlled pilot trial. Journal of Medical Internet Research Research Protocols, 3(4)；e70 .

Nakagawa A, Mitsuda D & Sado M et al.（2017）Effectiveness of supplementary cognitive-behavioral therapy for pharmacotherapy-resistant depression：A randomized controlled trial. Journal of Clinical Psychiatry, Sep/Oct, 78(8)；1126-1135 .

Nakao S, Nakagawa A & Oguchi Y et al.（2018）Web-based cognitive behavioral therapy blended with face-to-face sessions for major depression：A randomized clinical trial. Journal of Medical Internet Research, 20(9)；e10743 .

Oishi S, Takizawa T & Kamata N et al.（2018）Web-based training program using cognitive behavioral therapy to enhance cognitive flexibility and alleviate psychological distress among schoolteachers：Pilot Randomized Controlled Trial. JMIR Res Protoc Jan, 26, 7(1)；e32 .

大野裕・田中克俊（2017）保健、医療、福祉、教育にいかす簡易型認知行動療法実践マニュアル. ストレスマネジメントネットワーク.

Wright JH Donna MS & Turkington D et al.（2010）High-Yield Cognitive-Behavior Therapy for Brief Sessions：An illustrated guide. American Psychiatric Publishing.（大野裕訳（2011）認知行動療法トレーニングブック　短時間の外来診療編. 医学書院）

産業現場・復職後支援に認知行動アプローチを応用する

▶ 超簡易型 CBT による実践経験からのヒント

Kensuke Utsunomiya
Reiji Yoshimura

宇都宮　健輔*，吉村　玲児*

I　はじめに

　復職後支援における超簡易型認知行動療法（以下，超簡易型 CBT）は，メンタルヘルスの不調（特にうつ病・適応障害）で休業していた労働者が職場復帰した際に，労働者自身が「自分の気持ち（心のマネジメント）」や「自分のパフォーマンス（仕事のマネジメント）」を少しでも調整・管理（セルフマネジメント）できるようになるために，身近な現場で何かサポートできることはないかという思いで始めた取り組みである。

　また企業の産業医として現場で多くの復職者と接する中で，ストレス（例えば，人間関係やサポート体制・仕事の責任やプレッシャー・業務内容や業務量などの変化）は刻々と現場で発生していると実感している。具体的には，①復職した労働者が，職場で発生したストレスを早期に上手く対処・解決できずに焦りや不安，葛藤などの気持ちがより大きくなっている状態［感情面への影響］，②復職者が周囲へ早期に上手く相談できないために抱え込む仕事の数・種類が増えていき，結果的にオーバーワークに陥っていく状態［行動面への影響］などの事例を多く目にしてきた。

＊産業医科大学医学部精神医学教室
　〒807-8555　北九州市八幡西区医生ヶ丘 1-1

　このような事例についてどのような実践的なサポートが必要なのか，すなわち復職した労働者の"感情の安定（気持ちが軽くなるサポート）"や"行動の改善（問題解決やパフォーマンス向上のサポート）"へと繋げるためにどのようなアプローチが大切になるのかについて，産業現場の復職後支援における二つの取り組みを交えて紹介したい。

　一つ目は，復職者自身が実践する「超簡易型 CBT プログラム」を活用した取り組みである。労働者の心の健康保持増進のための指針（厚労省）の中に，職場復帰支援における 4 つのケア（セルフケア・ラインケア・産業保健スタッフのケア・事業場外資源のケア）という考え方がある。その中のセルフケアとは，労働者が行うケア（セルフマネジメント）のことで，一般的に"ストレスへの気づきと対処"と呼ばれている。超簡易型 CBT は，まさに復職した労働者のセルフケア向上（ストレスへの気づきと対処）に役立つ取り組みのことを指している。

　二つ目は，メンタルヘルス不調で休業していた復職者に対して産業医・保健スタッフが実践する「復職後のフォローアップ面談・健康相談（以下，復職後面談）」に関する取り組みである。こちらは 4 つのケアの中の産業保健スタッフのケア（産業医・保健スタッフが行うサポート）に該当する。筆者は，産業医・保健スタッフが

少ないマンパワーで効果的なCBTを提供！

《特色》
- インターネットとガイドブックを利用して実施
- セルフトレーニング＋保健スタッフのサポート

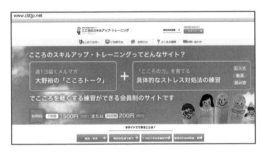

超簡易型CBTプログラムの構成	
第1回	認知行動療法とは
第2回	考えの根拠・反証を挙げる
第3回	適応的思考を作り出す
第4回	問題を上手に解決する
第5回	気持ちや考えを上手に伝える
第6回	まとめとふりかえり

こころのスキルアップトレーニング［ここトレ］
http://cbtjp.net/【監修】大野裕先生

3次予防の超簡易型CBTプログラム
（参加者ガイドブック）【作成】加藤典子先生

［加藤・宇都宮ら. 平成26年度労災疾病臨床研究事業「職域のうつ病回復モデル開発」にて作成（NCNPセンターCBTセンター・産業医科大学精神医学）］

図1　超簡易型 CBT プログラムの特色

実践する復職後面談においても，認知行動アプローチの知識・技術が一部応用できる可能性を検討・考察している。例えば，日頃の復職後面談の中での"セルフモニタリング（例えば，思考記録表［コラム法］)"を活用したサポートなどは十分にイメージできるものだろう。さらに産業医や保健スタッフが実践する効率的な復職後面談の型（技術）として，"感情サポート（対話法）と行動サポート（説明法）"を組み合わせた方法が現場で実践できると感じている。つまり，これらを現場で産業医・保健スタッフが実践・サポートすることで，復職した労働者の行動の選択肢を増やし，本人の主体性を促す有用なサポートに繋がると推測している。

　今回，産業現場の復職後支援における復職者が実践する「超簡易型CBT」，産業医・保健スタッフが実践する「復職後面談」の二つの取り組みについて，現場経験や実践例からのヒントや工夫を交えて，わかりやすく解説・紹介してみたい。

II　復職者自身が実践する「超簡易型CBT」について

1．復職後支援における超簡易型 CBT プログラムの特色【図1】

　復職後支援の超簡易型 CBT プログラムは，以下の4つの特色から成り立っている（加藤他，2015；宇都宮，2017）。

〈4つの特色〉
① "うつ病・適応障害"の診断で休業していた労働者を対象とする。
②実際の復職後に現場で"復職者が主体"となって行う（一部，保健スタッフがサポートを担う）。
③ "効率化"を目的として，ガイドブックとインターネット機能（こころのスキルアップトレーニング［ここトレ］http://cbtjp.net/）を併用する（大野・田中 , 2017；Holländare et al., 2013）。
④本プログラムは，"全6回のセッション（1回約30分)"から構成される［プログラムの各テーマについては，図1を参照］。

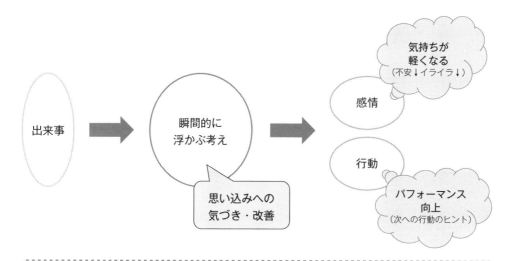

[うつ病の認知療法・認知行動療法（患者さんのための資料）．
厚生労働科学研究費補助金こころの健康科学研究事業「精神療法の実施方法と有効性に関する研究」などを参考にして筆者が作成]

図2　認知行動療法のモデルからの生活場面へのヒント

2．認知行動療法のモデルからの 生活場面へのヒント【図2】

　本プログラムの理論基盤である “認知行動療法のモデル” について解説する。人には，何か出来事が起きた時に，瞬間的に浮かぶ考えやイメージが生じると言われている。その考えやイメージが，人の “感情” や “行動” に影響を与えると考えられている〈うつ病の認知療法・認知行動療法（患者さんのための資料）を参照〉。そこで，今この瞬間の思い込みから離れ，現実に即してその時の考え方・受け取り方を修正・改善し，問題への対処能力を高めるアプローチを認知行動療法と呼んでいる。また主に4つの要素（出来事・認知・感情・行動）から成り立つ “エピソード” として，人はその「場面」を記憶していると言われている（エピソード記憶）（Baddeley, 2010）。

　実際には，“今この瞬間の思い込み” に気づ

き，その思い込みを改善することで，不安やイライラがおさまり気持ちが軽くなったり（感情面への影響），次への行動のヒントが得られてパフォーマンスが向上すること（行動面への影響）が推測される。つまり，これらの知見から得られる生活場面への実践的なヒントは以下のように考察できる。

〈認知行動療法のモデルからの 日常生活・仕事生活へのヒント（例）〉

☆ストレス場面のエピソードを “4つの要素（例えば，出来事・考え・気持ち・行動）に分けて整理” しよう！

☆ “今この瞬間の思い込み” に気づき，改善してみよう！

（思い込みを改善 ⇒ 不安やイライラが減る ⇒ 気持ちが軽くなる［感情面への影響］）

（思い込みを改善 ⇒ 次への行動のヒント ⇒ パフォーマンス向上［行動面への影響］）

☆思い込みへの気づき・改善についての詳細・方法は，後述する“思考記録表を用いたコラム法（大野・田島，2011）”を参考にしよう！

3．思い込みへの気づき・改善（コラム法の事例紹介）

ここでは，思い込みが，仕事や業務に対して悪影響を引き起こした事例を紹介する。コラム法に取り組んでもらうことで，思い込みへの気づき・改善が実施され，その結果，気持ちが軽くなり，仕事や業務への悪影響が緩和するに至った。その具体例や実践的なポイントについて下記に記載したので，表1（コラム法の事例）を交えて参考にしていただきたい（※各事例は，個人情報保護への十分な配慮に基づき個人が一切特定できないように，適切な情報の修正や加工を実施した）。

1)「仕事の抱え込み」を引き起こした事例 ［表1-(1)］

一例目は，「仕事への抱え込み」が休業のきっかけになった事例である。仕事の抱え込みの背景に，本人の一方的な“思い込み（「相談するとダメな部下と思われる」）”を認めていた。復職後に，当時のエピソードを思い起こしてもらい，同様の場面が発生した場合の予防的な意味合いでコラム法に取り組んでもらった。

2)「仕事への焦り」を引き起こした事例 ［表1-(2)］

二例目は，もともと，“競争意識”が高く，仕事の成果について自分と周囲とを比較したことにより「仕事への焦り」を生じ，それが休業の契機となった事例である。復職後も，休業前と同様に周囲と比較することでの焦りが生じたために，ほぼリアルタイムにその場面・状況についてコラム法に取り組んでもらい，焦りの改善傾向を認めた。

3)「仕事と家庭の両立への葛藤」を引き起こした事例 ［表1-(3)］

三例目は，もともと，頑張り屋さんで仕事と家庭の両立をなるべく“完璧にできる女性”を目指していたが，結果的にうまくいかずに，抑うつ状態を呈し，休業に至った事例である。復職して約10カ月後，新しいプロジェクトのメンバーに選ばれ，改めてどう両立していったらよいか「仕事と家庭の両立への葛藤」を本人は抱いていた。その心理的な葛藤について，コラム法に取り組んでもらい，葛藤の緩和に至った。

4．脳科学からの生活場面へのヒント（図3）

うつ病の脳は，三つの領域が関係していると考えられており，これらの領域の活動異常が報告されている（Kupfer et al., 2012）。

一つ目は，感情を司る領域で，扁桃体や腹側線条体などが関係していると報告されている。扁桃体は，不安を感知する部位で，心のアラームと呼ばれている。腹側線条体は，喜びや興味，報酬系と関係している領域と考えられている。

二つ目は，受動的思考を司る領域で，mPFC（前頭前皮質内側部）などが関与していると考えられている。自己認知（例えば，私はダメだなあ……）や他者認知（例えば，あの人から嫌われているかも……）はこの領域の働きと推測されている。

三つ目は，能動的な思考を司る領域で，DLPFC（前頭前皮質外側部）などが関係していると報告されている。例えば，考えや行動をコントロールする，冷静に客観的に観察するなど，理性的な働きの部位と考えられており，高次脳機能（executive function）と呼ばれている。

そこで筆者は，これら先行研究の結果，また多数の現場・臨床経験を踏まえて，うつ病の病態の一つとして，ネガティブな感情とネガティブな思考の悪循環ループが形成されている可能性を考察している。特に興味深い点は，おそらく健常人でもこの部位において数時間から数日間の悪循環ループを引き起こすことは十分に予測できるが，特にうつ病では数週間から数カ月に渡って，長期的に悪循環ループを引き起こしている可能性が推察される点である。

では，この悪循環ループを断ち切るためには，

表1　コラム法（事例）

(※各事例は，個人情報保護への十分な配慮に基づき個人が一切特定できないように，適切な情報の修正や加工を実施した)

①状況・出来事 ストレスに感じた出来事 気持ちが動揺した出来事	(1) 28 歳 M 営業職 [仕事の抱え込み] 仕事でわからない問題が発生して，どう解決してよいかわからないが，相談できない。	(2) 42 歳 M 技術職 [仕事への焦り] 復職して 3 カ月。早く帰っているのは自分だけ。皆，遅くまで残っている。自分は仕事が少なく，手持無沙汰な時も多い。このままでいいのか，どこか気持ちが焦ってしまう。	(3) 33 歳 F 経理職 [仕事と家庭の葛藤] 復職して約 10 カ月，新しい PJ のメンバーに選ばれた。家庭と仕事をどちらも頑張りたいが，家庭が疎かになるのでは（夫に負担がかかり過ぎるのでは）と心配している。
②気分・気持ち 例　不安（70%）	困惑（60%）	焦り（80%）	不安（70%）
③自分の考え [自動思考] その時，頭に浮かんだ考え・イメージ	こんなことを相談するとダメな部下だと思われてしまう。こんなことを聞くのは迷惑だ。	周りより仕事が少なく，自分の評価は非常に低いと思う。またずっとこのままの良くない状態が続くだろう。	家庭と仕事をどちらも頑張らないと女性としてダメだと思う。家庭と仕事のどちらも頑張りたい。
④根拠 自動思考を裏づける事実	皆，相談せずに一人で仕事を処理している。	仕事量が少なく，皆より早く帰っている。 周りは皆，遅くまで仕事をしている。	自分の周りの女性は，家庭と仕事を両立している人が多い。家庭も仕事も頼れる人が少ない。
⑤反証 自動思考と矛盾する事実	自分はまだこの仕事に慣れていない。 上司から困ったことがあれば相談するように言われている。	復職して間もないので，仕事が少ないのは当然。上司も慣れてきたら少しずつ仕事を増やすと言ってくれている。	一人の力で両立できるわけではない，夫のサポートも必要。自分が仕事を頑張りすぎると，夫に負担がかかりすぎてしまう。
⑥適応的思考 ・④と⑤を "しかし" でつないでみる ・最悪のシナリオ／最良のシナリオ →現実的なシナリオは？ ・第3者の視点から ・過去の経験をふまえて ・「もう一度冷静に」	皆は経験があるから自分でできるが，自分は慣れていないのでわからないことがあるのは当然だ。わからないまま仕事が停滞する方が迷惑だ。疑問点をまとめておいてタイミングの良い時を見計らって上司に相談してみよう。 【▶次への行動のヒントが得られている】	復職したばかりで，悪化防止のために仕事量が少ないのは当然だ。多くの仕事をもらい，オーバーワークから再発・休業することの方が問題だ。上司も慣れてきたら少しずつ仕事を増やすと言ってくれている。今はまず出退社時間に会社に来て帰ること（適切な就業リズム作り）を目標にしよう。周囲と比べるのをやめて，上司と定期的に相談しながら仕事のペースを調整してもらおう。そのことを事前に上司へ相談・共有しておこう。 【▶次への行動のヒントが得られている】	仕事と家庭を両立していきたいが，自分が仕事をし過ぎて夫に負担がかかり過ぎるのも心配だ。また家庭に時間を割きすぎて，仕事が滞るのも困ってしまう。オンーオフをもっと明確にしよう。例えば，土日は家庭に時間を割き，平日は最大 1 時間までの残業と決めよう。そのことを夫や職場に相談してみよう。 【▶次への行動のヒントが得られている】
⑦今の気分 例　不安（20%）	困惑（30%） 【▶気持ちが軽くなっている】	焦り（40%） 【▶気持ちが軽くなっている】	不安（30%） 【▶気持ちが軽くなっている】

どうしたらよいか考えてみたい。この悪循環を断ち切るためには，能動的な思考を司る領域（DLPFC）を意識的に働かせることが重要になると考察できる（Kupfer et al., 2012）。その具体的な方法の一つが，認知行動療法（CBT）と推察される。そこで，この脳科学的な知見からの生活場面への実践的なヒントは次のように考えられる。

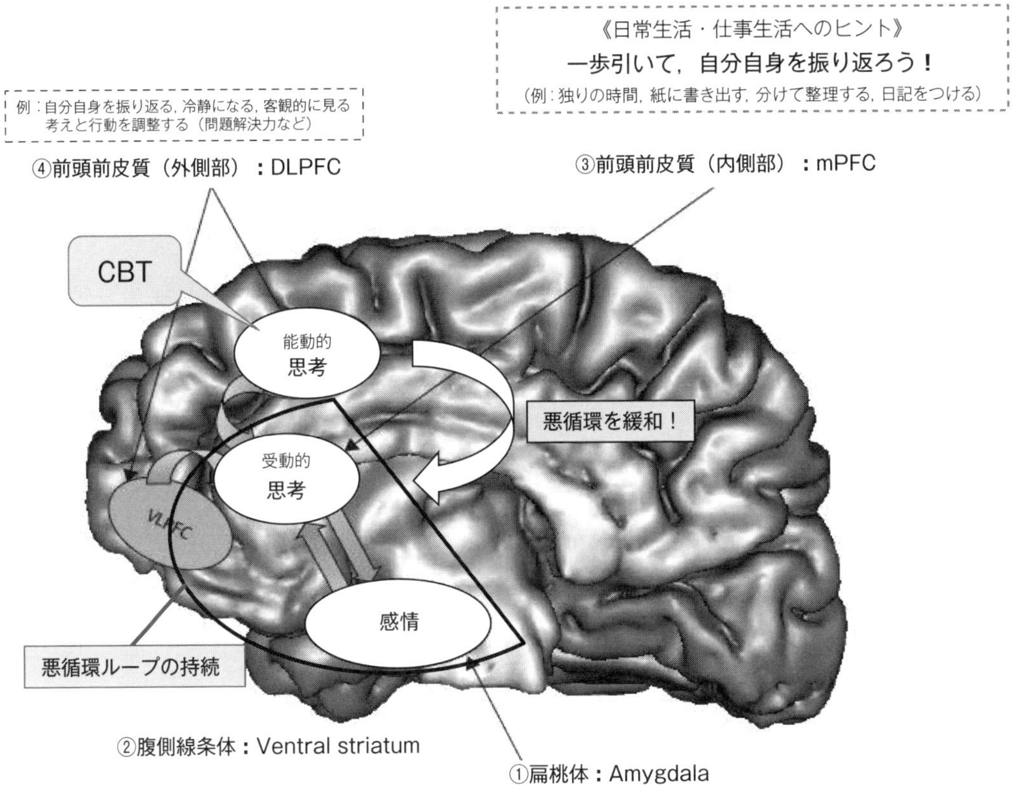

《日常生活・仕事生活へのヒント》
一歩引いて，自分自身を振り返ろう！
(例：独りの時間，紙に書き出す，分けて整理する，日記をつける)

③前頭前皮質（内側部）：mPFC

例：自分自身を振り返る，冷静になる，客観的に見る
考えと行動を調整する（問題解決など）

④前頭前皮質（外側部）：DLPFC

CBT

能動的
思考

悪循環を緩和！

受動的
思考

VLPFC

感情

悪循環ループの持続

②腹側線条体：Ventral striatum

①扁桃体：Amygdala

[Kupfer et al, 2012；宇都宮・吉村・中村ら（2017）産業医の臨床ポケットマニュアルVol.1などを参考にして筆者が作成]

図3　脳科学からの生活場面へのヒント

〈脳科学からの日常生活・仕事生活へのヒント（例）〉

☆一歩引いて，自分自身を振り返ろう！

☆一歩引いて，自分の考え・行動・気持ちを振り返ろう！

☆例えば，独りの時間を作る，紙に書き出す，分けて整理する，日記をつけるなど（視覚化・客観視）を実践しよう！

5．冷静な状態 vs 不安が強い状態（図4）（宇都宮・吉村，2020 を参照）

　過去の先行研究の報告で，人間は不安・ストレスが強い状態において，一時的に思考力・判断力が低下すると考えられている（Mathews & MacLeod, 2005；Staal, 2004；Kowalski-Trakofler & Vaught, 2003 などを参照）。

　例えば，向かって左側の絵図は，冷静な状態を表したものである。一方，右側の絵図は，不安が強い状態を示したものである。左側の絵図は，心の視野が保たれている（多面的な解釈が可能な）状態と表現できる。つまり，複数の選択肢から選択が可能な状態である。反対に，右側の絵図は，心の視野が狭くなっている（一面的な解釈に偏った）状態と説明できる。つまり，選択肢が一つに限定された状態である（また，その一つの選択肢への意識・注意が大きくなっている）。

　では，少し考えていただきたいのだが……どちらが問題解決を行うに際して有利な状態と考えられるだろうか（おそらく8割程度の人は，左側の冷静な状態が有利と回答されるのではないだろうか）。つまり，ここで大切なことは，より適切な問題解決に繋げる上では，"強いスト

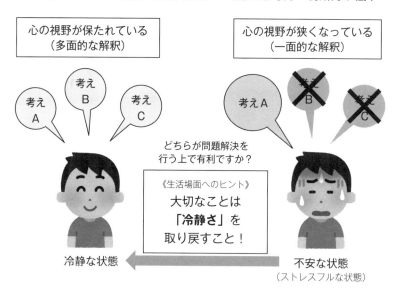

不安・ストレスが強い状態では，一時的に思考力・判断力が低下

心の視野が保たれている（多面的な解釈）　心の視野が狭くなっている（一面的な解釈）

どちらが問題解決を行う上で有利ですか？

《生活場面へのヒント》
大切なことは「冷静さ」を取り戻すこと！

冷静な状態　不安な状態（ストレスフルな状態）

[Mathews A and MacLeod C, 2005（Annu Rev Clin Psychol）；Staal MA, 2004（NASA）；Kowalski-Trakofler KM and Vaught C, 2003（CDC）などを参考にして筆者が作成]

図4　冷静な状態 vs 不安が強い状態

レスを感じて不安や焦りが強い状態に陥ったら，「冷静さ」を取り戻す作業を行い，多面的な解釈（複数からの選択）が可能な心の状態に移行すること”と考察される点である。

　上記をまとめると，ストレス（例えば，不安・怒り・イライラなど）に気づいたら，すぐに対処（問題解決）するのではなく，ストレスに気づいて対処するまでの間の“プロセス（過程）を工夫して，より冷静になること（心を落ち着けること）”が，ストレス対処が上手な人が行っているコツだと推察できる。

Ⅲ　産業医・保健スタッフが実践する「復職後面談」について

（宇都宮他, 2017；宇都宮, 2018；宇都宮・吉村, 2019）

1．復職後面談の基本的な考え方と全体像（図5）

　復職後面談の基本的な考え方は，「本人・職場が抱えている問題点を明らかにし，問題解決

をサポートすること」である。例えば，問題点とは，“主観的な情報〈本人の困り事・悩み・ストレス・主訴など（※また状況に応じて，職場の困り事などを取り扱う場合もある）〉”と“客観的な情報（体調・仕事・仕事以外の問題点や原因・診断など）”に分けられる。問題解決とは，“事後措置（例えば，職場環境調整・受診指導・保健指導など）”や“今後の方針（問題解決案の種類や優先順位・全体の方向性）”を検討することである。

　実際には，問題点を抽出して問題解決を実施するまでの過程（プロセス）に工夫が必要となることが多い。つまり，この“解決プロセスの工夫（提案の工夫・リスク管理）”が実務的には非常に重要になる。例えば，解決プロセスの工夫の一つは，「復職者の意思決定や行動変化をサポートする段取りとして，提案の仕方や提案までの流れをどう工夫したらよいのか（提案の工夫）」といった臨床コミュニケーションの

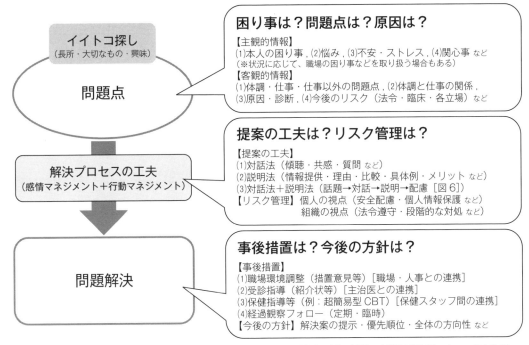

図5 復職後面談の全体像

[平成 26 年度労災疾病臨床研究事業「職域のうつ病回復モデル開発」. 宇都宮・吉村・中村ら. 産業医の臨床ポケットマニュアル Vol.1; 宇都宮・吉村. 産業医の臨床ポケットマニュアル Vol.2 一復職面談におけるメンタルヘルス対応のコツー. （平成 30 年度公益財団法人メンタルヘルス岡本記念財団研究助成にて作成）を参照・改変]

視点が大切になる（反田・青柳, 2018）。もう一つは，「復職者の問題解決や体調改善を進めていく上で，職場上司へ個人情報を開示した方がよいが，その場合，本人の同意・了解を得なければならない（リスク管理）」など，その過程の中で，法令遵守（例えば，個人情報保護・守秘義務）や安全・健康配慮（例えば，悪化防止・再発防止）の視点を勘案しながら面談を進める必要性が出てくる場合が多い。

その他，本人の"イイトコロ（例えば，長所・大切なもの・興味）"が，問題解決のきっかけや関係作りとして役立つ場合があるので留意しておくとよいだろう。つまり，復職後面談を構成する全体の要素として，①問題点の抽出，②問題解決案の検討，③解決プロセスの工夫，④イイトコ探しの4つの要素が関係していると推察される。

次に，復職後面談の型（具体的な流れや技術）について詳細に解説する。

2．復職後面談の型（対話法＋説明法）（図6）

復職後面談における実務作業として必要なことは，①関係作りや病状の悪化防止（他に情報収集を含む）のための"感情面のサポート（例えば，傾聴・共感・質問などの対話的なスキル［対話法]）"と，②実際の問題解決を進める上での"行動面のサポート（例えば，解決案の提示などを踏まえた説明的なスキル［説明法]）"に大きく分けられると考えられる。これら対話法（感情面のサポート）と説明法（行動面のサポート）を組み合わせることで，復職者本人の行動の選択肢が増え，本人の主体性を促し，自己管理の意識や行動変化への有効な手助けになると推測している。

その他，復職者の置かれている状況・状態は，本人の考え方・価値観，病気の原因・病態（診

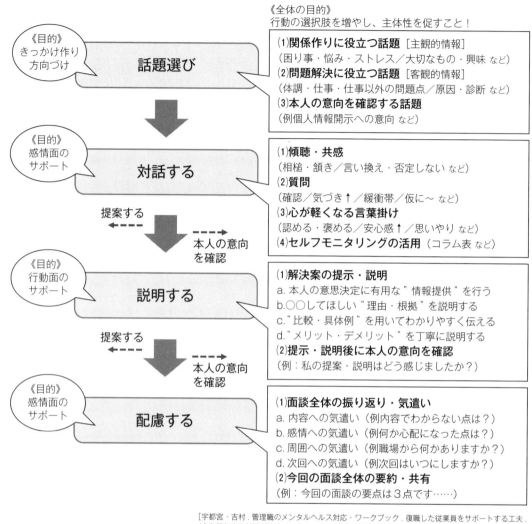

《全体の目的》
行動の選択肢を増やし、主体性を促すこと！

図6 復職後面談の型（対話法＋説明法）

[宇都宮・吉村. 管理職のメンタルヘルス対応・ワークブック. 復職した従業員をサポートする工夫.
（令和元年度公益財団法人メンタルヘルス岡本記念財団研究助成）を一部参考にして作成]

断），職場の労働環境・サポート体制，周囲の関わり方・言動なども含め個人差や多様性が大きい（つまり，ケースバイケース）と考えられるため，その場の面談の流れや空気感，また本人の言動と上司の言動の相互影響も加味して，支援者（産業医や同席する保健スタッフ）が留意しなければならないコミュニケーションの取り方や助言のポイントは刻々と変化する可能性がある。そのため現場の臨場感・状況に応じて，

時にはより臨機応変（アドリブ的）な対応が求められる場合があることを追記しておきたい。それを踏まえた上で，現場の実践・サポートに役立つと考えられる復職後面談の型（具体的な流れや技術）について，以下の仮説を立て，現場経験から得られたヒントや工夫を基に考察した。

3.《復職後面談の型（仮説）》話題選び ⇒ 対話する ⇒ 説明する ⇒ 配慮する

1) 話題選び（主観的情報と客観的情報を分ける）

「話題選び」のポイントは、"主観的情報（本人の困り事・悩み・ストレスなど）"と"客観的情報（問題点・原因・診断など）"を分けることにある。例えば、主観的な情報（本人の困り事・悩み・ストレスなど）を上手く引き出して、より純粋な相談として、面談を進めることができる。一方、客観的な情報を適切に集めて、医学的な知見との照合により問題点・原因・診断などを検討・把握しながら、より専門的な形での面談を進めることも可能と考えられる。前者は、主に"関係作りや本人の満足感"に役立ち、後者は、現在発生している"客観的な問題点（例えば、職場環境ストレス・思い込み・うつ病等の症状など）の把握・解決"に繋がりやすいと推測している。そのため、どういう目的で、どの話題を扱うのか（どんな質問を投げかけるか）が重要になると考察される。

2) 対話する（心が軽くなる言葉がけ）

「対話する」のポイントは、主に復職者の"感情面をサポート"することである。具体的には、非言語的コミュニケーション（例えば、相槌・頷きなど）と言語的コミュニケーション（例えば、共感・質問など）の両方が大切である（堀越, 2015）。特に筆者は、復職者への"心が軽くなる言葉がけ"を意識することが大切であると考えている。日頃から、相手の心が軽くなるフレーズをメモしておくとよいだろう。

実践的な対話スキルのパターン（例）としては、①本人の困り事・悩み・ストレス・関心事を上手く引き出す、②本人の話を傾聴・共感する（否定しない）、③質問により不明慮な点を明らかにする、④上手に質問を投げかけ相手の気づきを促す、⑤相手の考えや行動を認める・褒める、⑥セルフモニタリングなどを活用し、本人の考えや価値観などを上手に引き出すといったものが挙げられる。

3) 説明する（問題解決案の提示）

「説明する」のポイントは、復職者の"行動面をサポート"することである。つまり支援者が"問題解決案を提示"して、さらにそれについて復職者の"考えや意向を確認"する一連の作業のことである。ここでは、支援者からの客観的情報（支援者が説明・提示した問題解決案）と復職者からの主観的情報（前述の対話の中で得られた本人の考えや意向など）の相互作用から、本人の行動の選択肢が増えることで、本人の意思決定（主体性）が促進される場を作っていく作業（流れ）が大切と考えている（福田・江口, 2016）。

実践的な説明スキルのパターン（例）としては、①本人の意思決定に有用と思われる"情報提供"を行う、②○○してほしい"理由や根拠"を説明する、③"二つの具体例を比較対象"として提示したり、"具体的なエピソード"を交えてわかりやすく伝える、④その物事の"メリット（およびデメリット）"を丁寧に説明するなどが挙げられるだろう。

4) 配慮する（本人・周りへの気遣い）

「配慮する」のポイントは、最後にもう一度、復職者の"感情面をサポート"することである。ただし、前述の「対話する」との違いは、ここでは"本人・周りへの気遣いを示す"ことに重きが置かれている（例えば、気配り・思いやりという表現も意味合い的には近いと考えている）。

実践的な配慮スキルのパターン（例）としては、①面談内容に関して相手への気遣いを示す（例えば、面談内容でわからない点がなかったかどうか）、②面談中の感情の動きに関して相手への気遣いを示す（例えば、不安や心配事などが感じられる点がなかったかどうか）、③面談に同席している周りへの気遣いを示す（例えば、職場上司から見て気になった点がなかったかどうか）、④次回の面談日時や次回までの宿題・約束に関しての気遣いを示す（例えば、本人や関係者にとって次回の日程に無理がないかどうか）などが該当すると思われる。

Ⅳ　おわりに

　今回，産業現場の復職後支援における認知行動アプローチの応用について，一つは，復職者自身が実践する"セルフケア（セルフマネジメント）"の観点から，「超簡易型CBTプログラム」を主体に，その実践的・具体的なポイントについて事例などを活用して解説した。二つ目は，現場の産業医・保健スタッフが実践する"復職後のフォローアップ面談・健康相談"の観点から，「復職後面談の型（対話法と説明法）」について，その実践経験からの仮説を基に丁寧に説明した。

　ここで特筆すべきことは，超簡易型CBTと復職後面談における"両者の共通点"こそが復職後の支援を実践する者にとって，非常に大切であると考察している点である。すなわち，それは支援者（産業医や保健スタッフ）が「感情面のサポートと行動面のサポートの両方を実践すること」にある。さらに興味深い点は，認知行動アプローチの技法（例えば，行動活性化・認知再構成法・問題解決技法・アサーションなど）の多くが，気持ちが軽くなったり（感情面への影響），問題解決やパフォーマンス向上に繋がる（行動面への影響）など感情面と行動面の両方を変化・改善に導くと推察される点である。

　最近，現場で実感していることの一つとして，感情面と行動面の両方へのサポートを意識・実践している産業医・保健スタッフ，また職場上司などの数はいまだ不十分ではなかろうか。近い将来，現場の産業医や保健スタッフなどが，メンタルヘルス不調を呈している復職者などに対して，感情面のサポートと行動面のサポートの両方を意識・実践できるようになることで，それが"復職者本人の主体性を促すこと（自己管理の意識や行動の変化）"への有効な手助けとなるであろう。またさらに一歩進んで，復職者自身が感情面と行動面の両セルフマネジメントを自ら実践・継続・学習できるようなサポート技術へと発展していく可能性があると推測している。

　最後になるが，感情マネジメントと行動マネジメントの両輪が，企業や組織全体のメンタルヘルス対策の根幹となる考え方として機能し，心の不調から復職した労働者の心の健康増進およびパフォーマンス向上，ひいては労働者の日々の生活・生き方におけるwell-beingに少しでも寄与できれば幸甚である。

文　献

Baddeley A（2010）Working memory. Current Biology, 20(4)；136-140.

反田篤志著・監修／青柳有紀著（2018）あめいろぐ予防医学. 丸善出版.

Hollandare F, Anthony SA, Randestad M et al.（2013）Two-year outcome of internet-based relapse prevention for partially emitted depression. Behaviour Research and Therapy, 51(11)；719-722.

堀越勝（2015）ケアする人の対話スキルABCD. 日本看護協会出版会.

福田洋・江口泰正（2016）ヘルスリテラシー：健康教育の新しいキーワード. 大修館書店.

加藤典子・宇都宮健輔・大野裕（2015）職域におけるセルフケアのための簡易型認知行動療法プログラム：WP-SKIP参加者用ガイドブック. 平成26年度労災疾病臨床研究事業（職域のうつ病回復モデル開発）.

Kowalski-Trakofler KM & Vaught C（2003）Judgment and decision making under stress：An overview for emergency managers（CDC Stacks.https://stacks.cdc.gov/view/cdc/9731）

Kupfer DJ, Frank E, Phillips ML（2012）Major depressive disorder：New clinical, neurobiological, and treatment perspectives. The Mar and After, 17, 379 (9820)；1045-1055.

Mathews A & MacLeod C（2005）Cognitive vulnerability to emotional disorders. Annual Review of Clinical Psychology, 1；167-195.

大野裕・田島美幸（2011）こころのスキルアッププログラム 認知療法・認知行動療法の視点から. 国立精神・神経医療研究センター認知行動療法センター.

大野裕・田中克俊（2017）保健、医療、福祉、教

育にいかす簡易型認知行動療法実践マニュアル.
　ストレスマネジメントネットワーク.

Staal MA（2004）Stress, Cognition, and Human
　Performance：A Literature Review and
　Conceptual Framework（NASA Technical
　Reports. https://ntrs.nasa.gov/search.
　jsp?R=20060017835）

うつ病の認知療法・認知行動療法（患者さんのた
　めの資料）厚生労働科学研究費補助金こころの
　健康科学研究事業「精神療法の実施方法と有効
　性に関する研究」（編集：慶應義塾大学認知行動
　療法研究会）.

宇都宮健輔（2017）認知行動療法のこれから—取
　り組むべき課題：産業現場にいきるスーパービ
　ジョン.精神療法増刊，第4号；148-153.

宇都宮健輔（2018）特集　復職支援プログラムの実
際.産業現場における復職後支援—簡易型CBT
　と3つの臨床スキル.最新精神医学，23(3)；221-
　228.

宇都宮健輔・吉村玲児（2019）産業医の臨床ポケ
　ットマニュアルVol.2—復職面談におけるメンタ
　ルヘルス対応のコツ.平成30年度（公財）メン
　タルヘルス岡本記念財団研究助成.

宇都宮健輔・吉村玲児（2020）管理職のメンタル
　ヘルス対応・ワークブック—復職した従業員を
　サポートする工夫−.令和元年度（公財）メン
　タルヘルス岡本記念財団研究助成.

宇都宮健輔・吉村玲児・中村純他（2017）産業医
　の臨床ポケットマニュアルVol.1—メンタルヘル
　ス対応に必要な3つの臨床スキル.平成28年度
　労災疾病臨床研究事業（職域のうつ病回復モデ
　ル開発）.

産業領域における認知行動療法の活用

▶ 職場のハラスメント対策

Miyabi Muto

武藤 みやび*

I はじめに

本年6月にハラスメントに関する複数の改正法が施行され，パワーハラスメントは初めて法制化される。これに合わせ，人事院は6月に国家公務員の懲戒処分の指針改正を予定している。

平成30年度の都道府県労働局に寄せられる相談のうち「いじめ・嫌がらせ」が過去最高となり8万件を超えた。精神障害の労災のハラスメントに相当する請求・支給数も高いままである。最悪の事態としてハラスメントを苦にした自殺も後を絶たず，民事訴訟も起こされている。

実際に，職場の人間関係やハラスメントをきっかけに，適応障害やうつ病を発症したと思われるクライエントに関わったことがある方も多いだろう。

ハラスメントは，個人の尊厳や人格を不当に傷つける行為である。言うまでもないが，何人も自分の存在や人格を否定されることはあってはならない。しかし，人と人が関わる以上，誰もがハラスメント当事者となりうるのも事実である。当事者とは，被害者のみならず，行為者，傍観者も含んでいる。

新入社員は「被害」しかないと思われるかもしれないが，パワーハラスメントは単なる上下関係だけではなく，「優越的な関係性を背景」とした言動と規定されている。例えば，デジタルネイティブな若手がパソコン操作に不慣れな年長社員を罵る，研修医がベテランナースに高圧的な態度をとる，ということもパワハラに認定されうる。あるいは，長年勤務しているパート職員が新入の正規職員を仲間外れにする，などもハラスメントと言えよう。このように，ハラスメントは誰もがどの立場にも置かれる可能性があるのだ。

まずはこのことを理解した上で，職場のハラスメント対策を講じる必要がある。

II 職場におけるハラスメント対策の基本

ハラスメント対策は三つのフェーズにわけられる。

一つ目は未然予防。具体的には，トップのメッセージや相談窓口の設置，周知・啓発などがあげられる。

二つ目は早期発見，介入・対応。相談対応やサポート，調査，対処などが該当する。

そして三つ目は再発防止であり，行為者への指導や教育研修，職場全体への告知などが該当する。

予防医学の一次予防，二次予防，三次予防と考えるとわかるだろう。介入・対応の対象は，被害者，行為者，その他構成員，組織全体であ

＊合同会社 liaison aide（リエゾンエイド）
〒107-0062 港区南青山 2-2-15 ウィン青山 942

表1　ハラスメント対策における臨床家の役割

	一次予防	二次予防	三次予防
被害者	（アサーション研修）	相談対応・カウンセリング	カウンセリング
行為者	（マネジメント研修）	聴き取り	行動改善プログラム
全体	未然防止研修		再発防止研修
担当者	相談対応研修	コンサルテーション	

る。「被害者」や「行為者」はハラスメントが発生して初めてその存在が明らかになるので、一次予防の段階ではまだオモテには見えていない。

　基本的には、これら三つのフェーズを横軸に、四つの対象を縦軸において、それぞれに適切な対応・対策をすることになる。

　ハラスメントは個人の問題、当事者間のトラブルだと捉える人は多い。しかし、決して個人の問題に矮小化してはならない。組織全体の問題であり、組織の歪みや問題点がハラスメントという行為を通して露呈した、と考えたほうがしっくりくることが多い。

　これは、ピンポイントで被害者と行為者への対処・対応をしていても、また次の被害者が出てくることからも明らかだろう。

　もちろん、いわゆる「トラブルメーカー」、「ハラスメント体質」と言われても仕方のない人も存在し、パーソナリティ障害や発達障害などが疑われるケースもある。逆に、繰り返し被害を訴える人の中には、統合失調症等が強く疑われる人もいるが、それはまた別の問題だ。産業医や健康保健スタッフと情報共有し、対応することが求められる。

　医療従事者や心理臨床家は、組織全体を人、ハラスメントという事象を症状と置き換えるとイメージしやすいかと思う。私たちには、症状に目を奪われたり主訴に捉われたりせず、目の前の人をありのまま全体として見通す、全人的な視点・アプローチが求められる。

　例えば、薬物依存において「クスリをやめる」ことにフォーカスしすぎると、「違法薬物」は使わなくなったが「処方薬」や「アルコール」を乱用したりギャンブルに走ったり、ということが起こる場合がある。これでは意味がないどころか逆効果、本人の身体的健康だけでなく心理的傷つきまで深めてしまう。

　同様に、個別のハラスメント事案を解消したとしても、職場環境や組織風土が変わらなければ類似の問題が発生する可能性が高い。このような観点に立つと、ハラスメント対策は組織風土の変革や、職場環境の改善が不可欠であり、要であるということがわかるだろう。

　このように組織を有機体として見立て、問題に対処することができることは、私たち心理臨床家が産業領域で活動する際の強みといえる。

Ⅲ　ハラスメント対策における認知行動療法の活用

　ハラスメント対策の中で、心理臨床家が対応可能な関わりを表1に示す。

　これらすべてに認知行動療法が役立てられる。

　筆者は事業所外の専門家であり、主にコンサルテーション、各種研修、行為者の行動改善プログラムを行っている。行動改善プログラムは司法領域における再犯防止プログラムを独自にアレンジした独自のものである。

　被害者または行為者対応は、個別かつほぼ内密に実施されるため全体への波及は見込めず、ハラスメント防止効果は非常に限定的と言わざるをえない。企業サイドからは費用対効果が低いとみなされる。

　したがって、職場のハラスメント対策としては、より多くの人に働きかけることが可能でハラスメントの発生を防ぐ方策、つまり未然防止研修が最も効率的かつ効果的と考えられる。私

たち心理臨床家にも，一次予防への対応が求められている。

未然防止には組織風土の変革や職場環境の改善が必要である。最近は「アンコンシャス・バイアス」がハラスメントの背景にあるという認識が広まりつつあり，その対応も求められる。

いままでの記述でわかるだろうか。わかったようで何もわからない。わからないので当然できる気もしない，という人が多いと思う。

そこで，もう少し具体的に，わかる言葉で表現してみよう。認知行動療法家には何ができるのか？　どのようにアプローチをしていけばよいのかを解説してみたい。

職場環境は物理的環境と社会・心理的環境に分けられる。後者は，職場の人間関係やコミュニケーション，空気・雰囲気である。「職場の空気」は意識の集合体であり，いわば「自動思考」だろう。「組織風土」はそれが蓄積し定着，醸成したもの，独自文化や価値観であり「スキーマ」といえる。「アンコンシャス・バイアス」とは「認知の偏り」のことである。

職場では「〜すべき」，「こんなの当たり前」，「〜のはず」，「普通は〜」という呪文が飛び交い，上司が変わるたびに「常識」がリセットされることも珍しくない。しかし，「べき」思考は許容範囲を狭め，それ以外を許せない，けしからん，と捉えハラスメントにつながる，というのは認知行動療法家からすれば，それこそ「常識」だろう。

「べき」や「常識」に働きかけることができるのは“認知行動療法ならでは”であり，もっとも得意なことの一つといえるだろう。

このように知っている言葉に置き換えると「やること」が見えて「できる」気になるのではないだろうか。

さて，未然防止の目的はハラスメントの発生を防ぐことである。

私たちの最終目的地，ゴール（大目標）は「ハラスメントのない職場にする」と設定しよう。

では，「ハラスメントのない職場」とは具体的にどのような職場を指すだろうか。

よくあげられるのは「風通しの良い職場」だが，「風通しが良い」とはどのような状態だろうか。それはコミュニケーションが良好で，特に困ったことや問題が発生した時にそれを相談したり指摘したりできる職場のことである。邪魔するものがない，というのもポイントである。

さらに「コミュニケーションが良好」というのを詳しく見てみよう。すると，「お互いに自分の気持ちや考えを伝える」と同時に「相手の話をしっかり聞いて尊重」し，「自分の理解を伝え返す」ことを繰り返し，ズレやギャップを減らそうと努めること，と分解できる。

このように考えると，「コミュニケーションが良好」であり「サポートがある」，「自他相違を認め，相手を尊重する」職場にしていくことがハラスメント防止の中目標といえよう。

「ハラスメント防止研修」を依頼されたら，おおむねこのあたりを目指せばいいのだろう，と想定できる。

あとは，事業所の要望や対象者により，現実の課題や問題に合わせて，さらに具体的な小目標を設定し，研修を構成すれば良い。

筆者は外部専門家なので，依頼を受けて打ち合わせをすることになるが，ここでどれだけ的確な見立てができるかが研修成否の鍵を握る。見立てとはケースフォーミュレーションだが，ここでも組織全体を有機体，一つのかたまりとして見立てをする。それをもとにしてコンサルテーションを行い，研修を構成，提案している。

例えば，コミュニケーションが少ない職場では，コミュニケーションスキルの研修を行う。心理的サポートが少ない職場であれば，労いや感謝の言葉の効用と伝え方を紹介したり，ヘルプスキルの伝授をしたりする。独自の文化が強かったり多様性を認められない人がいたりする職場であれば，「常識」は単なるマイルールでしかないかもしれない，ということに気づいて

もらえるように働きかける。

このように，一口に「ハラスメント未然防止」といってもさまざまな支援ができる。

ハラスメントという問題に取り組むためには，現状を把握し，問題の背景を理解し，問題の維持要因を探り，解決を阻む因子を減らしていく。同時にうまくいっていること，リソースや強みを見つけて活かしていく。

このように，いつもの認知行動療法の手順にあてはめて整理していけば，何も特別なことはないことがわかるだろう。領域や対象が違っても基本的な方法は変わらない。「この取り組みをすることでどんないいことが起こりうるか」将来的な展望，明るい未来が思い描けるように手伝うのが私たちの役割だろう。

Ⅳ　ハラスメント防止研修に活かす認知行動療法

本節では，認知行動療法を取り入れたハラスメント未然防止研修の実際について概要を紹介する。最初の一歩として企業がイメージする，基本的な知識研修も入れた「全部盛り」の概論研修である。

研修の進め方の留意点としては，講師が一方的に話し続けると受講者は完全な受け身となり，「押しつけ」と感じたり「やらされる感」に繋がったりしやすい。そうではなく「自分ごと」として捉えられるよう，適宜問いかけを挟み，気づきを促し，「考える」という能動的なアクションの機会を与える。つまり「Guided Discovery」を意識して展開していく。これは研修へのエンゲージメントを高めるための工夫でもある。

研修の対象者は「顕在化していない当事者」であり，「ハラスメントのない職場にしたい」という意思や意欲のギャップ，温度差もある状況である。

そこで，まずは「空気」を変えていくようにアプローチしていく。

「職場の空気を作り企業風土を受け継いでい

るのは誰なのか」を投げかけ，立ち止まって考える時間を取る。

「それは紛れもない自分だ」ということに気づいてもらうことが大切である。当然ショック反応，拒絶が生じる。そこで，「それを変えられるのは誰か」問いかけ，「裏を返せば変えることができるのも自分たちである」ということにも考えが及ぶようにする。すると，「自分にはその力があるのだ」という自己効力感と，「自分はその役に立つ」という自己有用感を持てるようになる。「やればできる」という希望と期待を持つことで動機づけが高まり，意欲的，前向きになれる。つまり，変化への準備性を整えるのだ。

このように「自分ごと」として考えることによって，受け身から主体性をもって取り組む課題である，という認識に変わり，ハラスメントを「しない」（行為者にならない），「されない」（被害者にならない），そして「させない」（傍観者にならない）ことを腹から理解することが可能になる。

このことは，トップメッセージとして発せられることが望ましいが，現実には難しいので研修冒頭で講師から伝えることになるだろう。

基本的な研修の構成と内容，ポイント等を以下に記していく（表2）。

①導入　〈研修への動機づけ〉
　ハラスメント防止研修がなぜ必要なのか，そもそもなぜハラスメントが問題なのかを，ハラスメントによって引き起こされることを例示しながら考えさせる。
　受講者自身あるいは周囲で同様の問題が発生していないか問いかけ，当事者意識を持てるよう促す。

②前編　〈認知への働きかけ〉
　ハラスメントの定義等，基本的知識の伝達。現状把握。実際の判例やニュースで話題になっている事例などを挙げ，できるだけ具体的にイメージできるようにサポートしていく。

表2　認知行動療法を取り入れたハラスメント防止研修の概要

	目的	手段（技法）
導入	動機づけ	guided discovery
前編	意識改革	心理教育
後編	行動変容	スキルトレーニング
終結	行動化	ホームワーク／アクションプラン

同業種や勤務形態等が似ている例だとより身近に感じられる。「自分だったらどうするか」，「自社だったらどうなると思うか」を投げかけ，自分のこととして落とし込めるようにする。

また，自分の傾向・タイプを確認し自己理解を促す。コミュニケーションの基本についても触れ，自分の「つもり」と相手の「受け止め」は異なることに気づいてもらう。「べき」思考や常識の罠にも言及する。ハラスメントを「しない」「されない」「させない」がメインテーマとなるため，受講者にとっては「禁止」のメッセージが強く伝わりやすいことに留意していく。

③後編　〈行動変容に向けたアプローチ〉

「しない」「されない」「させない」ための工夫・対処方法について伝授。アンガーマネジメントやアサーション，早期発見のポイントなどの紹介。

ハラスメントはしてはならないこととはいえ，「つい」や「もしも」が起こってしまう可能性に言及。「やってしまった」場合にどうしたらいいか考えることで，想定外を減らし，適切な行動が取れるよう備える。その時の対処がその後にどのように影響するかを考えてもらい，事後の立ち居振る舞い，なすべきことを自分で気づけるよう導く。言い訳や誤魔化し，隠蔽のリスクを指摘。適切に処理・対処することで関係回復や重大化阻止の可能性があることを理解してもらう。

同様に，被害を受けた場合や見聞きした場合についても「自分がその立場に置かれたらどうしてほしいか」，「どのような態度をされ

るとますます孤立してしまうか」などを問い，受講者にイメージさせながら伝える。

セクシュアルハラスメントやカスタマーハラスメントが起きやすい職場では，お断りのスキルについても伝達すると良い。

④終結　〈日常への落とし込み〉

日々の業務労いと研修参加の感謝。日頃のストレスマネジメント，セルフケアへの意識づけとスキルの伝授。受講内容を職場に持ち帰りコミュニケーションにつなげるよう依頼。最後に，自身が日常で自然にしているコーピングに目を向け，「この研修終了後にしたいこと」をホームワークとする。

当然，ホームワークを提出・検証できるわけではないが，受講内容を「現実場面」で実行することで，その後の日常に取り入れることを期待している。

いかがだろうか。もちろん，事業所の意向や受講者の属性，研修時間等によって研修内容やボリュームを適宜変更する。

このように，最初は認知に働きかけ「ハラスメントのない職場を目指す空気」を作る。とはいえ，温度差もあるし，現状維持を望む人もいる。今のままと変えた場合のメリット・デメリットをあげたり，今後起こりうることを想像してもらったりすることも意識改革には有効だ。

意識が変わったところで，「で？　どうしたらいいの」と身動きが取れなくなる。実際「それじゃあ指導もできない」とか「もう会社で誰とも話したくない」という反応は珍しくない。今までのやり方を手放すことが容易ではないことは想像に難くないし，ダメ出しでは行動変化

には結びつかないのだ。

そこで，行動指針を提示する必要がある。どうしたらハラスメントを防げるのか，ハラスメントと言われない指導の仕方とはどんな言動なのか。これらを伝えることが大切である。

ハラスメントとは，行為，行動である。端的に言えば，行動変容が求められているので，具体的なスキルを提供できる認知行動療法は有効だろう。

注意点として，ハラスメント対策では「防止」に力を入れるあまり「べからず集」に終始してしまうことがよくある。しかし，いくら未然防止に努めても完全に排除できるものではない。

これは医療事故に置き換えるとイメージしやすい。起こしてはならないが細心の注意を払っても起こりうることであり，「ダメ！絶対！！」では隠蔽につながりかねない。しかし，その手前のヒヤリ・ハットを報告・共有することで傾向を知り対策を講じれば，より重大なインシデントを防ぐことができる。潜在化や遷延化を避けるべく，「起きてはならないが発生した場合には速やかに報告，対処すべし」という意識を高めるほうが現実的かつメリットが大きい。

このような説明をする時は，「義務」であるというより「報告してもらえると助かる」，むしろ「言ったほうがえらい！」と伝えると，意味や意図が伝わるし安心感が得られるため，前向きに対応してもらえる。ちょっとした工夫だが，スキルの提示だけでなく講師が「良いモデル」として振舞うことは非常に重要である。私たちの実際の行動を通して研修受講者に「受け手がどう感じるか」体感してもらうことで，理解や納得感が深まるし，行動化にもつながるからである。

また，OK パターンの習得，という観点からコミュニケーションやアサーションの研修を実施することもあるが，この時に「ハラスメント防止」を前面に押し出すか，コミュニケーションやメンタルヘルスをテーマに掲げるかは事業

所と検討したほうがいいだろう。というのは，「ハラスメント」という文言に拒絶反応を示す人が一定数いるし，「ハラスメント防止」を謳うということは現在「ハラスメントがある」というメッセージになりはしないかと恐れる担当者や経営者もいるからだ。

このような不安や抵抗感を少しでも取り除き，できるだけ前向きな気持ちで取り組めるようにするのも私たちの大事な仕事であり，認知行動療法家の得意とするところであろう。

「ハラスメント」を標榜しなくてもハラスメント対策は可能だし，むしろ心理臨床家には「それならできる」と思えるのではないだろうか。

ちなみに，「時間の限られた集合研修の中で参加者全員が同じように理解するわけがない」と現実的に妥当な認知を持つことで，講師のメンタルヘルスを保つことができる。また，伝えたい想いが強すぎると，相手は重くて受け止めきれない。意欲を「引き出す」ことよりも「削がない」ことが重要である。そもそも「ハラスメント防止研修を楽しみにしてきました！」という人はほぼ皆無なので，義務で参加してくれている人たちをいかに飽きさせないか，お昼寝タイムにならないようにするか，創意工夫するのは講師の役目であり責任である。

とはいえ，あまり気張らず，一つでもお土産を持って帰ってもらえたらラッキー，くらいのほうが反発や抵抗が少なくて済むのも事実だ。一方通行になったり敵対構造になったりしないよう，「適当」に「ほどほど」の姿勢で臨んでほしい。

一般の人向けの研修のポイントは，「正確さ」より「わかりやすさ」だ。伝わらなければ興味はもてない。興味が沸かないことは理解ができない。わからないことはできる気がしない。できると思えなければやる気も出ない。やる気がないのに行動するわけがない。

つまり「やってみよう！」と思わなければ行動にはつながらないのだ。試してもらえるよう工夫しよう。

V　職場環境改善に活かす認知行動療法

　最後に応用編として，人間関係やコミュニケーションの課題（＝ヒヤリ・ハット）を入り口として，ハラスメント（＝重大事故）防止も狙った事例を紹介する。事例は特定できないよう一部改変している。

【事例1】

A社　小売業　社員の大半は女性

依頼：若手への接し方の研修を希望

担当者：社員教育の責任者：女性

研修対象者：店舗のリーダー職でほぼ女性

課題：ハラスメントはないが，リーダー職とそれ以外の人との仕事に対する意識差，温度差が大きい

　　実力主義で選ばれた「できる」人たちなので，若手にも「普通はこのくらい〜」と求めてしまいがち

　　「育てる」意識が薄い

強み：仕事に対する意識も意欲も高い，能力も高い，勘が良い，感受性が高い

①コンサルテーション

　　「本社が優秀なリーダーたちに期待しており，そのために各種研修を実施しているが，彼女たちはどう感じていると思われますか？」と担当者に投げかけると「相当きついと思う」と反応し，期待がプレッシャーになっている可能性に気づかれる。

　　そこで，現場でも同じことが起こっており，その影響で「若手の育成」にまで意識が回らない可能性を示唆。今回は「会社がみんなの働きぶりに感謝し労うための場を提供する」という意図でセルフケア研修をしてはどうか，と提案。採用される。

②研修

　　メンタルヘルスのセルフケア研修を実施。ストレスマネジメントを「こころのお手入れ」と表現。

　　女性ばかりの職場ということで，「お肌の

お手入れ」になぞらえてケアの手順を展開。汚れ（＝ストレス）を「落とす」，肌（＝こころ）を「潤す」，「守る」の三つのステップでいつもしていること，役に立ちそうなことをワークシートに記入，周囲とシェアし分かち合う（コーピングリストの作成）。

　　さらに，レスキューアイテムとして「魔法の言葉」，「安心毛布」，「安全基地」の三つを探し出し，いざというときに備える。

　　ホームワークとして，「研修後にやりたいことの実施」に加え，受講内容をお土産として持ち帰り「職場でシェア」するよう指示。具体的には「こころのお手入れを習ってきた。みんなでシェアしてお手入れアイテムを増やすといいとのことなので，あなたのケアを教えてほしい」と話すように伝える。

③受講者の反応（アンケート）

　　「担当者（会社）が自分たちのことを考えてくれていることがわかった，嬉しかった」，「自分たちもチームメンバーにしてあげたいと思った」など。

　　「してもらって嬉しかったこと」を「他の人に自分がして返す」というお互いさまの精神，「育てる」意識が芽生え，研修の狙いはある程度達成できたと思われる。

　　「部下への接し方」というコミュニケーションの課題だが，本社が管理職に，管理職が部下に「求める」構図があり，皆が要求水準の高さに疲弊，かつサポートレスな状態。ハラスメント対策の依頼ではなく顕在化もしていないが，いつ発生してもおかしくない状況。

　　そこで，受講者に労いとサポートの意味を込めてセルフケアを実施し，そのありがたさや心地よさを実感してもらうことで「人との関係のもち方」に意識が向くよう構成。また，自分のコーピングと他者のコーピングをシェアすることで，「自分の普通」と「他者の普通」は違うことに気付くよう促した。

　　ハラスメントのリスク要因となる，サポート

レスと「べき」思考,「常識」の呪縛に介入することで, 中長期的に職場の空気が改善され, 問題が重大化することがないよう働きかけた。

VI　まとめ

本稿は実践報告であり効果検証をしていない。受講者アンケートや担当者の感想はあるものの, 研修満足や理解度の高さがハラスメント防止の意識やハラスメント行為を減らすことに繋がるかも未検討である。これは筆者が外部の専門家であり, 契約業務遂行後の状況, 行動変容の有無まで追える立場にないためである。不十分なのは重々承知だが, 今後の課題とすることでご容赦いただきたい。

企業から見ると, 臨床家は異端であり「異なる文化を持ち込む」人である。私たちの「常識」は「非常識」かもしれない, と認識し, 相手の文化を尊重し, 伝わる言葉で話すのは「伝える側」である私たちの責務だ。幸いなことに, 認知行動療法は私たちが普段意識せずにしている「うまく回っているときのパターン」を整理したものであり, 日常の言葉で説明可能なため抵抗感が少なく, 納得感も得られやすい。また, 問題・課題を整理し, 目標を明確化してアクションプランを立てる, という問題解決技法の手順はいわゆる PDCA サイクルと似ているため, ビジネス場面でも馴染みやすい。共通言語が多く, 理解してもらいやすいのである。さらに認知行動療法家は, これらのことに気づき, 伝える術も持っている。産業領域で活用するのにぴったりといえるだろう。なによりも「現実的に妥当」,「実現可能」を目指す, というリアルさ, 生活者目線が安心, 信頼につながり受け入れられるのだと感じている。

VII　おわりに

精神科医療に携わる読者の方々は, 働く人のメンタルヘルス不調の一因として職場の人間関係の問題やハラスメントがあることを日々実感しているだろう。逆にいえば, ハラスメントを減らせば, 働く人のメンタルヘルス不調は格段に減る。

心理臨床活動は二次予防が中心のため一次予防は敬遠するかもしれないが, 臨床心理士会の規約でも公認心理師法でも「啓発活動」や「情報提供」は謳われている。未然防止ができるのは大きな強みだ。ぜひ「こんなこともできますよ」とアピールしハラスメント防止にも積極的に取り組んでほしい。

不調者や自殺者をこれ以上増やさないためにも, 認知行動療法を活かすことを心より願っている。

本稿を執筆中「専門誌に掲載するのにふさわしい文章を書かなければならない」という自縛で身動きが取れなくなってしまった。

仕事仲間にヘルプを求めたところ, 温かい言葉と具体的で的確なアドバイスで呪縛を解いてくれた。とても嬉しくありがたかった。いつも労いや感謝の言葉をかけてくれ, 何より褒めてくれるので, とても励みになるしやる気も出るし調子にも乗る。

みんながこのような職場で働けたら気分良く過ごせるし, ハラスメントはなくなるのに, といつも思う。ほんのちょっとの気遣い, 言葉で人は変わる。そんなに難しいことではないはずだ。しかし, 思っていても相手に届かなくては意味がない。

まずは自分の周りを居心地の良い環境にすること,「ありがとう」から始めてみてはいかがだろうか。

文　献
厚生労働省（2017）平成 28 年度　職場のパワーハラスメントに関する実態調査報告書.
厚生労働省（2019a）平成 30 年度　過労死等の労災補償状況.
厚生労働省（2019b）平成 30 年度　個別労働紛争解決制度の施行状況.
厚生労働省（2019c）パワーハラスメント対策導入マニュアル（第 4 版）. 厚生労働省（2020）事業

主が職場における優越的な関係を背景とした言動に起因する問題に関して雇用管理上講すべき措置等についての指針（令和 2 年厚生労働省告示第 5 号）.

厚生労働省（2020a）事業主が職場における性的な言動に起因する問題に関して雇用管理上講すべき措置等についての指針等の一部を改正する告示（令和 2 年厚生労働省告示第 6 号）.

厚生労働省（2020b）事業主が職場における妊娠、出産等に関する言動に起因する問題に関して雇用管理上講すべき措置についての指針の一部改正（令和 2 年厚生労働省告示第 6 号）.

厚生労働省（2020c）職場におけるハラスメントに関する関係指針改正部分（抜粋）https://www.mhlw.go.jp/content/11900000/000595059.pdf（参照日：2020 年 3 月 30 日）.

厚生労働省委託事業　公益財団法人 21 世紀職業財団. 職場のパワーハラスメント対策ハンドブック.

厚生労働省委託事業（2020）ハラスメント裁判事例、他社の取組などハラスメント対策の総合情報サイト　明るい職場応援団　http://www.no-harassment.mhlw.go.jp/（参照日：2020 年 3 月 30 日）.

厚生労働省都道府県労働局雇用環境・均等部（室）（2020）職場におけるパワーハラスメント対策が事業主の義務になりました！―セクシュアルハラスメント対策や妊娠・出産・育児休業等に関するハラスメント対策とともに対応をお願いします ―https://www.no-harassment.mhlw.go.jp/pdf/pawahara_gimu.pdf（参照日：2020 年 3 月 30 日）

大野裕・田中克俊（2017）保健、医療、福祉、教育にいかす簡易型認知行動療法実践マニュアル. ストレスマネジメントネットワーク.

司法領域での認知行動療法

▶生きづらさを抱えた人たちを中心に

Tetsuji Chou

長 徹二*

|||||||||||||||||||||||||||||||||||||||||||||||||||||||||||||||||||||||||||||||||||||

I はじめに

司法領域においては再犯防止のために認知行動療法が用いられている。たとえば，島根あさひ社会復帰推進センターでは，犯罪に至る行為に伴う思考・感情に焦点をあて，自身が犯罪行為に至った行動のサイクルを客観視できるようにし，そこから脱却するためのプランを考えるプログラムが始まっている。この取り組みは『プリズン・サークル』という映画でも取り上げられることになり，治療共同体としても注目されている。

そのすべての人とは言わないが，触法行為に至る人には，認知が偏っている人が少なくない。成育歴を丁寧に聴取すれば見えてくることがほとんどであるが，その影響で生きづらかったことが多いわりに，実際にはその歴史を口にしない人がほとんどである。というのも，そもそも他者を信用することが難しい人がほとんどであり，支援にあたって，その人の生きづらかった過去や逆境体験を正直に自己開示できる安心・安全な環境が重要となる。本音を話してもらうハードルを下げる工夫の一つとして，この人間の助言を聞いてみようと思う関係性が重要であ

り，自分を受け入れてくれていると感じてもらうことに重点を置くのが良いと思う。暴力被害を受けた男性を対象にした研究ではあるが，自己開示が可能となる条件として，「共感的で支持的な態度，時間をかけること，ジェンダー規範を尊重，恥をかかせないこと」など，良好な関係性がカギを握ると報告されている（Simmons et al., 2016）。

過去の生活環境には修正すべきものが多いだろうと考える一方で，その環境にしか安心・安全がなかったことにも目を向けたい。筆者の経験上だが，司法関連で出会った患者さんたちの多くに共通して見られた傾向の一つに，小児期逆境体験（Adverse Childhood Experiences；ACE）が多いという印象がある。Felitti ら（1989）が報告したことを契機に，ACE がその後の人生に与える影響は身体および精神の疾患の多くに関与することが数多く発表されており，メタアナリシスも報告されている（Hughes et al., 2017）。本メタアナリシスの中で精神疾患に関係のあるファクターだけに限ったとしても，ACE の影響するオッズ比は多量飲酒で 2.20，不安で 3.70，うつで 4.40，違法薬物使用で 5.63，問題飲酒で 5.84，暴力被害で 7.51，暴力加害で 8.10，問題薬物使用で 10.22，そして，自死未遂で 30.14 と非常に多岐にわたり，影響が大きい。そして，暴力に関連していることから，司

*一般財団法人 信貴山病院
ハートランドしぎさん 臨床教育センター
〒636-0815 生駒郡三郷町勢野北 4-13-1

法関連における影響も少なくないことが推察される。また，ACE が多いと処方される向精神薬が多くなることも報告されている（Anda et al., 2007）ことも考慮に入れると，認知行動療法が必要となる機会が自ずと増えるのではないかと考える。

　前文が長くなってしまったが，本稿は筆者の臨床経験上，生きづらさを抱えている人や物質使用障害を抱えている人に偏る内容になる。「刑罰より治療」という視点を取り入れた，認知行動療法が用いられることとなった法律改正・成立の概要，司法領域で出会う人との認知行動療法を実施する際のかかわり方や考え方，そして，さまざまな認知機能に働きかけるプログラムの例を紹介する。特に，現在奈良少年院で実施している，われわれの作成した認知行動療法的要素を含んだ治療ツール ARASHI（アラーシー）の紹介とその実践について解説する。

II　重要な法改正・成立と認知行動療法

　精神疾患の多くは慢性疾患であり，一時的に集中的な治療を用いて改善するものではなく，その生活において再燃・再発を避けては通れない。最も再燃・再発が多いであろう物質使用障害であっても，喘息や高血圧，糖尿病など数多くある慢性疾患と同様に再発しやすい（McLellan et al., 2000）と報告されている。ただし，触法行為をした場合に実刑になれば，収監されるので現行の医療を継続できなかった。特に，違法薬物使用に関してはその所持や使用に罪があるために，再犯には実刑がつきもので，物質使用障害の治療が継続できなくなり，臨床医を泣かせてきた。そこで，こうした状況を改善するべく，法改正・成立により，「処罰の代わりに治療」という視点が導入されるに至った。本章ではその中でも，認知行動療法が導入されている三つの法律について概説する。

1．心神喪失等の状態で重大な他害行為を行った者の医療および観察に関する法律，いわゆる「医療観察法」（2005 年施行）

　心神喪失の状態で触法行為に至った精神障害を抱える人については，1880 年に制定された旧刑法 78 条で「罪ヲ犯ス時知覚精神ノ喪失ニ因リテ是非ヲ弁別セザルモノハソノ罪ヲ論セス」とされ，その行為が罰せられないとされていた。そして，1907 年に現刑法の 39 条が制定され，「心神耗弱者の行為はその刑を減軽する」ことが追加された。それ以後，触法行為に至っても責任能力がない場合には犯罪は成立せず，刑罰は科すことができない，あるいは責任能力が限定的な場合には犯罪が成立しても刑罰を減軽することが定着した。その後は，保安処分を定めたものなども含め，さまざまな法案が提案されたが実際に成立することなかった。しかし，社会的事件を契機に本法律が成立した。対象は重大な刑事事件（殺人，放火，強制性交等，強制わいせつ，強盗，および重い傷害を与えた傷害）を起こした精神障害者のうち，その事件の際に心神喪失か心神耗弱の状態にあったという理由で，起訴されなかった場合や，裁判で無罪や執行猶予の判決を受けた人たちである。こうした人たちに適切な医療を提供して症状改善や再発防止，そして，社会復帰を促進することを目的とするという主旨である。

　2019 年 6 月のデータ（厚生労働省障害保健福祉部精神・障害保健課 医療観察法医療体制整備推進室，2019）では，本法が適応された 723 名中，統合失調症圏が 610 名（84.4％），気分障害圏が 40 名（5.5％），そして，精神作用物質使用による精神および行動の障害が 37 名（5.1％）であったという。つまり，伝統的な分類でいうところの精神病圏が中心を占めている。これまでこうした疾患群の治療の中心は薬物療法であったが，薬物療法だけにとどまらず，充実した心理・社会的治療を提供する機会となったといえる。そして，治療のさまざまなプログラムの中に認知行動療法のエッセンスが散りば

められている。

　具体的に用いられているプログラムとして，幻覚妄想に対してノーマライジングを行い，どんな人間でも一定の条件さえそろえば幻覚妄想は生じることについて体験を振り返って学ぶというものがある。そして，他の参加者やスタッフと体験を共有することで，セルフスティグマを和らげるとともに，自分は病気なのかもしれないという病感を持てるように支援する。また，メタ認知トレーニングや対処スキルトレーニング，マインドフルネスなど，実用的なスキルを練習しながら，退院後の生活におけるクライシス・プランを作成する。このクライシス・プランについては，メタアナリシスで非自発的入院を防ぐ上で最も有望であると結論づけられている（Bone et al., 2019）など，退院後の治療にも目が向けられていることも注目に値する。

　実際はいじめられた経験などの対人関係の困難さを持つ人も多くおり，幻聴自体は陽性症状であっても，背景にはいじめの経験などの対人関係が影響しているように思われるケースが少なくない。こうした家庭背景や社会背景にある虐待などの逆境体験を共有することだけでも症状の軽減につながり，幻覚妄想を楽にするためのさまざまな治療法を行う上で，多職種で濃厚にかかわることができることは大きなメリットである。

2．監獄法改正・廃止に伴う「刑事施設及び受刑者の処遇等に関する法律（受刑者処遇法）」（2005年），翌年改正「刑事収容施設及び被収容者等の処遇に関する法律」（刑事収容施設法）（2006年）

　監獄法（1908年）では「懲役刑は閉鎖空間に閉じ込めておき，規律正しい生活を身につけることが大切」とうたわれていたが，この法改正により監獄という表記が刑事施設，刑事収容施設と変更され，より透明性を確保し，受刑者の社会復帰が促進されるようになった。たとえば，地域住民や有識者による刑事施設視察委員会を各刑務所に新設したり，受刑者が矯正教育

を受ける義務を定めている。その教育の中に被害者の視点を学ぶことなどの項目もあり，認知行動療法のエッセンスが多岐にわたって用いられている。中でも，依存症に対する治療動機づけや再使用予防のためのワークなどでは，受刑者が能動的に取り組むことが可能になっていることに注目したい。美祢社会復帰促進センターでは，認知行動療法に基づいた介入が開設当初より導入されている（堀越他，2019）。冒頭に紹介した，島根あさひ社会復帰促進センターの取り組みが可能となったのもこの法律が契機であり，刑罰を受けるよりも，社会復帰できるような具体的な支援をしている。

　他にも例を挙げれば，播磨社会復帰センターにおける薬物依存離脱プログラムも認知行動療法の要素を多く含んでおり，回復者も交えた支持的な集団療法を組み合わせることで，薬物使用に対する自己効力感や断薬を実行に移そうとする意識が向上したと報告されている（松本，2011）。さらに，同じ対象で重症群においても自己効力感の上昇をもたらした（小林他，2011）と報告されている。

　主体性を尊重している証拠に「受刑者」ではなく，「訓練生」と呼ばれていることにも注目したい。これまでの刑務所内での"番号"で呼ばれることに対する自尊心の低下を考えればかなり画期的なことである。

3．刑法等の一部を改正する法律 刑の一部執行猶予制度（刑法27条の2第1項）（2016年施行）

　裁判の判決が出る時点で，刑務所収容期間に続けて社会内での見守り期間をあらかじめ決めておく制度である。再犯を防ぐために必要であり，かつ，相当と認められるときは，1年以上5年以下の期間，その刑の一部の執行を猶予することができる。医療側の立場からすれば再使用の可能性が高い時期に支援・治療プログラムを受けることが可能になったといえるが，地域で出所者を受け入れる立場では，未だ抵抗感が

多いという課題がある。たとえば，薬物依存症のリハビリ施設建設に対する住民の反対運動は全国各地で生じている現状を忘れてはならない。

ただし，この制度は国際的な情勢をようやく国内に取り入れたといっても過言ではない。というのも，2011 年に世界中の知識人で構成された薬物政策国際委員会が，「40 年にわたる国際的な薬物戦争は，世界中の人々と社会に対して破壊的な影響を与え失敗した」と敗北宣言を出し，「薬物を使った人を刑務所に収容するのではなく，治療や福祉的なサービスにつなげることが必要である」と宣言している。そして，その 3 年後の 2014 年には，WHO も同じように薬物事犯は非犯罪化して治療すべきという方針を打ち出しているなど，「処罰から治療へ」の流れにようやく追いついたと考えられる。

さらに，2017 年には国は「薬物依存のある刑務所出所者等の支援に関する地域連携ガイドライン」を策定し，関係機関各所の役割を明記している。相互に有効かつ緊密に連携し，その責任，機能又は役割に応じた支援を効果的に実施することができるよう，関係機関が共有すべき基本的な事項を定めている。そして，薬物依存を抱える人やその家族に対する支援について，刑務所から次の生活環境まで切れ目なく対応するように配慮されている。

特に，違法薬物事犯の場合には条件として保護観察が必ずつけられることになり，定期的な簡易薬物検査も実施されることになった。注意したいのはその結果をもって再使用を罰するのではなく，正直に再使用について話せる安心・安全な環境を提供し，自主的な断薬に対する努力を支持することである。刑務所を出所した覚せい剤使用者は，服役期間が長ければ長いほど，そして，服役回数が多ければ多いほど，再び刑務所に戻る可能性が高い（Hazama & Katsuta, 2019）と報告されており，本制度が累犯者に対しても適用となった意義は非常に大きい。

そして，保護観察中は認知行動療法の要素が多い専門的処遇プログラムを受けることになる。

依存性薬物の心身に与える影響とその依存性を認識して，自己の課題について理解するとともに，再使用しないようにするための具体的な方法を習得するという内容を 5 回にわたって実施する。具体的には，自分にとっての再使用のトリガーを同定したり，渇望が生じた際の対処を具体的に考えたり，困難に至った際の援助希求の方法など，自分の生活環境において実践できるものにすることである。さらに，希望者には発展編としての内容を習得したり，自助グループなどさまざまな社会資源を体験することも提供している。

Ⅲ　司法領域で出会う人との認知行動療法を実施する際のかかわり方や考え方

1．個人を理解する

認知形成は成育歴に大いに左右される。たとえば，司法領域で出会う患者さんの中に，他者に助けられた，信頼された経験に乏しく，"助ける"，"信頼する" の意味がわからないと話す人が少なくない。十分に体験していないことは理解が難しいのである。たとえば，「みんなが言っている好きってどういう意味ですか？」「目的を達成するためにそうした言葉を使うのはわかるのですが……」など，純粋な国語力の問題でないことがわかるセリフをよく耳にする。触法行為に至った経緯が記された病歴の中にも登場することが多く，当初は戸惑うことが多かったが，経験が増えてくるとそこまで珍しい現象ではないことがわかってくる。そして，この能力で対人関係を構築するとなればさまざまなひずみが生じることも容易に想像できるようになってくる。総じていえば，子どもにとって親を含めた家庭環境とは全世界を意味すると言っても過言ではない。虐待などのさまざまな生きづらさを抱えていても，その状況を何とか生き延びた忍耐力・適応力は評価に値するが，その社会性で家庭外での適応はきわめて困難なのである。

同時に，触法行為に至るまでには，対人関係

や人生にまつわる複雑な要素が絡み合っていることを理解する必要がある。家庭内であれば，できの悪い子，親の言うことを聞かない子などと疎んじられ，虐げられ，ネグレクトによって，子どもが子どもらしく育つことができない幼少期がトラウマになっていたであろうと推察できることも多い。法務省（2001）の研究では，実に少年院に入所している人の約50%に虐待の被害経験があったと報告されている。親が精神疾患や知的障害を抱えているケースも少なくない。また，学校などであれば，友人との対等な関係の中から育まれるはずの社会性や関係性を育むことができずに，いじめなどの対象となる頻度は高い。教師から同様の経験をしている人も多く，こうした経験が積み重なり，自分に自信が持てず，自己肯定感が低くなり，他者を信頼しがたい性格傾向を少なからず抱くようになる。となれば，思考の基盤にどのようなスキーマがあり，どのような自動思考が生じるかを想像しやすくなるであろう。

　さらに，触法行為の対象が家族であった場合についても考えておく必要がある。この場合，家族は親と子（妻と夫なども）の関係だけではなく，被害者と加害者の関係にもなっているので注意を要する。というのも，家族へのサポートも必要になるため，多職種での役割分担が求められるが，どのスタンスで誰が家族とかかわるのかが課題になる。例えば，家族に支援者としての役割を求めることに主軸が置かれると，被害者としての思いが出せず，結果として葛藤を抱えたままで本人の支援にあたることになってしまう。その逆もしかりである。そのひずみはその後の家族関係や本人との関係に影響してくるので，「被害者としての思い」を支援者側は理解し，その思いを出せる場を作ることが必要になる。こうした立場や役割による受け止め方は多様であり，バランスを工夫できる多職種で支援することが重要になる。

　かかわるにあたって基本となるのは，まずその行為自体に至る背景を明らかにするため，成育歴を詳細に聞くところから始める。「親や教師などの周囲の大人を悪者にしたり，非難したりするつもりはありませんが，あなたがどんな経験をしてきたかを知りたいのでお聞きします」と必ず言い添え，聞き取りというよりは，傾聴の要素を大きくするほうがいいだろう。おそらくこうした自分の意見に耳を傾けてもらえる機会が乏しかったのであろうか，多くの人は，堰を切ったように詳細に話してくれる。ただし，当初は虐待を否定していても，何回目かの診察で「そういえば思い出した」と詳細な虐待歴を突然語り出すこともまれにある。さらに言えないテーマであれば，その悩みを抱えていることが語られるのは十数年後であったりもする。思っていることを話すのも話さないのも自分の自由と感じられるまでに必要な時間には個人差が大きいが，安心・安全な環境と時間さえあればこの課題はそこまで難しいことではない。

　むしろ，その語りに動かされる面接者の感情を抑えることのほうがいくらか困難であろう。具体的には，日常的に激しい暴力を目の当たりにしてきた，いつか殺されると思っていた，再婚後に生まれた弟や妹と自分の扱いが違う自分は邪魔者扱いだった，自分だけ食事を与えられず万引きするしかなかった，毎日のように「死ね」と言われていた，などの話が珍しくない。ほぼ全員が当時は自分の周りは同じような人が多く，それが普通だと思っている。

　まとめとして，こうした成育歴などを含めたその人の人生を理解しながらかかわることができれば，認知行動療法を実施する際にその人の立場に立って共感することが容易になる。その人の全体像を把握しやすくなることで，その人の強みを理解し，その人に希望を持ってもらいやすくもなるし，この先どうなりたいかという視点を持ってもらいやすくもなるであろう。そして，同じ視点でさまざまなものを見つめ，共同して対処していくことが可能となる。司法領域では"矯正"という単語がよく用いられるが，周りが本人のゆがみを正そうとするのではなく，

本人が変わっても大丈夫であることを感じられる体験を安定して提供することが大切である。

2．集団療法で認知行動療法を実施するにあたって

　個別相談である程度相談ができるようになれば，共通する知識や考え方，対処スキルなどの一般的なスキルは集団で学ぶことでより効果的となる。集団療法を実施するにあたって一番重要であるといえるキーワードは「安心・安全」である。この「安心・安全」につながる条件として重要な①環境，②対人関係，③個別性の三つを以下に概説していく。これらの条件が不十分な段階では集団療法の参加の可否については慎重に判断する必要がある。多様な人が参加しやすくなり，より効果的な集団療法とするためにはまずこの条件をクリアするところから始めたい。

1）環境

　患者さんにとって安心・安全な環境とは何か？　と問われたら，私は「患者さんの喫煙室や散歩中の会話」をイメージするとよいと答えるであろう。健康増進法が施行・改正されてからはイメージしにくいかもしれないが，研修医の頃に「医療スタッフがいれば絶対に話さない話題でもちきりっす」と患者さんが笑顔で話していたことが私には忘れられない。ちなみに，アルコール専門医療機関の喫煙室は「次どうやって飲もうか？　どうしたらバレないかな？」でもちきりのようである。そう，私たちが子どもの頃に校舎の裏側や秘密基地で，先生や親に内緒にすることを条件に話していたことと同じなのである。

　周囲が自然とこうした環境を提供してくれたり，自らそうした環境を作り出せるのであればいいが，この領域で出会う人たちにはいわゆる"ヤンキー"，"やんちゃな集団"を除けば，なかなか経験に乏しい。どうすればそのような環境を提供できるであろうか？　そのヒントはやはり物質使用障害などの自助グループの中にあ

ると考える。飲酒や薬物使用など，物質使用にまつわる失敗について話しても怒られることのない，言いっぱなし聞きっぱなしを基本とするルール，自分だけじゃないという安心感，そして，お互いを安全に支えあう環境がそこにはある。こうしたミーティングの歴史を踏まえ，当事者でない医療者がいても安心・安全である環境を提供することが重要である。物質使用障害を例に挙げれば，飲みたい気持ちや薬物使用にまつわる失敗を間違いや失敗であるととらえることなく，妥当な反応と承認し，次の試みに向けたヒントとしてとらえるなど，どのような自分にも価値があると実感できる配慮が重要となる。そして，対人関係が拙劣でも安心して過ごせるように，飲み物やお菓子，テーブルや椅子の種類や配置，そして，その環境を構成するものすべてについて配慮し，快適かどうかを考える習慣が持てるとよい。

2）対人関係

　安心・安全な対人関係とはどのようなものかについてイメージするには，何でも話せる関係性とは何かについて考えるとよい。その対極にあるのが，「先生は怒らないので○○した人は正直に名乗り出てください」と学校の先生が教壇の上から感情的に話している状況であろう。「この人は何を話しても許してくれるであろうか？」そう考えた時点で話すことに抵抗感が生じているはずである。冒頭の自己開示に関する報告を再度ここで紹介するが，共感的で支持的な態度で，時間をかけて，ジェンダー規範を尊重して，恥をかかせないようにする習慣を身につけて，良好な関係性を構築したい。

　しかし，触法行為に至る人はもともと対人関係が拙劣な人が多く，感情表出が不得手な人が多いので，他の疾患の集団療法よりも多くの配慮が必要である。一見口うるさい人が多い印象を持つ人もいるが，そのほとんどが本音ではなく，その状況に合わせた他所行きの言葉であったり，本音ではない，いわゆる"ツッパリ"であったりすると考えておく方がいい。そもそも

人間の発言は「その人がそう表現した言葉」であって内容は真実ではない場合があり，その表現の根底にある考えや秘めた思いを推し測り，かといって決して決めつけない，そんな判断が求められる。

　そもそもこのような特徴を持つ人は他人を信用できずにいたり，自分の感情を表出することすら許されないと思っていたり，他者に配慮しすぎる性格傾向を持っている。しかし，こうした表現の拙劣さがさらなる対人関係の悪化を招いてきた悪循環を経験していることも少なくない。物質使用障害に限って言えば，周囲の人からは「好きで自ら飲んで・使っている」という印象を持たれていることが非常に多く，基本的に他者を信頼することができない（小林，2016）がゆえの生活障害に目を向けることが治療上重要になってくる。というのも，飲酒や薬物使用していないと生きていられなかった生活史が窺われる人が多く，こうした根底に抱えている生きづらさを助けてくれた酒や薬物を治療とはいえ，いきなり手放すのは容易ではないことも共感できるとよい。

　われわれの研究でもアルコール依存症を抱える人は生育上の逆境体験を多く経験しており，ストレス対処能力と信頼感等の対人関係に関係する尺度の得点が低いことを報告している（長，2016）。やはり，「人」との関係の中で拒絶されないかかわりを続け，不信を和らげ，自分で問題解決ができる自信を積み重ね，自己肯定感や被受容感（「自分は他者からそれなりに大切にされている」という認識と情緒）を高められるように支援することが重要である。飲酒で対処したり，周囲に過剰に適応したり，意に反して自分から拒絶したりするのではなく，「人」との関係の中で安心・安全なかかわりができるように工夫したい。

　併存する精神疾患の多さも影響する。物質使用障害に加えて，知的障害，社交不安症，そして自閉スペクトラム症や注意欠如多動症などの発達障害を抱えている場合は対人緊張が強くな

ったり，集団療法でじっと座っていることが負担になったりする。また，ACE やストレスが多くなれば抑うつ状態は併存しやすく，意欲・興味・関心が低下している際にも同様の配慮が求められる。対人不信を解決する前に集団力動は期待できないことを肝に銘じておき，集団療法に参加できる段階になったら，参加者間の対人関係を潤滑にする配慮が求められる。そして，適切な自己評価は人間とのかかわりの中でしか育たないことを忘れないでいたい。

3）個別性

　集団で治療する際に，"同じ法を犯した人たち""同じ疾患を抱えた人たち"という見方は危険を伴う。多くの人に共通する事柄を把握した上で，個別性を把握する作業が必要である。そのため，その人の背景にある生きづらさや併存する精神疾患にも目を向け，集団で活動する能力についての評価を忘れないことが重要である。そして，参加者にとって危険なテーマや傷つく体験になりうると判断した際には話題を上手に変えたり，発言機会のバランスを整えたりするファシリテーションは集団療法において必須項目といっても過言ではない。

　繰り返しになるが，そもそも対人関係が拙劣な人たちが集まって集団療法を実施することを踏まえ，積極的な集団力動の広がりよりも，参加者の誰かに害を及ぼさない配慮を優先したい。とはいえ，集団で一つの作業をする以上，ルールは欠かすことはできない。「また何かに縛られるのか？」という体験を回避し，支配的な雰囲気を作らないことが重要になるため，基本的にそのルールはなるべく最低限にとどめるようにしている。ただし，グループの規範は立ち上げの時期に決まるといわれており，途中でのルール変更がないようにもする必要があり，容易ではない

　また，参加者の行動変容の段階（Procheska & DiClement, 1983）を把握することも重要である。「無関心期」→「関心期」→「準備期」→「実行期」→「維持期」の五つのステージを行き来

しながら変化していくことを支援するが，その段階に応じた支援が必要であり，些細な刺激で変動することも忘れてはならない。たとえば，物質使用障害を抱えている人の場合であれば，まだ物質をやめようとも思っていない人と，やめようと悩み始めた人と，やめるために準備を具体的に考え始めた人と，やめる決断ができた人とが存在する。刑務所内では物理的に使用することができないが，こうした状況によるものではなく，その人の心の決まり具合によって支援の方法を変える必要がある。そして，言動の評価が懲罰的にならないように配慮しつつ，その人の段階を常に把握する作業が求められる。無関心期は身構えて当然であり，関心期には悩み始めたことで変化が始まっているし，準備期には焦りが伴うであろうし，実行期には意欲にあふれている。「変わりたい」という気持ちがはっきりした人ほど，その治療転機は良好であると報告されており（Isenhart, 1997），集団力動を用いてそう実感できるようにファシリテーションする必要があるが，強いることのないようにしたい。可能であれば細かい段階別にグループを分ける方が望ましい。

Ⅳ　新しい認知行動療法的要素の含んだ治療ツールの紹介

矯正施設は刑務所，少年院，拘置所など合わせて200施設以上あるため，認知行動療法をさまざまな形で取り入れたプログラムがたくさんある。たとえば，性犯罪再犯防止指導カリキュラム，被害者の視点を取り入れたプログラムなど多岐にわたる。紙面の都合上，以下の二つを紹介する。

1．コグトレ

子どもたちが学校や社会で困らないために，社会面，学習面，身体面の三方面から支援する包括的プログラム（宮口, 2019）である。作者の医療少年院勤務経験から，見る力，聞く力，想像する力が弱いがゆえに対人関係に失敗して被害的になったり，いじめにあったりしている少年の生きにくさが，非行の一因であると気づいたことから開発されたという。行動変容を決意した少年の共通点として「自己への気づきがあること」と「自己評価が向上すること」が挙げられ，少年が主体的に取り組み，達成感を得やすいように配慮したという。そのワークの楽しさやユニークさ，取り組みやすさだけではなく，難易度を下げることにより失敗体験にもつながりにくいように設定できる。そして，認知機能が向上することにより，生きやすくなるとともに，再犯予防にもつながる。

2．ARASHI（アラーシー；Addiction Relapse prevention by Amusement-like Skill-up tool for Help-seeking Innovation）

1）ARASHIとは？

ARASHIは，アルコールや薬物の再飲酒や再使用につながりそうな状況を想定し，自己効力感，対処能力，そして，援助希求能力を養うためのゲームツールである（長, 2017）。実生活での再飲酒・再使用のリスクが高まりやすそうな危機状況を，失敗しても大丈夫な状況での疑似的な体験を通して，グループの力で乗り切れるイメージを養うことを目標にしている。飲酒や薬物使用の危機の嵐を仲間と一緒の対処の嵐で立ち向かおうとする意味が込められたネーミングであり，個人で使用することもできるし，集団での使用も可能である。

例を図1に示す。具体的にはまず25種類ある「飲酒・薬物使用してしまいそうな」危機カードを山札から1枚引いて，その危機に関する経験を話し合う。集団であれば，みんなが似たような状況で似たような失敗をしてきたことを共有できるので，少しずつ一体感が生まれてくる。次に，25種類ある山札から2枚のアイテムカードを引いて，それを用いてその危機をどう乗り切るかを工夫して対処していくアイデアを発表する。簡単にできるカードゲームであり，物質使用に関する指導だけではなく，使用せざ

危機カード　　　　　　　　　　　　　　　　　　　　　アイテムカード

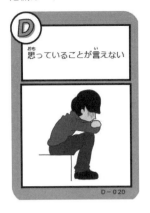
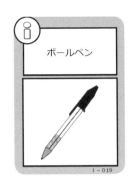
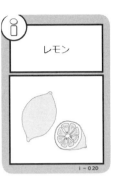

①危機カードを1枚引くと
　「思っていることが言えない」状況が出る
　　　↓
②この状況では「薬物を使用してしまう」「過去に似たような状況があった」
　という話を共有し、参加者で過去にどのように対処したかを振り返る
　　　↓
③アイテムカードを2枚引いて、対処するストーリーを考えて発表する
　おもしろい非現実的な対処でも、現実で役に立つ対処でもいいので自由に☆
　→今後似たような状況が生じたら、どうやって乗り切るかについて考える

例)
・ボールペンで初恋の人に手紙を書く。「思っていることが言えないんだ。そう、初恋の告白のようさ♥そうだ、レモンをかじって、あの酸っぱさを思い出そう♡」と言ってレモンをかじって、その酸っぱさを思い知る！（マインドフルネス的☆）
・「I have a ペン、I have a レモン、Ah レモンペーン♪」と踊りながら歌う♪

・ペンで言えない思いを書きなぐって、自分の中にため込まないようにする♥

・レモンを豪華に使用したレモネードを作成して、一気に飲み干す♥

図1　ARASHI の例

るを得なかった気持ちに共感してかかわる姿勢も重視し、ストレスに対処する技術や行動処方などを共に考えていくことが可能となる。実のところ、集団治療で一番盛り上がるタイミングは「この状況だったら飲んで（使って）しまうのは仕方ないなぁ」とスタッフ側が大きな声を出して笑った時の、参加者のさらなる笑顔と安堵感である。

　カードは無料でダウンロードして印刷できるように整備しており、その集団治療マニュアルも整備している（http://www.heartland.or.jp/shigisan/department/education_center.html）。単施設での物質使用障害に対する集団療法による介入研究において自己効力感が有意に改善しており、現在報告の準備をしている。

　2）奈良少年院における ARASHI を用いた治療の詳細について

　奈良少年院では2019年1月から入所時診察の際に、物質乱用歴、ギャンブル嗜癖、被虐待歴などについて聞き取り調査を行っている。アルコールは AUDIT（Alcohol Use Disorders Identification Test）を算出し、薬物は約10種

類について，一度でも使用したことがあるか？，覚醒剤，大麻，処方薬については週 1 度以上の頻度で使用していたかについても聴取している。そして，被虐待歴については，身体的，心理的，性的虐待，ネグレクトについて，どんなものが該当するかを説明した上で聴取している。

　入所者（N=64）のうち，問題飲酒の指標となる AUDIT で 8 点以上のものが 73％，薬物使用歴があるものが 73％，ギャンブル障害が疑われるものが 45％，アルコール，薬物，ギャンブルが重複するものが 36％，そして，何らかの被虐待歴を有するものが 56％であった（中野，2019）。寮では私語は禁止されており自由に話すことができないので，診察は貴重な会話の機会であり，楽しみにしているものが多く，大半の少年がよくしゃべる印象があるという。矯正においては，まず「反省」が求められ，反省文を書く作業や，被害者の気持ちを想像する作業が中心であったため，自らの傷つき体験に目を向けて，封印してきた負の感情を吐き出せるように支援することを重視している。被害体験に焦点をあて，その傷の手当てを行うと，反省を強要しなくても，自然に本人が自らの加害にも目を向けるようになるという。

　個人精神療法の枠で ARASHI を実施している。少年院では娯楽がなく遊びに飢えていることもあり，参加意欲は高く，対処のアイデアに詰まることはほとんどないようである。ボーダーライン IQ である人も即座にユニークな回答を返してきたりする。ARASHI を実践する中で，使用してしまいそうな危機カードと同様の体験について自然に語り出すこともあり，自らの経験を振り返るきっかけにもなっていて，他の人も同じ経験をしていることも想像できるようになる。

まとめ

　司法領域において，「処罰から治療」に変化する流れになりつつあり，その治療の中に認知行動療法のエッセンスが大いに含まれている。

支援・治療としては，さまざまな生きづらさを抱えており，拙劣な対人関係能力を少しずつ伸ばしていく過程を見守ることが重要である。最も重要なキーワードは「安心・安全な環境」である。「法を犯した人たち」から「社会で生きる力に乏しい人たち」「逆境体験や生きづらさを抱えている人たち」と認知を再構成していく必要があるのは支援・医療者のほうかもしれない。

謝　辞
奈良少年院の中野温子先生，さいがた医療センターの佐久間寛之先生と野村照幸先生，神奈川県立精神医療センターの小林桜児先生，そして，大阪精神医療センターの入來晃久先生に深謝いたします。

文　献

Anda RF, Brown DW & Felitti VJ et al.（2007）Adverse childhood experiences and prescribed psychotropic medications in adults. American Journal of Preventive Medicine, 32；389-394.

Bone JK, McCloud T & Scott HR et al.（2019）Psychosocial interventions to reduce compulsory psychiatric admissions：A rapid evidence synthesis. EClinical Medicine, 10；58-67.

長徹二（2016）アルコール依存症の実態に関する研究．平成 27 年度厚生労働省障害者政策総合研究事業　アルコール依存症に対する総合的な医療の提供に関する研究報告書（研究代表者　樋口進），pp19-171.

長徹二（2017）アルコール依存症の実態に関する研究．平成 28 年度厚生労働省障害者政策総合研究事業　アルコール依存症に対する総合的な医療の提供に関する研究報告書（研究代表者　樋口進），pp14-52.

Felitti VJ, Anda RF & Nordenberg D et al.（1989）Relationship of childhood abuse and household dysfunction to many of the leading causes of death in adults. The Adverse Childhood Experiences (ACE) Study. American Journal of Preventive Medicine, 14；245-258.

Hazama K & Katsuta S（2019）Factors associated with drug-related recidivism among paroled amphetamine-type stimulant users in Japan. Asian Journal of Criminology. Advance online publication.

堀越勝・髙岸百合子・周布恭子他（2019）簡易型認知行動療法―司法・犯罪分野での活用．精神療法，45(1)；60-66．

法務省　法務総合研究所研究部（2001）児童虐待に関する研究　第1報告．http://www.moj.go.jp/housouken/housouken03_00043.html（最終アクセス2020年3月31日）

Hughes K, Bellis MA & Hardcastle KA et al.（2017）The effect of multiple adverse childhood experiences on health：A systematic review and meta-analysis. The Lancet Public Health, 2；e356-e366.

Isenhart CE（1997）Pretreatment readiness for change in male alcohol dependent subjects：Predictors of one-year follow-up status. Journal of Studies on Alcohol and Drugs, 58；351-357．

小林桜児（2016）人を信じられない病 信頼障害としてのアディクション．日本評論社．

小林桜児・松本俊彦・今村扶美他（2011）PFI（Private Finance Initiative）刑務所における薬物依存離脱指導の効果に関する研究：自習ワークブックとグループワークによる介入―第2報：重症度別による効果の分析．日本アルコール薬物医学会雑誌，46(3)；368-380．

厚生労働省障害保健福祉部精神・障害保健課 医療観察法医療体制整備推進室（2019）医療観察法医療の現状について．https://www.mhlw.go.jp/content/12200000/000522308.pdf（最終アクセス2020年3月31日）

松本俊彦（2011）PFI（Private Finance Initiative）刑務所における薬物依存離脱指導の効果に関する研究：自習ワークブックとグループワークによる介入―第1報．日本アルコール薬物医学会雑誌，46(2)；279-296．

McLellan AT, Lewis DC & O'Brien CP et al.（2000）Drug dependence, a chronic medical illness：Implications for treatment, insurance, and outcomes evaluation. JAMA 284；1689-1695.

宮口幸治（2019）ケーキの切れない非行少年たち．新潮社．

中野温子（2019）少年非行と物質使用障害：シンポジウム物質使用障害のスティグマを乗り越える．第115回日本精神神経学会学術総会発表内容．

Procheska JO & DiClemente CC（1983）Stage and processes of self-change of smoking：Toward an integrative model of change. Journal of Consulting and Clinical Psychology, 51；390-395.

Simmons J, Bruggemann AJ, Swahnberg K（2016）Disclosing victimisation to healthcare professionals in Sweden：A constructivist grounded theory study of experiences among men exposed to interpersonal violence. BMJ Open, 6(6)；e010847.

編集室から

　COVID-19の影響で巣ごもり生活が続くなか，私は本増刊号の原稿を読みつつ，その一方で"Teaching and Supervising Cognitive Behavioral Therapy"の監訳（金剛出版，『認知行動療法の教育とスーパービジョン』として出版予定）に取り組んでいる。これは，米国のレジデントの研修の責任者を務めたことがあるDonna Sudakたちの手による書籍で，さまざまな臨床的立場から，さまざまな疾患に対する認知行動療法の研修やコンピテンシーの評価について書かれたものだ。

　その内容を読むと，患者やクライエントをひとりの人として理解し，信頼できる治療関係を育てることの大切さが強調されているのが印象的である。認知行動療法というと，ともすれば認知再構成法や行動活性化などの技法が先に強調されがちだが，技法に関心が行きすぎると目の前にいて症状に苦しんでいる人に目が向かな

くなる可能性がある。

　じつにあたり前のことだが，私たち臨床家の役割は，苦しんでいる人に寄り添い，その人が持っている力をいかしながら，直面している問題に対処できるように手助けしていくことにある。認知行動療法では，そのことを大前提としたうえで，必要な技法を患者やクライエントと一緒に使い，役に立つ技法を自分のものにできるように経験的に手助けしていく。

　監訳中の本のことをここで紹介したいと考えたのは，本増刊号で執筆していただいた内容は，対象とする疾患や実施する臨床場面は違っても，悩みを抱えた人に寄り添い手助けする姿勢が共通して感じられたからである。読者の皆さまには，こうした臨床家としての姿勢を含めて，執筆者の貴重な体験を読み取っていただきたいと願っている。　　　　　　　　　　　　（Y.O.）

精神療法 増刊第7号 2020

2020年6月20日発行

定価(本体2,800円＋税) 年間購読料 14,800円＋税 (増刊含／送料不要)
購読ご希望の方は電話・葉書にてお申し込み下さい。
全国の書店からも注文できます。

発行所　株式会社 金剛出版
発行人　立石正信

〒112-0005　東京都文京区水道1-5-16　升本ビル
Tel. 03-3815-6661　Fax. 03-3818-6848
振替口座　00120-6-34848
e-mail　kongo@kongoshuppan.co.jp
URL　http://kongoshuppan.co.jp/

表紙レイアウト　臼井新太郎装釘室／表紙装画　右近　茜／印刷・製本　音羽印刷